ぬりつぶし健康ウォーキング

歩数計でゆく
東海道
五十三次

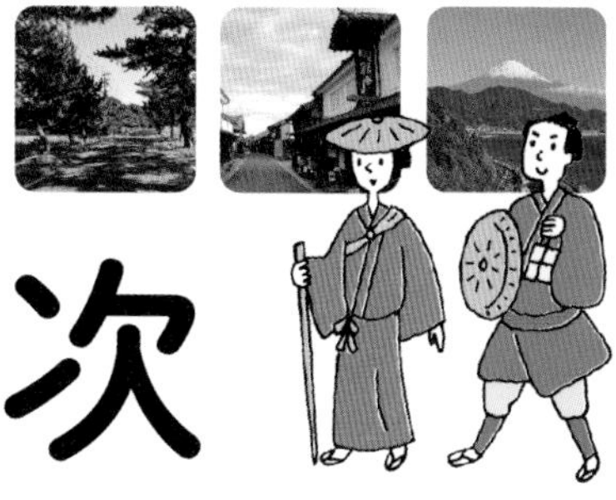

アスコム

いきなりですが、質問です。
もっともシンプルな健康法はなんだと思いますか？
それは、歩くこと（ウォーキング）です。

歩くことは全身運動です。
また、歩行中のさまざまな状況が
脳を活性化させます。
心身ともに良い効果を生み出します。

フレイル（加齢による虚弱）予防にもつながります。

また、足が健康で歩くことができるなら、
高血圧、糖尿病、認知症、うつ、動脈硬化、
骨粗しょう症などの予防にもなります。
（詳細は15〜17ページ参照）

ですから、毎日歩いて、
足の健康を保つことが重要なのです。

しかし、
「めんどくさい」「飽きた」
と、続けられない人も多いです。
でも安心してください。

この本は、そんな「続けられない」を防ぎ、
歩くこと、ウォーキングを、もっともっと楽しくします。

近所の公園への散歩、コンビニなどへのちょっとした買い物、
外出しなくても、家の中での移動でもＯＫです。
とにかく歩いた「歩数」を記録してください。

その「歩数」を使って、
東海道五十三次をたどる旅が始まります。

歩いたら、その距離だけ、
誌面の地図のマス目をぬりつぶしていきます。

自宅に居ながらにして、
東海道五十三次の旅を擬似体験できます。

歩いて、歩数を数えて、地図をぬりつぶす。
ぬりつぶすことが快感になるはずです。

このサイクルと快感が、習慣化のポイントです。
ウォーキングが三日坊主という方でも、
習慣を身に付けることができます。

身体にも効く。旅気分も味わえる。
まさに一石二鳥です。

この本で体験するのは、
東京の日本橋から、京都の三条大橋までの旅です。
この距離は５００キロ弱。

誌面の地図には道中のスポットや
名物などの情報も満載で、
旅気分に浸れるでしょう。

毎日、できれば８０００歩をめどに歩いてください。

体格、年齢、性別などにより異なりますが、
８０００歩は５・５キロ～６キロ程度です。

1日8000歩なら、
東海道は、約3カ月で踏破できます。
まずは、1週間、続けてみてください。

そして江戸時代、
旅人の最初の宿泊地として有名だった
「戸塚（とつか）宿」を
目指してみてください。

さあ、はじめましょう。

旅程の目安

- 最初の1週間 → 「戸塚宿（神奈川県）」到達
- 1ヵ月（4週間） → 「興津宿（静岡県）」到達
- 2ヵ月（8週間） → 「藤川宿（愛知県）」到達
- 3ヵ月（12週間） → ゴール「三条大橋（京都府）」到着

1日に8000歩（6キロ程度）を歩いた場合の目安です。
決して無理はせず、つらいと思ったら身体を休めてください。
ゴール後は、三条大橋から日本橋に向かうのもよいでしょう。

本書の使い方

この本は、東海道五十三次の旅情を擬似体験しながら、街道の実際の距離を歩いて踏破することを目標にしています。江戸の日本橋をスタートして、ゴールは京の三条大橋です。
　この本では、ウォーキングなどで歩いた距離の分だ

「足跡マーク」のぬり方

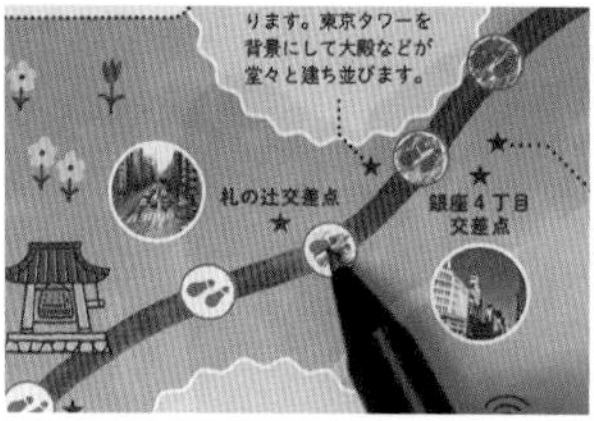

鉛筆やペンなどで、足跡マークをぬりつぶして利用してください。

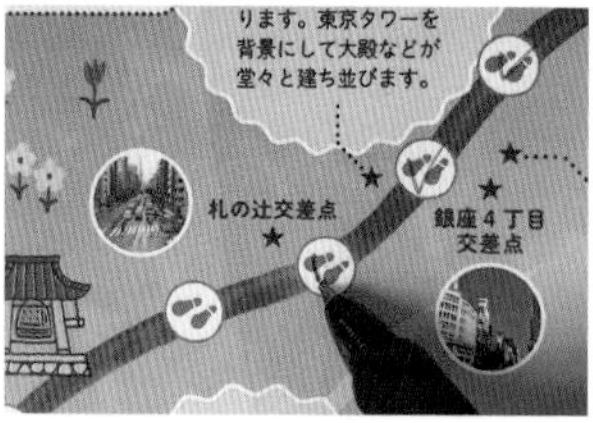

簡単に「✓」のようなチェックを入れるだけでもかまいません。

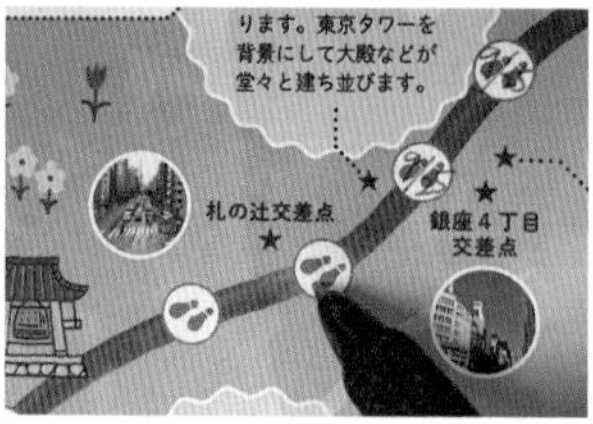

その日に歩き終わったところまで日付を記入する方法もあります。

使い方の流れ

歩数計を付けて歩く
（外を歩く、家の中を歩く、ジョギングでも）

↓

歩数を確認する

↓

歩いた距離を計算する

↓

前回の最後に使ったページを開く

↓

歩いた距離１kmにつき
１コマをぬる
（歩いた距離が5kmなら5コマぬり足す）

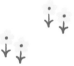

け、地図上にある「足跡マーク」をぬりつぶします。これを日ごとに積み重ねれば、東海道五十三次と同じ距離を、本当に歩いて踏破したことになります。

まずは、歩数計などを使って1日に歩いた距離を計算します。足跡マークは1kmごとに付けられていますので、その距離の分だけぬりつぶします。この作業を毎日繰り返すと、少しずつ東海道を歩んでいくことができます。

なおジョギングが趣味の方も、同じ利用方法で東海道五十三次を走破することができます。

歩幅の計算方法

歩幅は人によって違いますが、目安は「身長×0.45」で求められます。下の表を参考にしてください。より正確な歩幅を知りたいなら実際に測ってみましょう。10歩歩いたときの合計距離を10(歩数)で割ります。なお歩幅はつま先からつま先までの長さです。

歩幅の簡易換算表

身長(cm)	歩幅(cm)	1,000歩の距離(km)
140	63	0.63
145	65.25	0.6525
150	67.5	0.675
155	69.75	0.6975
160	72	0.72
165	74.25	0.7425
170	76.5	0.765
175	78.75	0.7875
180	81	0.81
185	83.25	0.8325
190	85.5	0.855

例 10歩で6m歩いた場合の歩幅

$$\frac{6\text{m(合計距離)}}{10\text{(歩数)}} = 60\text{cm}$$

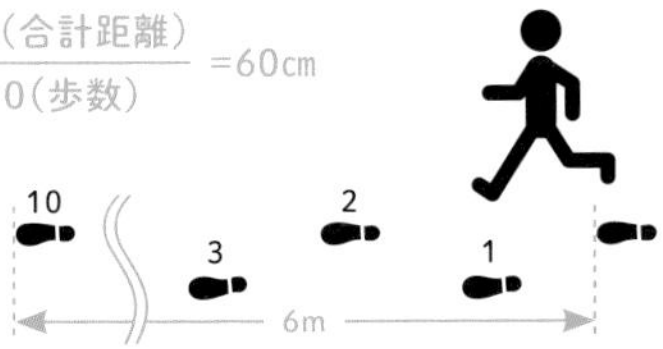

歩いた距離の計算方法

歩幅×歩数＝歩いた距離

例 歩幅60cmの人×歩数5,000歩
＝3,000m
※3,000mは3kmになるので、
足跡マークを3コマ分ぬります。

歩数計の利用方法

歩数計を利用すれば歩数は簡単にわかります。ただ歩数計を持っていなくても、スマホがあれば問題ありません。スマホには歩数計が内蔵されていて、持ち歩けばその日の歩数がわかります。なかには歩いた距離を表示してくれるものもあります。機種によって利用方法が違うので、ヘルプや取扱説明書を参照して使えるようにしましょう。

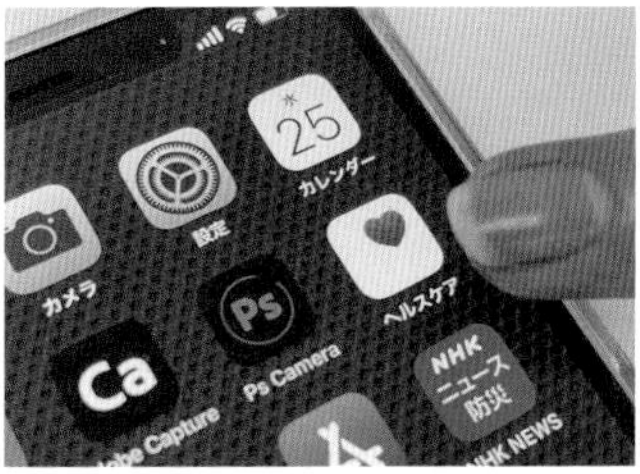

iPhoneの場合は「ヘルスケア」を利用します。

ページの説明

歩く範囲

この見開きページで紹介する行程です。本書では東海道五十三次を旧国名に従って、「武蔵・相模路」「駿河・遠州路」「三河・尾張路」「伊勢・近江路」の4つのブロックに分けて掲載しています。

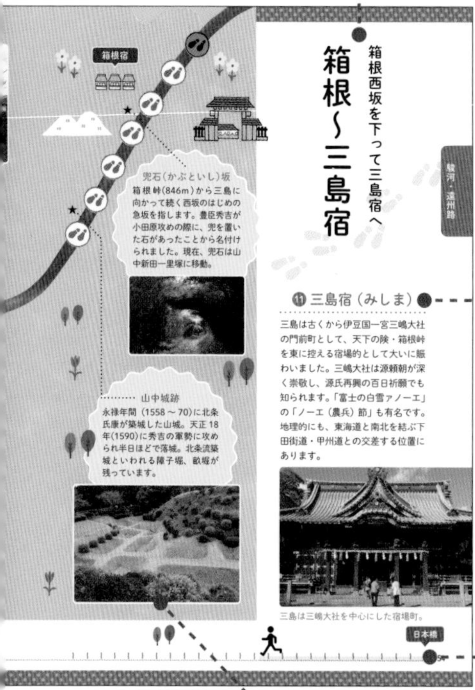

箱根西坂を下って三島宿へ
箱根～三島宿
駿河・遠州路
箱根宿
兜石（かぶといし）坂
箱根峠(846m)から三島に向かって続く西坂のはじめの急坂を指します。豊臣秀吉が小田原攻めの際に、兜を置いた石があったことから名付けられました。現在、兜石は山中新田一里塚に移動。
山中城跡
永禄年間（1558～70）に北条氏康が築城した山城。天正18年(1590)に秀吉の軍勢に攻められ半日ほどで落城。北条流築城といわれる障子堀、畝堀が残っています。
⑪ 三島宿（みしま）
三島は古くから伊豆国一宮三嶋大社の門前町として、天下の険・箱根峠を東に控える宿場的として大いに賑わいました。三嶋大社は源頼朝が深く崇敬し、源氏再興の百日祈願でも知られます。「富士の白雪ァノーエ」の「ノーエ（農兵）節」も有名です。地理的にも、東海道と南北を結ぶ下田街道・甲州道との交差する位置にあります。
三島は三嶋大社を中心にした宿場町。
日本橋

宿場の紹介

このページに登場する宿場の特徴を解説しています。宿場名のはじめにある数字は、その宿場の日本橋からの順番を示しています。この例なら「三島宿」は日本橋から11番目の宿場ということになります。

進行度合い

下にあるこの目盛りと黄色い線は、東海道五十三次ウォーキングの全行程のなかで、このページの進捗状況を表しています。歩く人のマークによって、いま日本橋と三条大橋の間のどのあたりを歩いているかがわかります。

スポット

地図内の四角い写真は、実際に歩くと目にすることができる見所を紹介しています。景勝地や一里塚など、江戸時代の旅にも思いをはせながら、ウォーキングを楽しんでください（小さな丸い写真のみで紹介しているスポットもあります）。

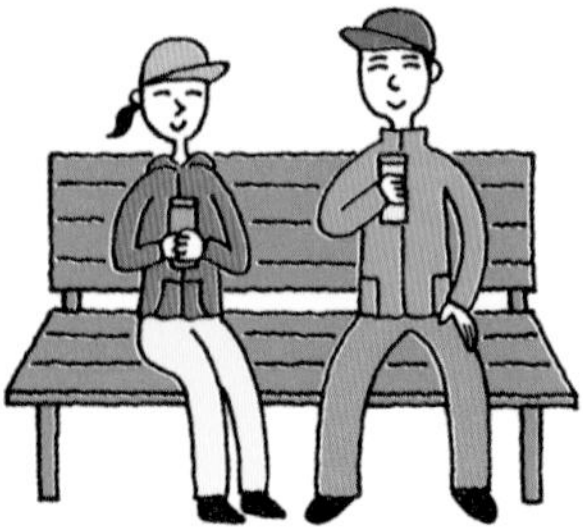

地図の見方

赤い太い線が東海道の街道です。水色の線はおもな川です。背景が緑色の部分はおもに平地で、背景が黄土色の部分はおもに山地を表しています。また海や湖の部分は水色の背景になっています。地図の左上で大まかな方位がわかります。

からだナビ

ウォーキングのちょっとしたコツや足のケアなどを中心に、役立つ情報を紹介しています。ウォーキングをするときの服装や靴の選び方にも触れているので、参考にしてください。

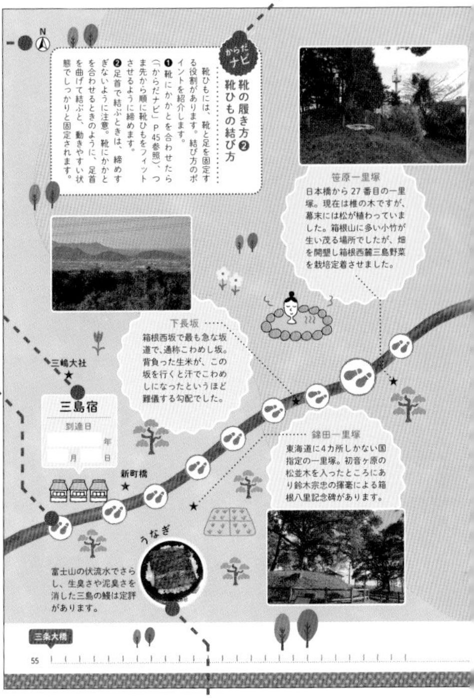

N
からだナビ
靴の履き方❷
靴ひもの結び方
靴ひもには、靴と足を固定する役割があります。結び方のポイントを紹介します。
❶靴にかかとを合わせたら（「からだナビ」P45参照）、つま先から順に靴ひもをフィットさせるように締めます。
❷足首で結ぶときは、締めすぎないように注意。靴にかかとを合わせるときのように、足首を曲げて結ぶと、動きやすい状態でしっかりと固定されます。
笹原一里塚
日本橋から27番目の一里塚。現在は椎の木ですが、幕末には松が植わっていました。箱根山に多い小竹が生い茂る場所でしたが、畑を開墾し箱根西麓三島野菜を栽培定着させました。
下長坂
箱根西坂で最も急な坂道で、通称こわめし坂。背負った生米が、この坂を行くと汗でこわめしになったというほど難儀する勾配でした。
三嶋大社
三島宿
到達日
年
月
日
新町橋
錦田一里塚
東海道に4カ所しかない国指定の一里塚。初音ヶ原の松並木を入ったところにあり鈴木宗忠の揮毫による箱根八里記念碑があります。
うなぎ
富士山の伏流水でさらし、生臭さや泥臭さを消した三島の鰻は定評があります。
三条大橋
55

到達日

各宿場には日付を記入する空欄が設けてあります。足跡をぬりつぶしながら、ウォーキングでたどり着いた日付を記入していけば、何日かけて東海道を歩いて来たかわかります。

足跡マーク

街道の赤い線の上にある○に囲まれた足跡のイラストが「足跡マーク」です。1kmごとに街道の上に置かれていて、ウォーキングで実際に歩いた距離をぬりつぶして利用します。特別に50km到達するごとに「メダルマーク」、100km到達するごとに「王冠マーク」になっています。ページのいちばんはじめの足跡マークは、前のページの最後の足跡マークと重複しているので、あらかじめぬりつぶしてあります。

…1kmごと（10kmごとに大きくして掲載しています）

…50kmごと

…100kmごと

名物

地図内の丸い写真は、この地域の名物を紹介しています。グルメやお土産など、実際に味わってみたいものが盛りだくさんです。

※本書に掲載した地図は、東海道五十三次の「旧街道」とその周辺地域をイメージ化したものです。本書では、東海道五十三全体の距離を492キロとして構成しています。距離や位置関係など現実とは異なるものもあります（宿場間の距離が実際よりも長めのものがあります。「川越」と呼ばれる川や海を渡る場面も、実際とは即したものではないものがあります）。また、イラストはイメージです。

歩数計でゆく東海道五十三次

目次

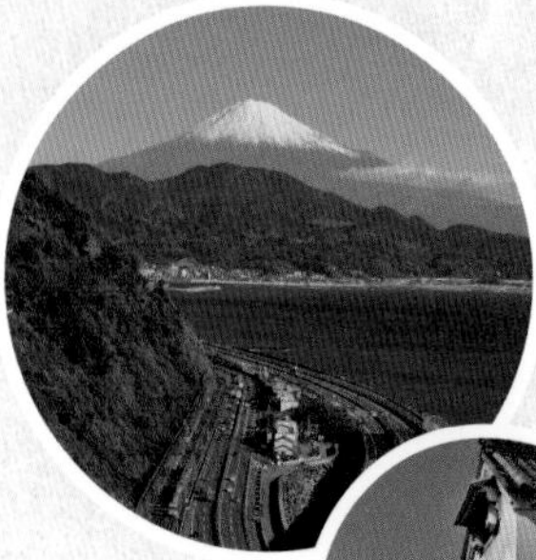

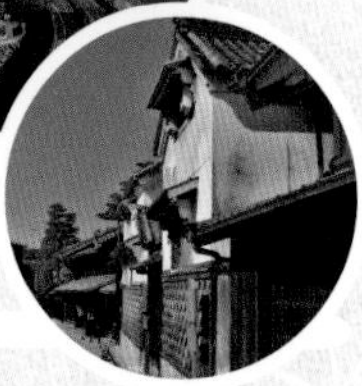

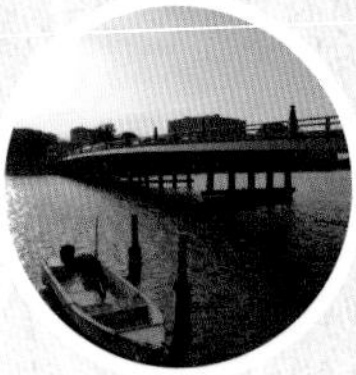

※本書の情報・データは、原則として2021年8月1日時点のものです。掲載内容に変更が生じた場合は、小社ウェブサイトで訂正情報を公開します。 ※本書で掲載する健康法の効果には個人差があります。

伊勢・近江路……122

健康ウォーキングのコツ

ウォーキングは、脂肪燃焼効果がある有酸素運動です。歩くだけですから、特別な道具や訓練はいりません。どんな環境でも、年齢、性別などを問わずにはじめることができて、しかも無料。何か運動をしたいという人にうってつけです。

ウォーキングは、誰でもいつでもできる運動です。しかも「ウォーキングは身体にいい」とよく言われます。どのような効果が期待できるのでしょうか。

歩行で筋力がアップし、血流の改善にメリット

1つ目は運動機能の向上です。ウォーキングは筋肉を使いますから、筋力が上がり、関節の可動域が広がるなどのメリットが考えられます。

ウォーキング監修

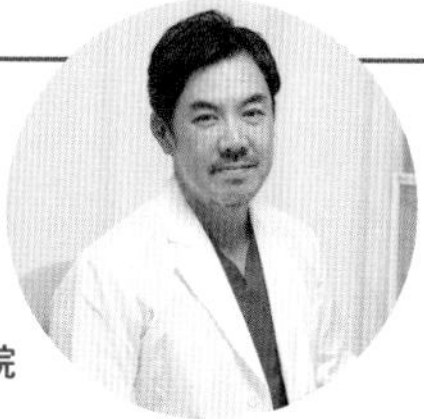

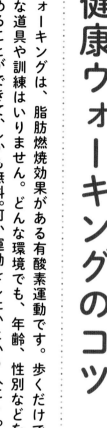

久道 勝也
（ひさみち かつや）
医療法人社団青泉会下北沢病院
理事長・医師

1993年獨協医科大学卒業。同年に順天堂大学皮膚科入局　2007年ジョンズ・ホプキンス大学客員助教授　2009年よりヤンセンファーマ研究開発本部、アラガン社執行役員などを歴任　2014年よりロート製薬研究開発本部執行役員　2016年7月アジアで唯一の足の総合病院として下北沢病院（ https://www.shimokitazawa-hp.or.jp/ ）を設立。同院の理事長を兼務　2019年ロート製薬 最高医学責任者（CMO）に就任。現在に至る。

日本皮膚科学会認定専門医、アメリカ皮膚科学会上級会員、アメリカ皮膚外科学会上級会員、日本医療研究開発機構（AMED）再生医療評価委員およびプログラムオフィサー、日本足病フットケア学会評議員 。

著書に『死ぬまで歩きたい ！―人生100年時代と足病医学』（大和書房）『“歩く力” を落とさない！新しい「足」のトリセツ』（日経BP）。

※「からだナビ」も監修

歩くと健康になる？期待できる3つのメリット

さらに循環器機能にもプラスに働きます。理由は脚の筋肉と血流に大きな関係があるからです。

心臓のポンプ機能によって送り出された血液は、動脈を通って全身に送られ、静脈を通って心臓に戻ります。しかし足からの血液は重力に逆らわなければならないので、戻るのに強い力が必要です。ここで血液を心臓に戻すポンプの役割を果たすのがふくらはぎの筋肉です。これが「ふくらはぎは第二の心臓」と言われるゆえんです。

歩行でふくらはぎの筋肉が伸び縮みすることで、足に届いた血液がスムーズに心臓に戻りますから、歩くことは循環器機能に大きく影響します。

継続して歩くことで病気予防の効果も

２つ目に挙げられるのが病気予防の可能性です。「中之条研究」（群馬県中之条町の65歳以上の住民約５０００人を対象に、日常の身体活動と病気予防の関係について継続的に行われている調査研究）では、１日あたりの歩数と病気予防効果の関係が示されました。

体力や免疫力には個人差があるので一概には言えませんが、健康維持のためには「１日８０００歩」がひとつの目安といえそうです。

歩くことで脳が活性化しメンタルヘルスにも効果

３つ目がメンタルへのプラス効果です。ウォーキング中は、人や自動車に注意を払います。こうした刺激は脳を活性化しメンタルケアに役立つと考えられます。

さらに、「セロトニン」の分泌を促す効果もあります。セロトニンは、精神を安定させたり自律神経を整えたりする働きをもつ物質で、単純なリズム運動で活性化

【中之条研究】
1日あたりの歩数と時間で予防できる病気

歩数	速歩き時間	予防できる病気・病態
2,000歩	0分	●寝たきり
4,000歩	5分	●うつ病
5,000歩	7.5分	●要支援・要介護 ●認知症（血管性認知症、アルツハイマー病） ●心疾患（狭心症、心筋梗塞） ●脳卒中（脳梗塞、脳出血、くも膜下出血）
7,000歩	15分	●がん（結腸がん、直腸がん、肺がん、乳がん、子宮内膜がん） ●動脈硬化　●骨粗しょう症　●骨折
7,500歩	17.5分	●筋減少症 ●体力の低下（特に75歳以上の下肢筋力や歩行速度）
8,000歩	20分	●高血圧症　●糖尿病　●脂質異常症 ●メタボリック・シンドローム（75歳以上の場合）
9,000歩	25分	●高血圧（正常高値血圧）　●高血糖
10,000歩	30分	●メタボリック・シンドローム（75歳未満の場合）
12,000歩	40分	●肥満

歩行は中強度の速歩きを想定
東京都健康長寿医療センター研究所の資料をもとに作成

されます。手足をリズムよく振って歩くのはぴったりといえます。

　コロナ禍で外出機会が減ったことで中高年世代の脚力低下やうつが懸念されています。ウォーキングは、コロナ禍の心身の健康維持に役立つと考えられます。

歩きすぎないのがウォーキング継続のコツ

　健康を維持するウォーキングも、痛みやケガにつながると、かえって健康を損ねてしまいます。歩きすぎるといろいろな関節に負荷をかけてしまいますから、痛みが出たらまず休憩することを優先してください。もし翌日まで痛みが続くようであれば、病院へ。痛みを我慢しないことは、健康に歩き続けるコツといえます。

歩行のカギは3つのアーチにあり！足を支えるアーチの特徴を知ろう

足のアーチ構図

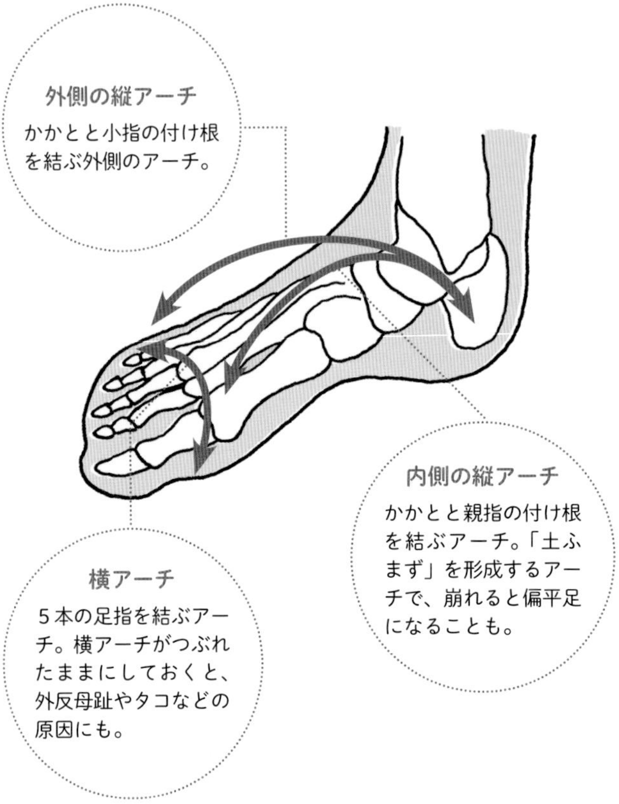
外側の縦アーチ
かかとと小指の付け根を結ぶ外側のアーチ。
内側の縦アーチ
かかとと親指の付け根を結ぶアーチ。「土ふまず」を形成するアーチで、崩れると偏平足になることも。
横アーチ
５本の足指を結ぶアーチ。横アーチがつぶれたままにしておくと、外反母趾やタコなどの原因にも。

アーチがスムーズな歩行をサポート

足には3つのアーチがあり、歩くたびに変形して歩行を助けています。例えば地面に接地したときは柔らかくクシャッとつぶれ、蹴りだすときは元の硬い状態に戻り、強い推進力を生み出します。

しかしアーチは加齢による筋力低下で落ちやすくなります。機能を維持するには、アーチを支える筋肉を鍛えることが大切です（鍛え方はＰ20～21を参照）。

コツは足運びと腰の位置！疲れない歩き方をつかもう

3つのポイントを意識し自分に合う歩き方を

体格、筋力、関節の柔らかさや可動域は個人差があるので、「正しい歩き方」は1つではありませんが、気に留めてほしいポイントは次の3つです。

❶骨盤を立てる
❷強く蹴り出す
❸しっかりと腕を振る

このポイントを参考に、疲れにくくケガをしない自分の歩き方をつかんでください。

正しい姿勢

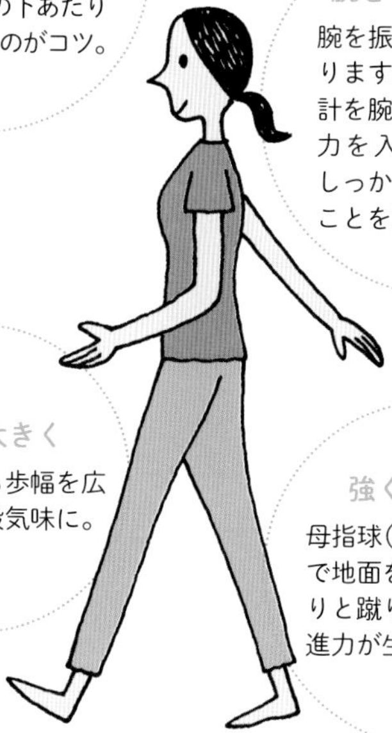

骨盤を立てる
背筋をまっすぐに、腰の位置を高く保つイメージ。背筋を伸ばしつつ、おへその下あたりに力を入れるのがコツ。

腕をしっかり振る
腕を振り子のように振ります。前鋸筋（体温計を腕に挟んだときに力を入れる部分）がしっかりと動いていることを意識。

歩幅を大きく
いつもよりも歩幅を広く、やや大股気味に。

強く踏み出す
母指球（親指の付け根）で地面を押し、しっかりと蹴り出すことで推進力が生まれます。

歩行がぐんと楽になる！アキレス腱、足裏の鍛え方

アキレス腱のばし

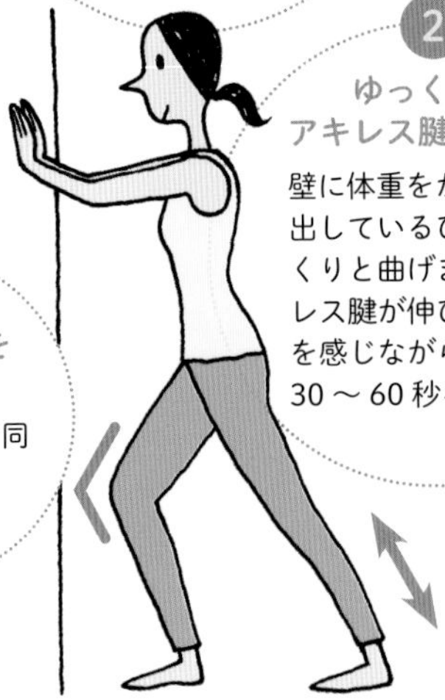

1　かかとが浮かないように立つ

壁の前に立ち、両手を伸ばして壁に当て、伸ばしたい方の足を一歩下げます。両足のつま先はまっすぐ前に。かかとは浮かないように。

2　ゆっくりとアキレス腱を伸ばす

壁に体重をかけ、前に出しているひざをゆっくりと曲げます。アキレス腱が伸びているのを感じながらそのまま30 ～ 60 秒キープ。

3　各 5 回ずつを目安に

足を入れ替えて同様に行います。

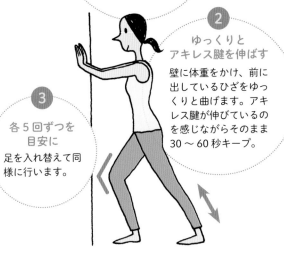

アキレス腱の柔らかさが足の不具合を防ぐカギ

　歩くときは、まずかかとが着地し、足裏全体が接地。次にすねが前に倒れて、足指を蹴り出すという動きをしています。

　この動作で重要な働きをするのがアキレス腱です。アキレス腱が硬いとスムーズに足を運ぶができませんし、足のアーチに無理な負担がかかります。

　上の図のように鍛えて、アキレス腱の柔軟性を保ちましょう。

内在筋トレ

いすに浅めに座る
足がひざよりも前にくるように座ります。

1 指をそらす
足裏全体を床に付けたまま、足指を大きく広げ、反らせます。アーチを引き上げる感覚で。

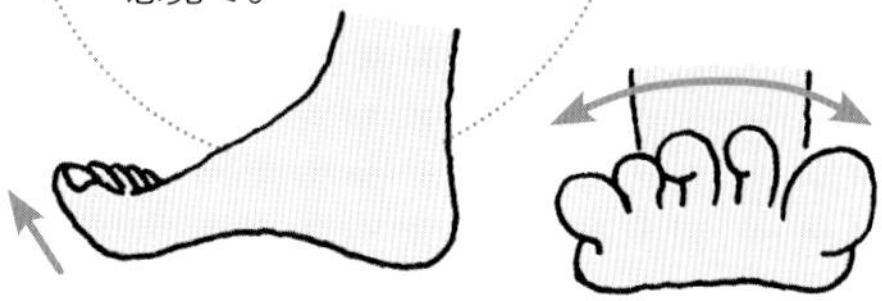

2 親指をおろす
1の状態から親指だけをおろします。他の指は反らしたままでアーチを下げないように。

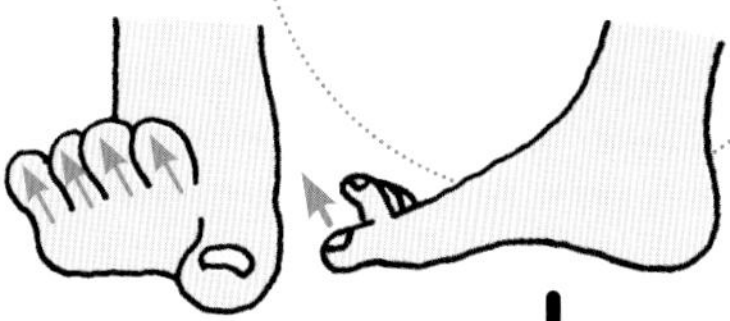

3 他の指をおろす
アーチに力を入れたまま、他の指をおろします。

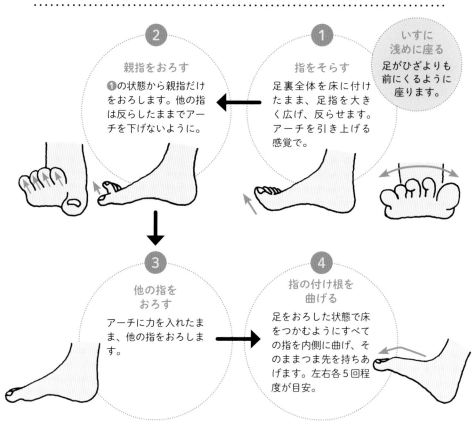

4 指の付け根を曲げる
足をおろした状態で床をつかむようにすべての指を内側に曲げ、そのままつま先を持ちあげます。左右各5回程度が目安。

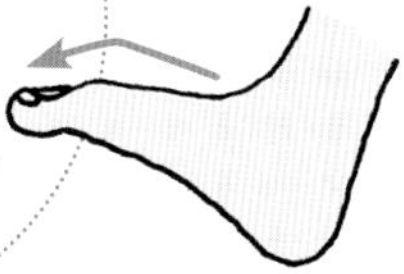

足裏の筋肉を鍛えると疲れにくくなる

スムーズな歩行を助けるアーチの機能を維持するには、足の内在筋を鍛えるのも効果的です。内在筋は足指を動かしたり、アーチを安定させたりする足裏の重要な筋肉です。

上のトレーニングは、アーチを支える筋肉とともに、足指の付け根の筋肉を鍛える効果があります。足指の付け根は普段あまり意識しない筋肉ですが、実は立ったときのバランスをとる大切な役割があります。

とくに高齢者になると、足の内在筋が衰えて転倒の危険が増加します。ぜひ意識して鍛えておきたい筋肉です。

「東海道五十三次」の旅

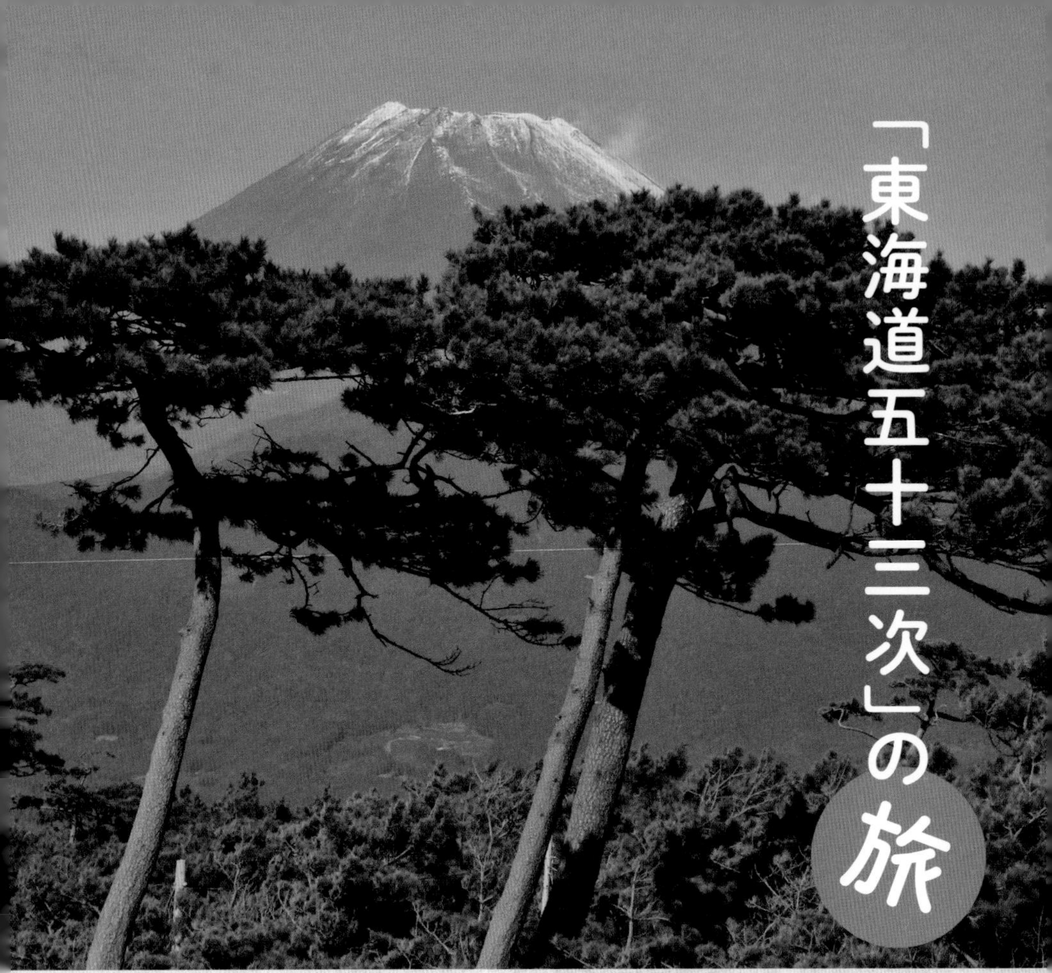

沼津～原宿間の松並木から富士の雄姿を仰ぐ

江戸時代の旅人は「男十里、女九里」

江戸時代の旅人が一日に歩いた距離だといわれます。現代に換算すると男性40㎞、女性36㎞と、相当な健脚です。その見積もりで江戸日本橋から京都三条大橋まで126里6町（約500㎞）を歩くと13泊14日、東海道踏破に2週間かかりました。ちなみに、1日7000歩程度しか歩かない現代人が、同じ道のりを歩いたならば、100日近く要してしまいます。

東海道は、古代より重要な道でしたが、現代の東海道が形づくられたのは江戸時代のこと。徳川家康が天下統一のために真っ先に着手したのが街道整備です。慶長6年（1601）から7年かけて、江戸日本橋を起点に五街道（東海道・中山道・甲州街道・奥州街道・日光街道）を整備し、街道には宿場が設けられました。

街道沿いには一里（約3・9㎞）ごとに一里塚が置かれていて、家康の指示で、ありきたりな樹木ではなく、榎が多く植えられました。背の高い榎はランドマーク的役割を果たし、生い茂る葉蔭の下は、日除けとして、はたまた雨宿りのしのぎの場として、旅人の無料休憩所になりました。

「お江戸日本橋七ツ立ち」弥次喜多も歩いた東海道

江戸時代、空前の旅ブームに一役買ったのが滑稽本『東海道中膝栗毛』で、東海道の旅の様子が書かれています。弥次郎兵衛（やじろべえ）と喜多八（きたはち）は、七ツ刻（早朝4時）に出立します。最初の宿泊は、戸塚宿で、40キロ余り歩いたところで草鞋（わらじ）を解きます。2日目は小田原宿を目指して、さらに約40キロの旅程です。小田原では、練り物の蒲鉾、外郎、梅干と名物を味わいます。旅先で出会う食物や土産を物色するのは、今も昔も変わりなく旅の醍醐味。小田原はういろう発祥の地といわれ、600年以上続く老舗が今も暖簾を掲げます。もとは万能薬〝ういろう〟をあつかう薬商の外郎家が、菓子の〝ういろ

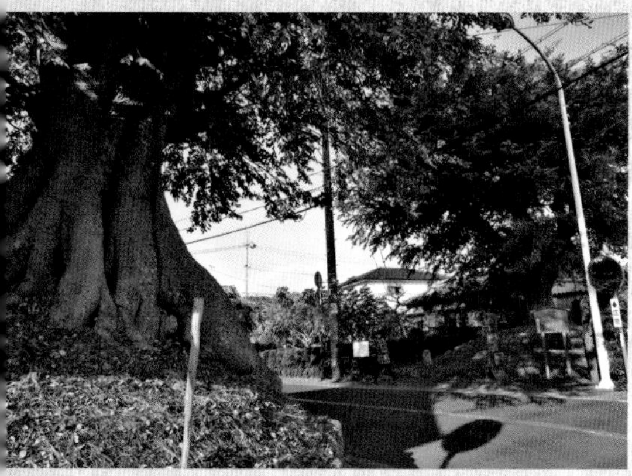

左右が現存する岩淵の一里塚

う〟を作ったところ、東海道名物となって旅人の評判に。当然、喜多さんも珍しいお菓子を買いに行きますが、勘違いしてニガイ薬のういろうのほうを口にして顔をしかめる顛末。失敗も旅を彩るご愛敬です。また小田原は梅の産地で「梅はその日の難逃れ」と諺にもあるとおり、疲労回復、殺菌効果、病気予防と、旅人には欠かせない食物でした。

「草鞋は旅人の甲冑なり。足痛めては明日一歩も運び難し」

旅のはじめは不慣れでも、5、6日もすると足もとがしっかりしてくると、曲亭馬琴が旅の心得に記しています。

旅人たちは、毎日10時間も歩き続け、草鞋を3日ほどで履きつぶしたといいます。替えの草鞋を腰に下げ、足りなくなれば茶屋で購入。宿場には必ず古草履を捨てる場所があり、陽に晒して発酵させ肥料として再利用していました。

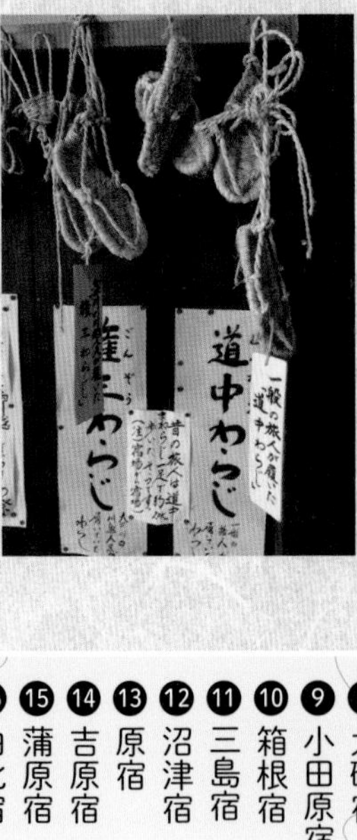

▶大井川川越遺跡にて

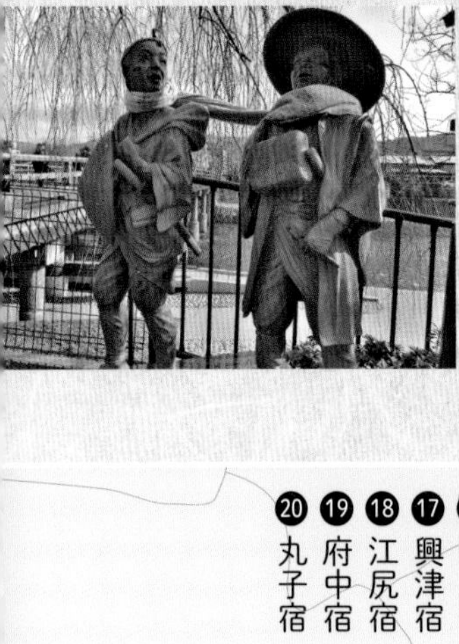
▼京・三条大橋の弥次喜多像

○ 日本橋
1 品川宿
2 川崎宿
3 神奈川宿
4 保土ケ谷宿
5 戸塚宿
6 藤沢宿
7 平塚宿
8 大磯宿
9 小田原宿
10 箱根宿
11 三島宿
12 沼津宿
13 原宿
14 吉原宿
15 蒲原宿
16 由比宿
17 興津宿
18 江尻宿
19 府中宿
20 丸子宿
21 岡部宿
22 藤枝宿
23 島田宿
24 金谷宿
25 日坂宿
26 掛川宿
27 袋井宿
28 見付宿
29 浜松宿
30 舞坂宿
31 新居宿
32 白須賀宿
33 二川宿
34 吉田宿
35 御油宿
36 赤坂宿
37 藤川宿
38 岡崎宿
39 池鯉鮒宿
40 鳴海宿
41 宮宿

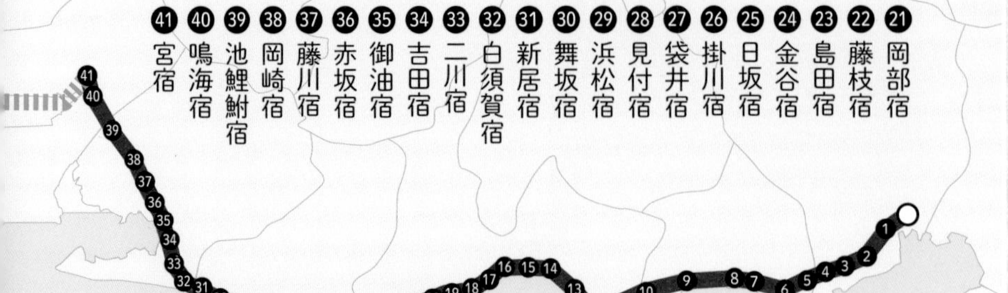

さても、江戸の旅人はなぜ健脚だったのか、その原因のひとつに草鞋履きだったことがあげられます。一説には、踵(かかと)が地面にしっかりついていたからといわれます。現代も健康と靴との関連性が取り沙汰されますが、馬琴も「悪き草鞋は早く脱ぎ捨て、値をおしまず、よい草鞋を履くべし」と指南しています。

いまさら聞けない 53次の「次」とは・・・

徳川家康は、街道整備の皮切りに、東海道に宿駅伝馬制度を布きました。

宿駅伝馬制度とは、街道沿いに宿場を設け、幕府公用の旅人や物資を、「次」の宿駅まで輸送するシステムのことです。運搬のために必要な人馬は、その土地の宿場が無料で提供するというものです。ただし輸送の範囲は、隣の宿場までで、それ以上遠方へ行くことは禁止されていました。隣の宿場に着くと、荷物を次の人馬に託します。東海道には江戸から京都まで53の宿場があり、53回次々替えることになります。俗に「53次」と呼ばれるゆえんです。

宿場には、公家や大名が宿泊する本陣・脇本陣、参勤交代の侍や商人庶民が泊まる旅籠(はたご)、木賃宿(きちんやど)などの宿泊施設や、人馬の継ぎ立てを行う問屋場が設置されました。さらに、宿場と宿場の間には休憩所として茶屋本陣、間の宿、立場などができ、長旅の助けとなりました。

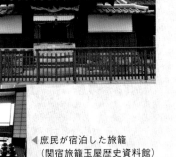

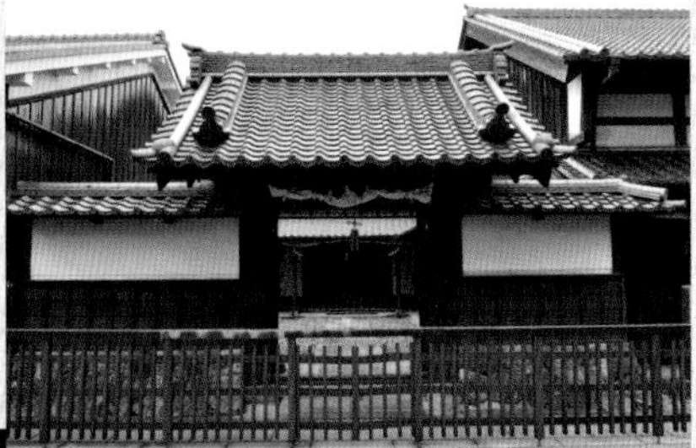

▶大名などが宿泊した本陣(二川宿 本陣資料館)

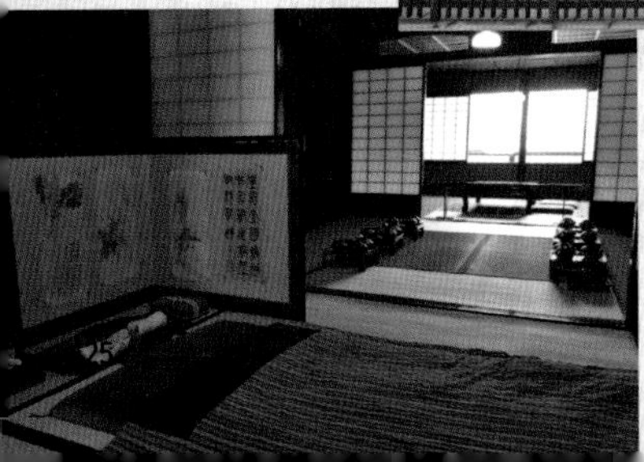

◀庶民が宿泊した旅籠(関宿旅籠玉屋歴史資料館)

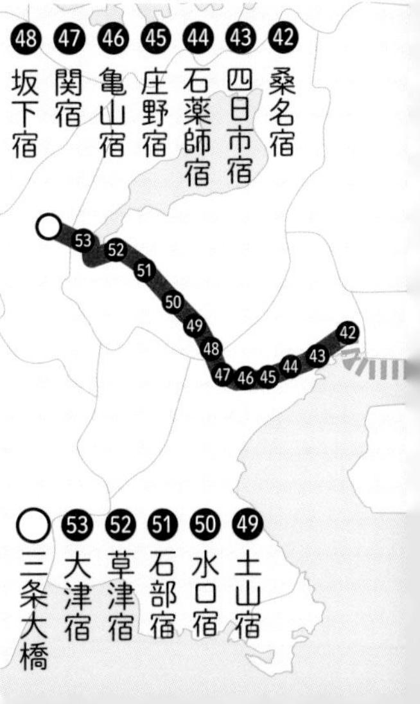

42 桑名宿
43 四日市宿
44 石薬師宿
45 庄野宿
46 亀山宿
47 関宿
48 坂下宿
49 土山宿
50 水口宿
51 石部宿
52 草津宿
53 大津宿
○ 三条大橋

旅人や人足や駕篭（かご）かきが、杖を立てかけてちょっと休憩する立場では、「茶屋　うどんそば切あり」の看板が随所に見られました。江尻の追分羊かん、府中の安倍川餅、丸子のとろろ汁、藤枝の染飯、浜松のそば切り、桑名の焼き蛤、草津のうばがもちと、ご当地グルメが旅人の疲れを癒やしました。

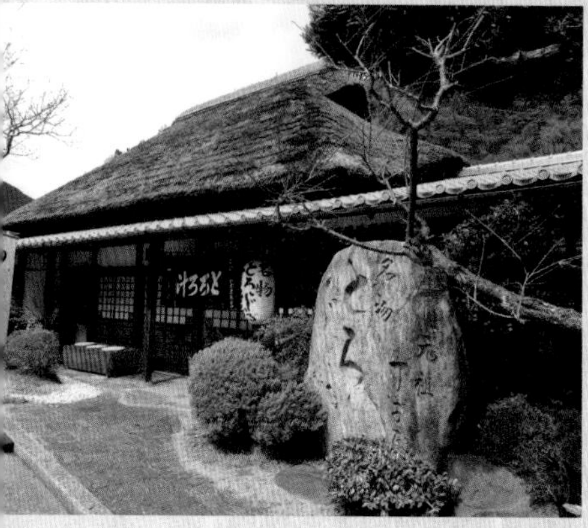
丸子宿の丁子屋はとろろ汁が名物

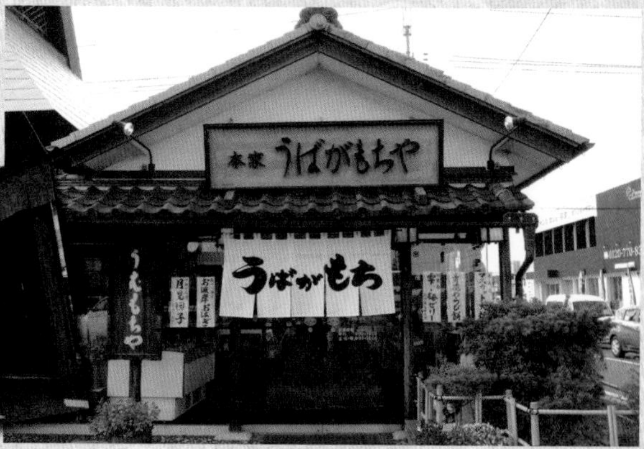

▶今も茶店で営業を続けるうばがもちや本店

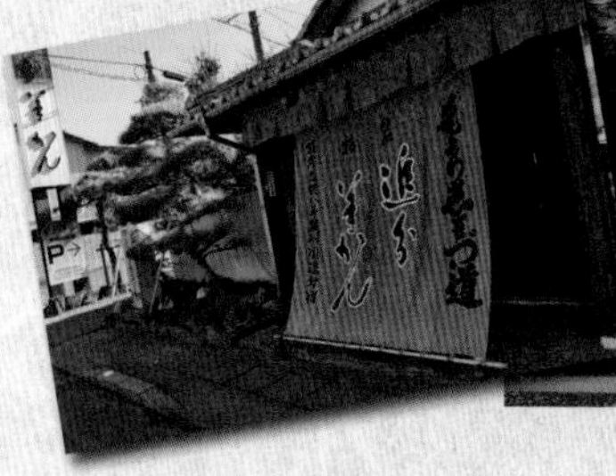
▼元禄８年より続く江尻宿の追分羊かん

御油の留女と松並木の狐。怖いものはあるものの

長旅の道中、用心しなければいけないものが数多くありました。

広重が描いた「御油　旅人留女」にも見るとおり、街道の両側から、旅人の袖を強引に引き込む留女（とめおんな）には要注意でした。御油宿から次の赤坂宿までわずか16町（1・7㎞）しかないにもかかわらず、62軒の旅籠がひしめきあっていました。この地は、男衆を誘う留女や飯盛り女で賑わう一大歓楽街なのです。先の『東海道中膝栗毛』の弥次郎兵衛も、うるさく誘う留女を振り切って御油宿を後にしますが、次なる難所は松並木に出没する狐でした。

慶長9年（1604）、家康が街道沿いに松を植樹するよう命じて、今もその名残で東海道各所に松並木が見られます。御油宿の先にも650本もの三河黒松が植わっていますが、そこに旅人を化かす悪い狐が出るというのです。弥次さんが夜更けに用心しながら歩いていると、先に赤坂宿に着いているはずの喜多さんが道端に座っている。てっきり狐が化けていると早合点し、後ろ手に縛り上げるも、本物の喜多さんだったという始末。狐狸妖怪、山賊、毒蛇毒虫、怖いモノは街道にひそかに潜んでいたのです。

　それでも一度は東海道を歩いてゆきたい伊勢に京都。旅は江戸の人々の憧れでした。府中（現・静岡）出身の武士であった十返舎一九が、戯作作家になって『東海道中膝栗毛』を書いたのが享和2年（1802）のこと。大ヒットを飛ばし、それが呼び水となって、ご存知歌川広重の浮世絵『東海道五十三次』が注目を集め、はたまた葛飾北斎の『富嶽三十六景』が、売れに売れます。

「伊勢に行きたい　伊勢路がみたい　せめて一生に一度でも」と、伊勢音頭に唄われているとおり、200年ほど前にお伊勢参りや、その先の京都の名所旧跡めぐりに憧れ、東海道が開け、日本初の旅ブームが起きたといわれています。

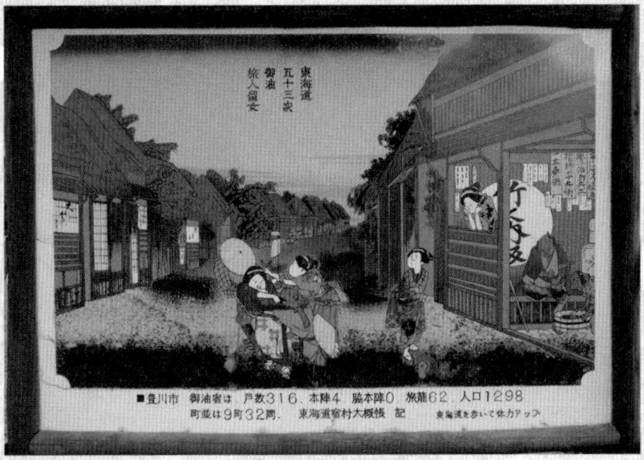

東海道
五十三次
御油
旅人留女
■豊川市　御油宿は、戸数316、本陣4　脇本陣0、旅籠62、人口1298
町並は9町32間、　東海道宿村大概帳　記
東海道を歩いて体力アップ

歌川広重の東海道五十三次 御油〈旅人留女〉
（御油の問屋場跡にて撮影）

「街道用語辞典」（P150）も
あわせてチェック！
街道についての
理解が深まります。

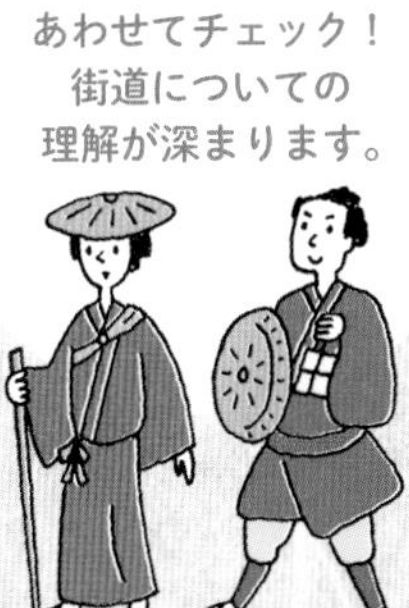

武蔵・相模路

日本橋を出た東海道は銀座の大通りを抜けて西へと進みます。
大都会の街道には往時の面影はほとんど残っていません。
案内板を頼りに思い切り想像の翼を広げて歩きましょう。
湘南に入ると海や松林が現れ、やっと旅の雰囲気も出てきます。
小田原城下を出ると、いよいよ東海道最大の難関、箱根越えです。
険しい山道ですが、昔のままの石畳の道は街道の雰囲気満点です。

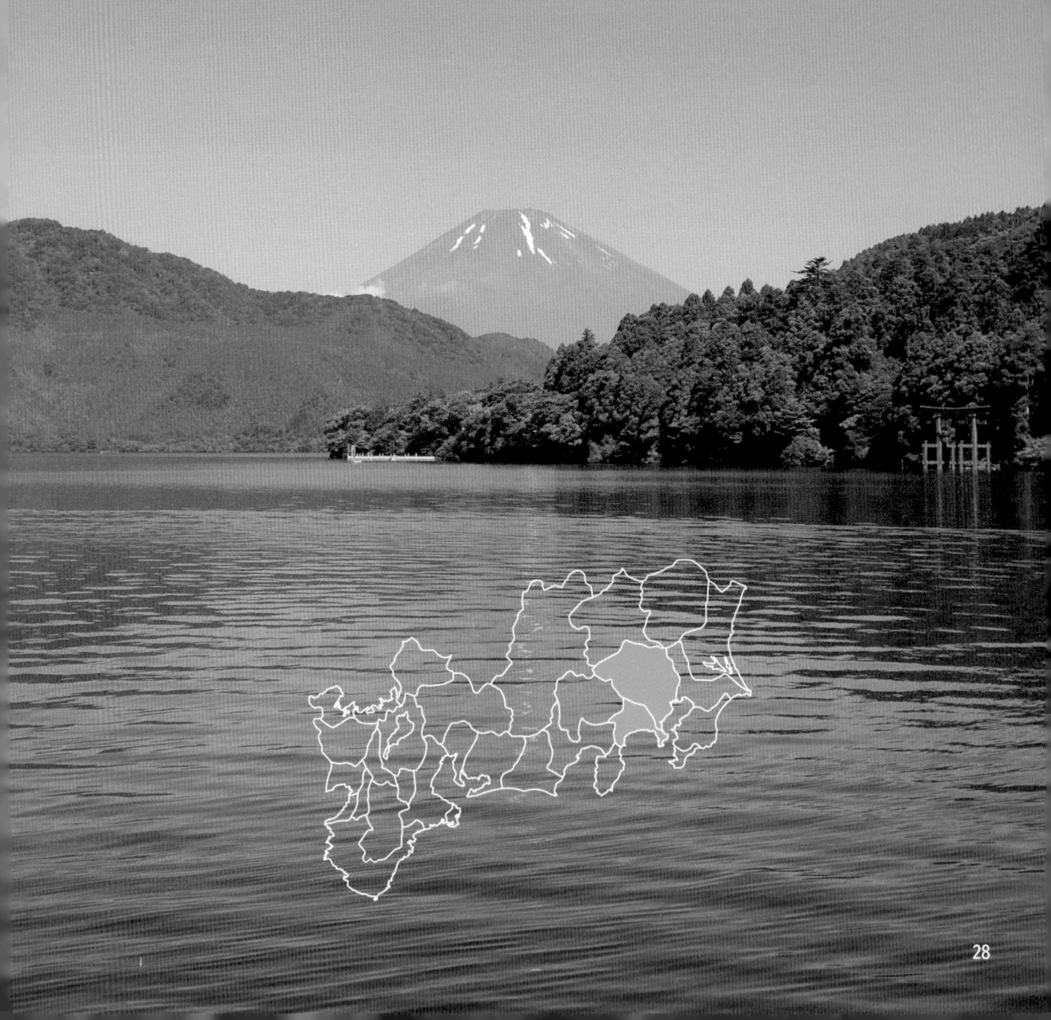

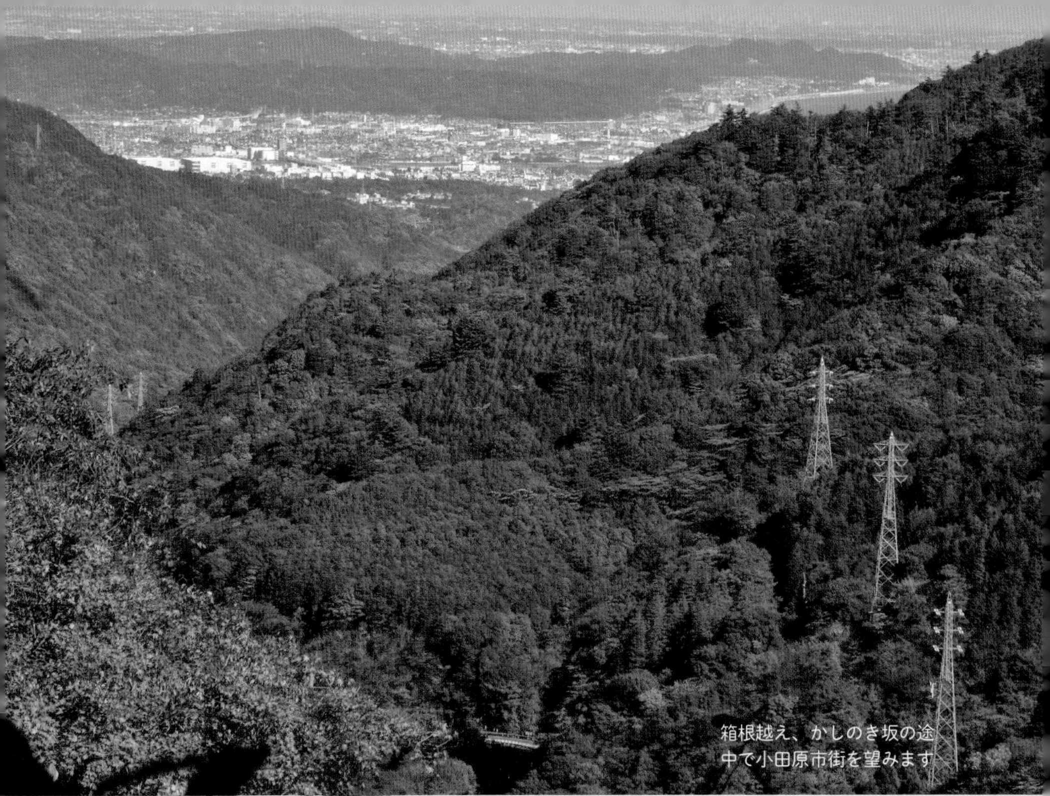

箱根越え、かしのき坂の途中で小田原市街を望みます

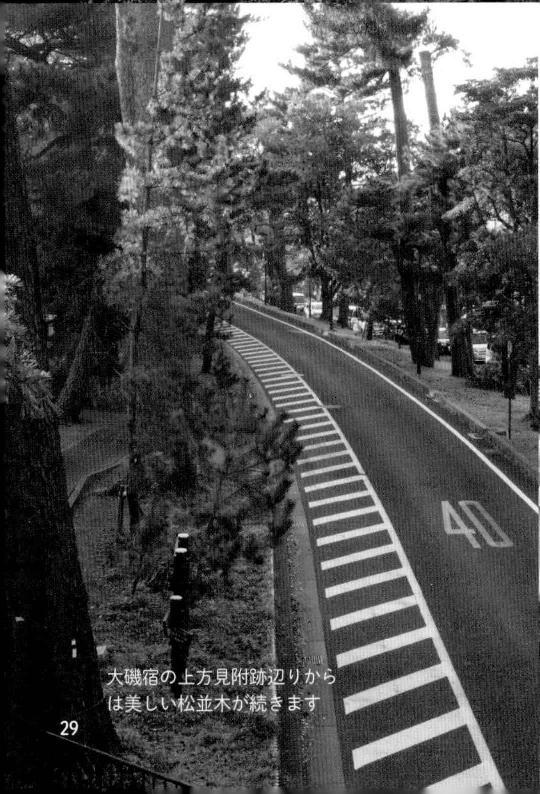

大磯宿の上方見附跡辺りからは美しい松並木が続きます

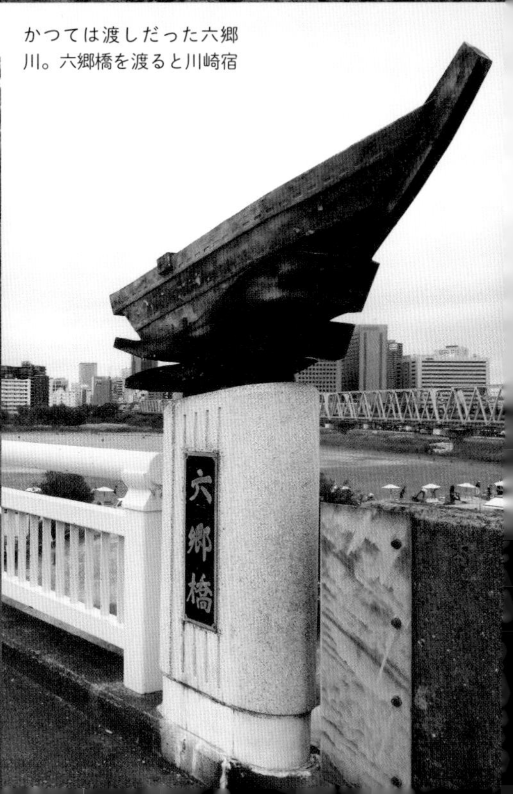

かつては渡しだった六郷川。六郷橋を渡ると川崎宿

東海道五十三次はじまりの一歩
日本橋〜品川宿

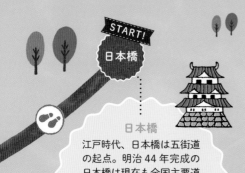

START!
日本橋

日本橋

江戸時代、日本橋は五街道の起点。明治 44 年完成の日本橋は現在も全国主要道の基準点に変わりなく、橋の中央に日本国道路元標が埋め込まれています。

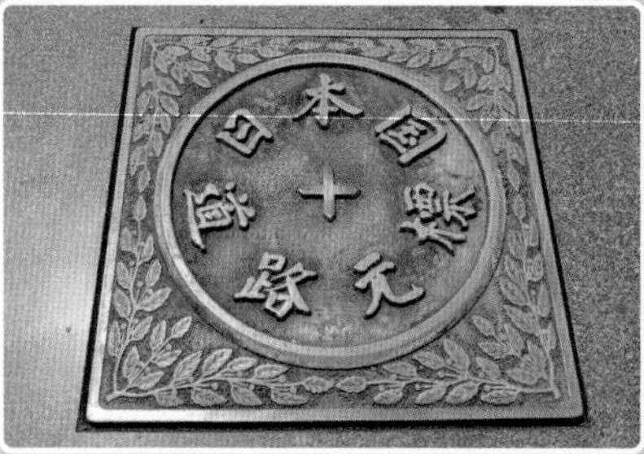

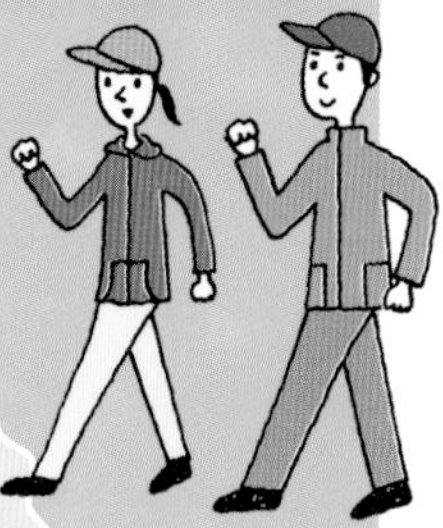

銀座発祥の地

銀座 2 丁目には銀座発祥の地碑が立っています。ここは慶長 17 年(1612)に銀貨幣鋳造の銀座役所があった場所。

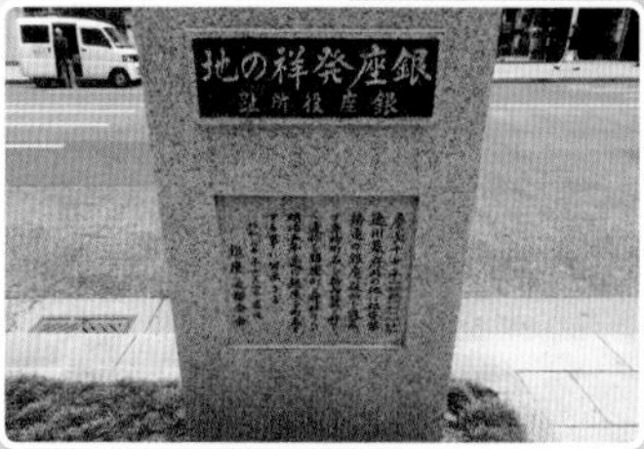

❶ 品川宿（しながわ）

品川宿は旅人の見送りや出迎え、往来の人たちで賑わいました。桜の御殿山や紅葉の海晏(かいあん)寺など江戸近郊の遊興地で、今は埋め立てられて海は遠いですが、磯の香漂う海辺でした。利田(かがた) 神社には品川沖に迷い込んだ鯨の供養塚が残ります。現在、往時の建物は残っていませんが、旧街道には隙間なく店が並び雰囲気は残っています。

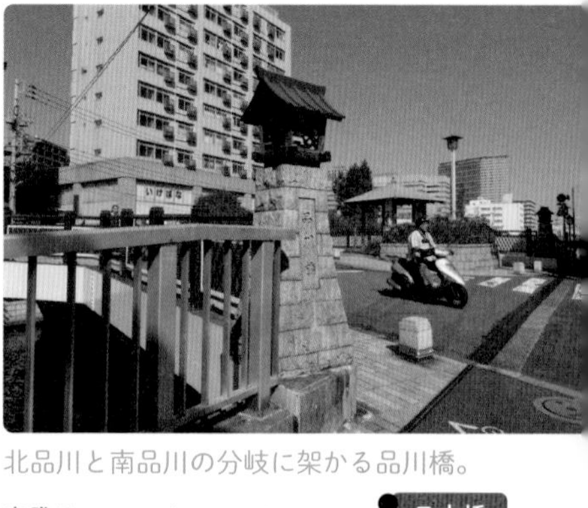

北品川と南品川の分岐に架かる品川橋。

出発日　　　年　　月　　日　日本橋

からだナビ

ウエアは動きやすく吸汗速乾性を重視

ウォーキングのウエア選びは、動きやすさ、吸汗速乾性、通気性、保温性が基本。寒い時期は、歩行中に体温調節できるようにジャケットを用意するといいでしょう。また、冬場は早く日が傾くので、ウォーキングが夕方にかかりそうなときは白っぽいウエアのほうが車道から目につきます。反射素材（リフレクション）のついたウエアや帽子などもあります。

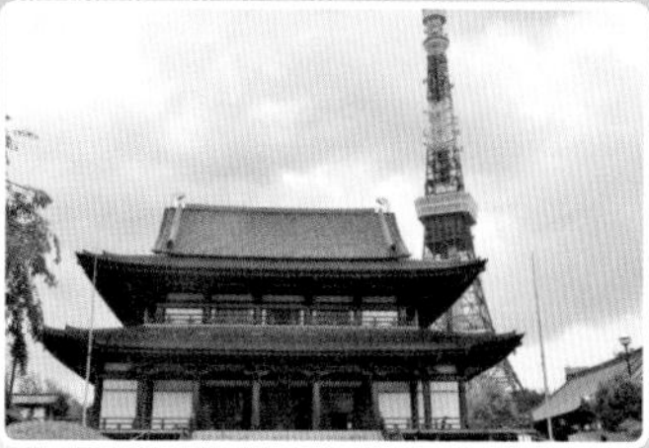

増上寺

徳川将軍家の菩提寺、増上寺。大門の奥に朱漆塗りの三解脱門があります。東京タワーを背景にして大殿などが堂々と建ち並びます。

★ 札の辻交差点

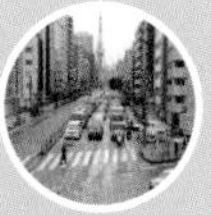

★ 銀座４丁目交差点

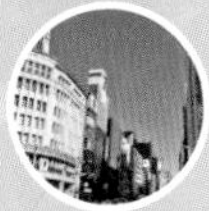

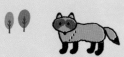

品川巻

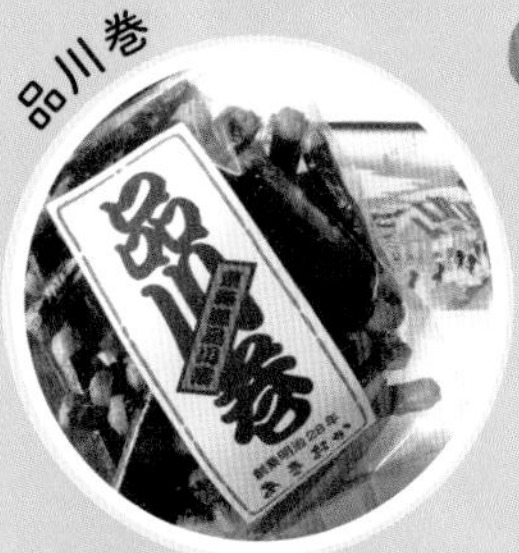

手焼きせんべいの品川巻は、海苔づくりが盛んだった品川宿ならではの土産。

西郷隆盛・勝海舟会見の地碑

江戸時代、JR 田町駅付近の東海道は海沿いの道。江戸城無血開城の話し合いが行われた薩摩藩屋敷一帯も海岸近くにありました。

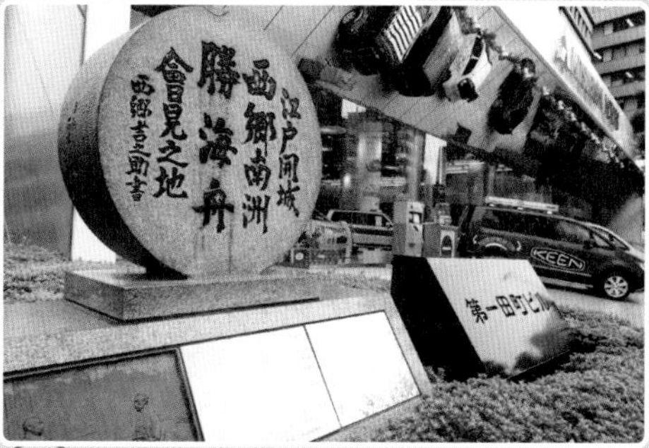

★ 八ツ山橋

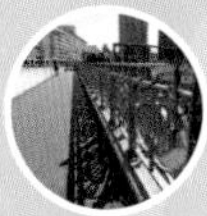

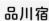

★ 利田神社

★ 海晏寺

品川宿

到達日

月　日

三条大橋

品川宿

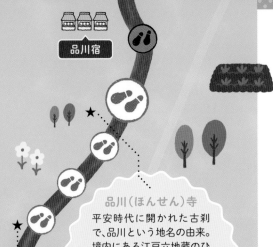

多摩川を渡って神奈川県へ
品川～川崎宿

品川(ほんせん)寺

平安時代に開かれた古刹で、品川という地名の由来。境内にある江戸六地蔵のひとつは３ｍもあり、街道をゆく旅人を見守っていました。江戸城建立の際の祈願所。

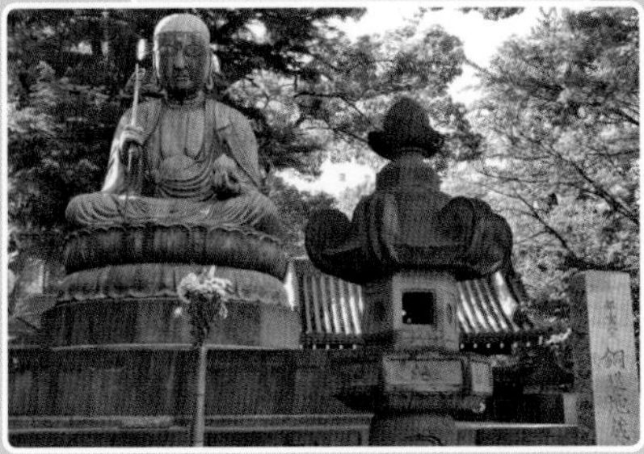

鈴ヶ森刑場跡

慶安４年(1651)に設けられた鈴ヶ森刑場跡。刑場跡には火炙りや磔に使われた台石が残存しています。

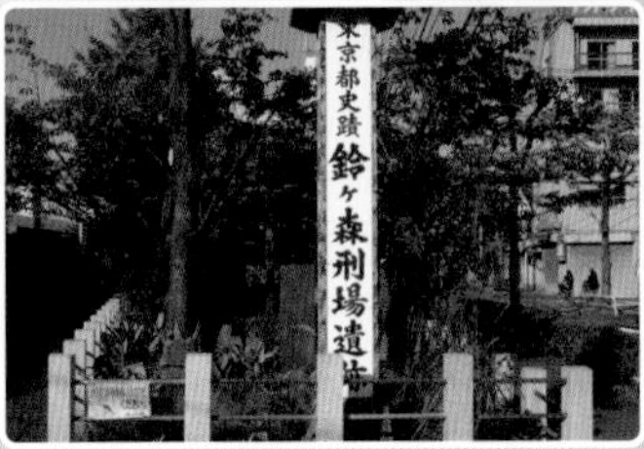

❷ 川崎宿(かわさき)

川崎は昔から厄除けで有名な川崎大師の門前町として賑わい、家康をはじめ徳川歴代将軍が参詣しました。慶長５年(1600)、下流域が六郷川と呼ばれていた多摩川に六郷大橋を架けたのは家康です。元禄時代の大洪水で六郷大橋は流され、以後200年間、船渡しの時代が続きます。渡船収入が川崎宿の財政を大きく支えました。

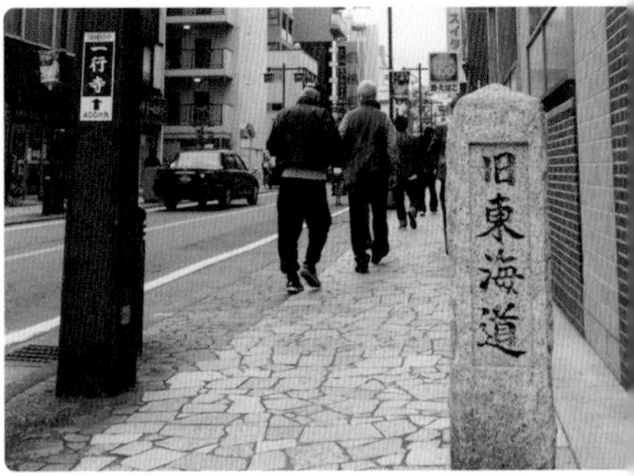

道標や説明板が随所に設けられています。

日本橋

からだナビ

タイツでひざや腰をサポート

タイツには主に、着圧で疲れを軽減するコンプレッション系と筋肉や関節の負担を軽減するサポート系があります。長い距離を歩くとひざなどが痛くなるという場合は、サポート系がおすすめ。テーピング機能でひざ関節や腰の動きをサポートしてくれるタイプがあります。接触冷感素材やメッシュ素材を使用し、夏でも涼しく快適なタイツもあります。

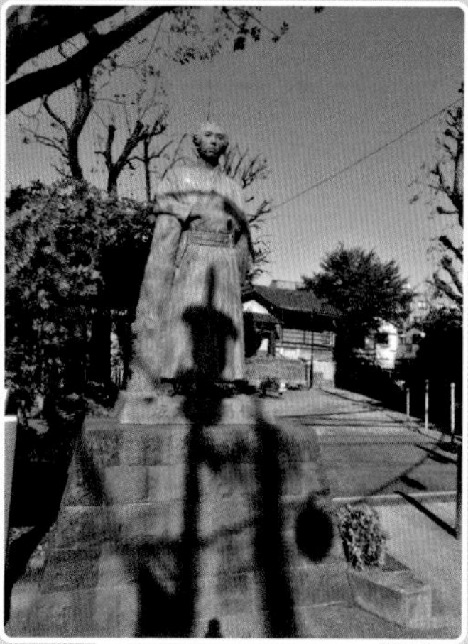

坂本龍馬像
（京急立会川駅近く）

泪橋（浜川橋）は鈴ヶ森刑場へ行く罪人を見送る橋。黒船来港の際、坂本龍馬は泪橋東の浜川砲台を警護していたゆかりで、立会川駅前に龍馬像が立っています。

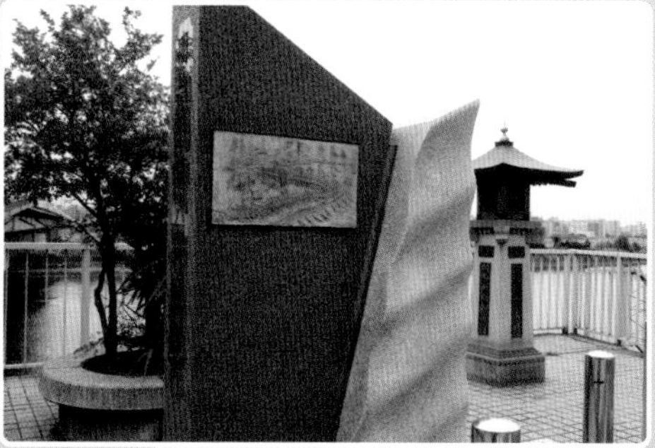

六郷渡し跡
（川崎宿側）

六郷川は今の多摩川で、六郷橋南東の橋詰に六郷の渡し跡があります。江戸初期には橋が架かっていましたが、度々の洪水で流されたので元禄元年から船渡しになりました。

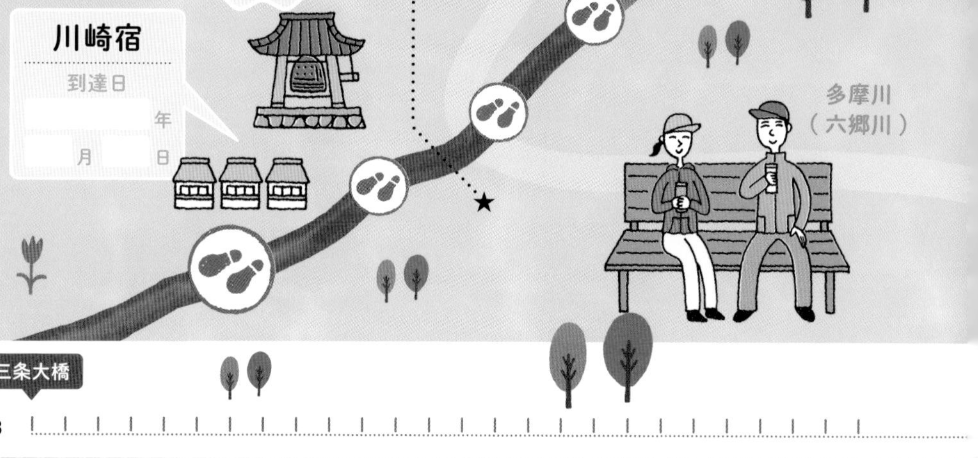

生麦事件で有名な地 川崎〜神奈川宿

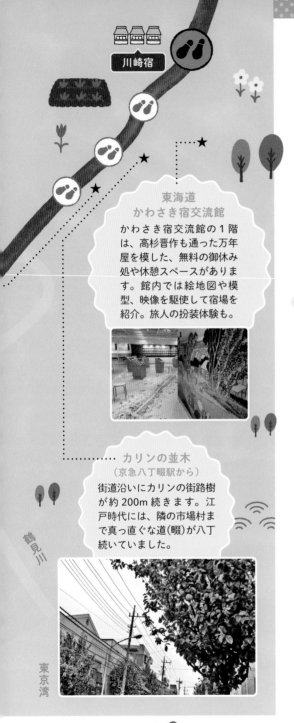

東海道かわさき宿交流館

かわさき宿交流館の1階は、高杉晋作も通った万年屋を模した、無料の御休み処や休憩スペースがあります。館内では絵地図や模型、映像を駆使して宿場を紹介。旅人の扮装体験も。

カリンの並木（京急八丁畷駅から）

街道沿いにカリンの街路樹が約200m続きます。江戸時代には、隣の市場村まで真っ直ぐな道(畷)が八丁続いていました。

鶴見川

東京湾

③ 神奈川宿（かながわ）

安政元年(1854)日米和親条約が締結。その4年後の日米修好通商条約で神奈川が開港場と決められ、一躍有名になった宿場です。神奈川開港により、宿場内の多くの寺院は諸外国の領事館や宿舎として使われました。広重の「東海道五十三次」にも描かれた台町は、坂道に茶屋が並ぶ景勝地。絵にあるさくらやは料亭田中家として営業を続けています。

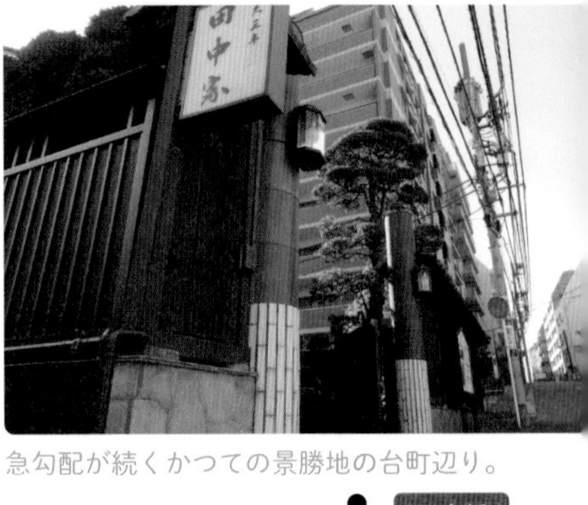

急勾配が続くかつての景勝地の台町辺り。

からだナビ

ウォーキングをサポートするグッズ

ウォーキングに役立つグッズをいくつか紹介します。夏の日焼けや日差し対策、冬の防寒には帽子、手袋、アームカバーなど。アームカバーは着脱が簡単なので、半袖ウエアに着用すれば体温調節にも。夏はサングラスも重宝します。実は、目から紫外線を吸収すると疲れを感じやすくなると言われています。目の保護のためにサングラスを活用してもよいでしょう。

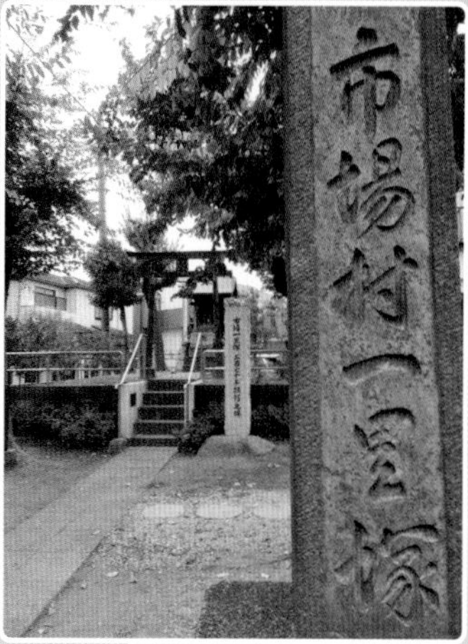

市場一里塚

江戸より5里目の市場一里塚は左側だけ現存。徳川幕府は慶長9年(1604)、一里(3.9km)ごとに街道の両脇に塚を築き、その塚に人馬の休息場として榎を植えました。

曹洞宗 大本山總持寺

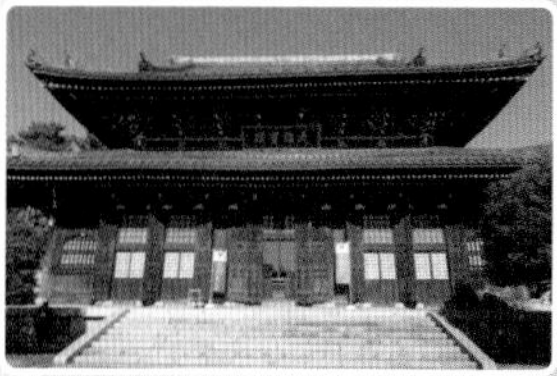

役700年前、瑩山(けいざん)禅師によって開かれました。もとは能登に堂塔伽藍があったところ猛火に遭い、明治41年(1911)に寺基を鶴見に移し復興。

生麦魚河岸通り

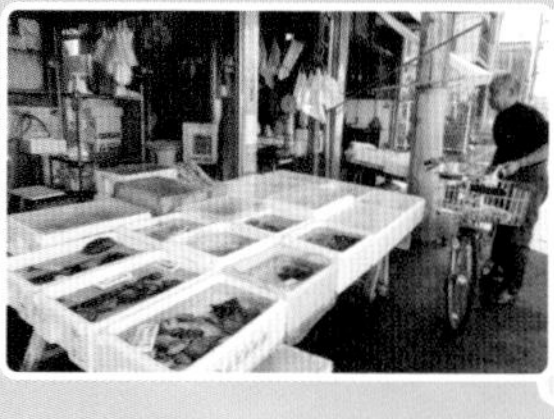

生麦事件の現場。文久2年(1862)、薩摩藩島津久光の行列を横切ったイギリス人を藩士が殺傷した騒動。後に薩英戦争に発展しました。

神奈川宿

到達日

年　月　日

よねまんじゅう(清月)

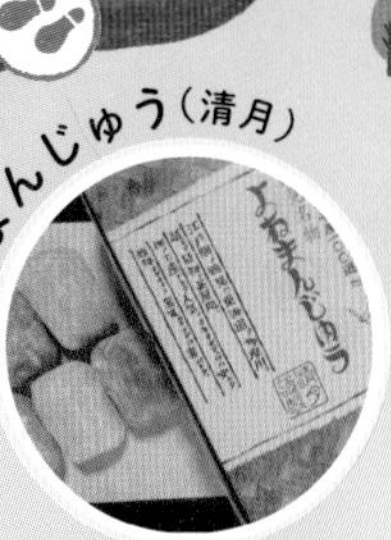

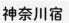

鶴見神社門前の街道名物。小さな俵型の菓子で、「初旅のまず鶴見から喰いはじめ」と詠まれたほど評判。

神奈川〜保土ケ谷宿〜横浜市上柏尾町

箱根駅伝で有名な権太坂を西へ

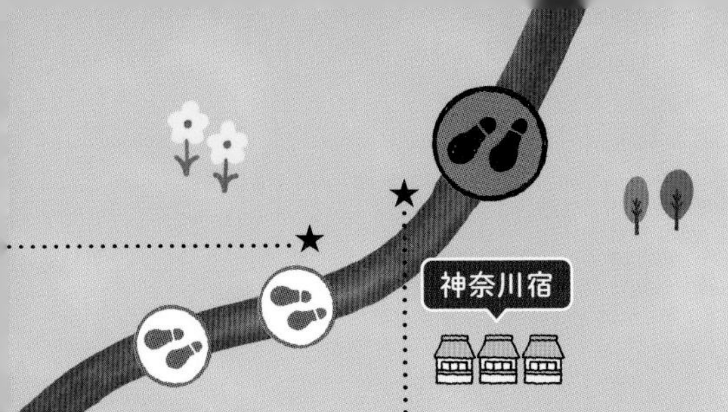

神奈川宿高札場跡

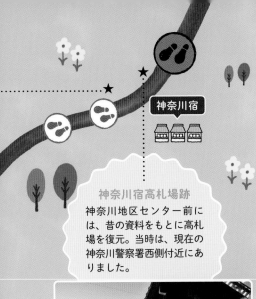

神奈川地区センター前には、昔の資料をもとに高札場を復元。当時は、現在の神奈川警察署西側付近にありました。

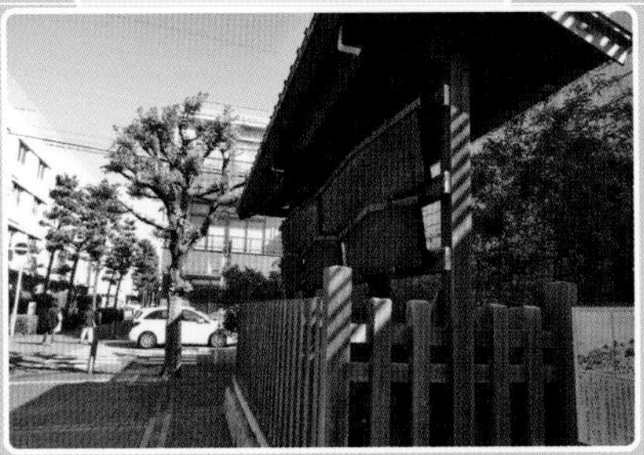

浅間神社の人穴

平安時代後期に浅間神社総社を勧請した社。その昔は、境内西側の崖に穴が開いていて、富士山に通じる人穴だと信じられていました。戦後の調査で横穴古墳と判明、現存しません。

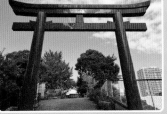

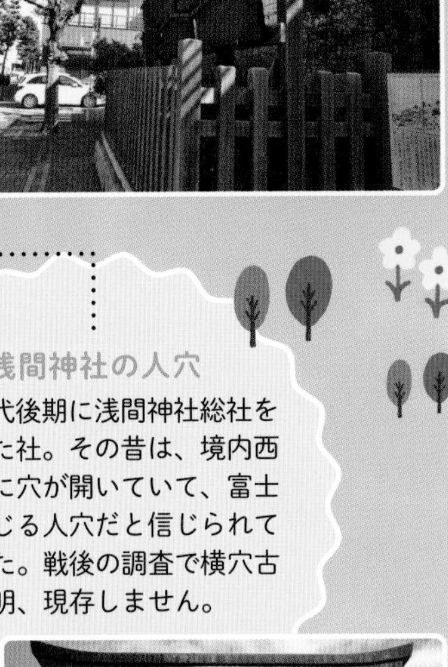

❹ 保土ケ谷宿（ほどがや）

日本橋から八里九丁（約 32㎞）の宿。一日十里ほど歩いた当時の男性にとっては少し早い宿場でしたが、江戸を出て最初の難所権太坂を越える前に、大事を取って宿泊しました。苅部（かるべ）家が代々務めた本陣跡があり、街道に面して本陣の通用門が残されているのは、東海道中において貴重な史跡。そこから約 500 m西に行くと、上方見附跡があります。

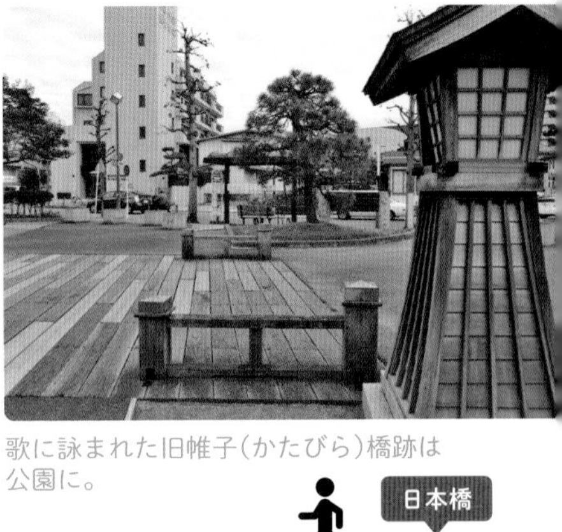

歌に詠まれた旧帷子（かたびら）橋跡は公園に。

N

からだナビ

ポールで歩行のバランスをとる

ウォーキング用のポール（杖）は、歩行中のバランスをサポートする役割があり、転倒予防にも役立ちます。また、ポールを使って歩くことで背筋が伸び、脚運びも楽になるほか、運動量を増やしてくれる効果も。折り畳み式や長さが調節できるものなど、いろいろな種類がありますグリップの握り心地、接地面の安定感などを確かめて選ぶとよいでしょう。

本覚寺

横浜の港を見渡せる丘の上にある本覚寺は、初代駐日大使ハリス自らがアメリカ領事館に定めた場所。山門をペンキで塗装し、日本人立入り禁止にされました。

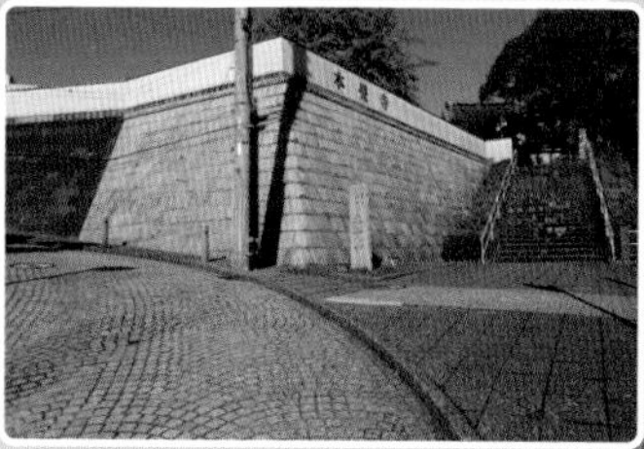

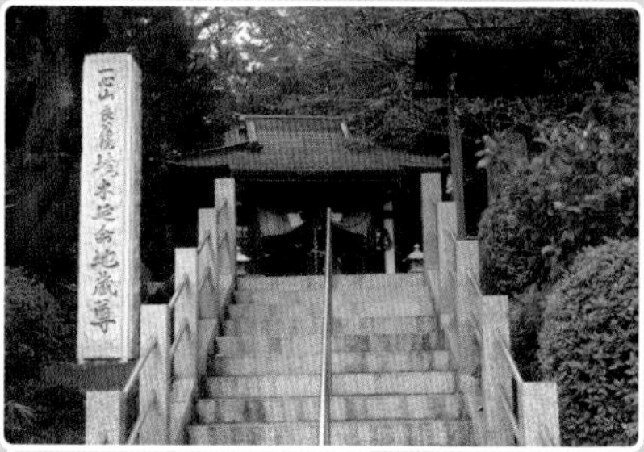

境木地蔵尊

難所である権太坂を上りきったところにある地蔵堂。鎌倉の腰越海岸に流れ着いた地蔵尊が、江戸へ運ばれる途中に、武蔵と相模の国境であるこの地が気に入り留まられたとの伝承。

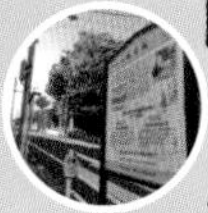

権太坂

保土ケ谷宿

到達日

年

月 日

保土ケ谷宿本陣跡

（苅部本陣）

保土ケ谷宿で最も有力だった苅部家の本陣跡に、通用門が現存。本陣には幕府の役人や参勤交代の大名が宿泊。苅部家は小田原北条氏の家臣苅部豊前守康則の子孫と伝わります。

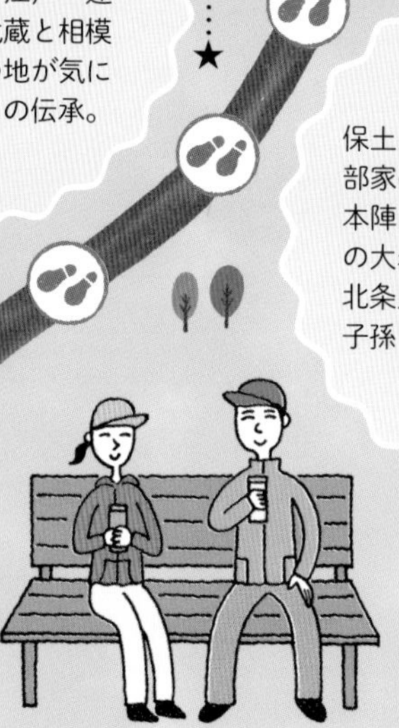

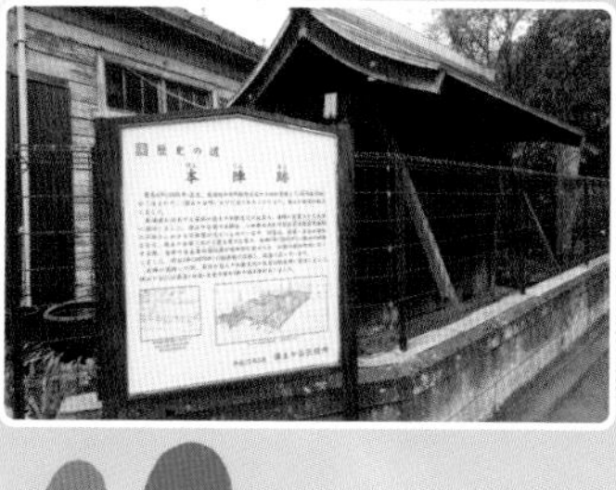

三条大橋

時宗の総本山、遊行寺に寄って
横浜市上柏尾町〜戸塚宿〜藤沢

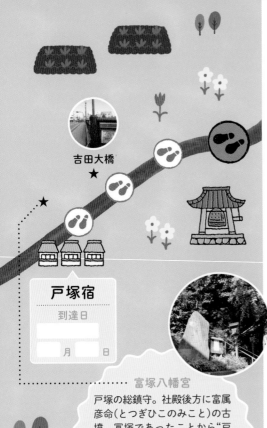

富塚八幡宮

戸塚の総鎮守。社殿後方に富属彦命(とつぎひこのみこと)の古墳、冨塚であったことから“戸塚”の地名の起こりともいわれます。境内には江戸期建立の芭蕉句碑。

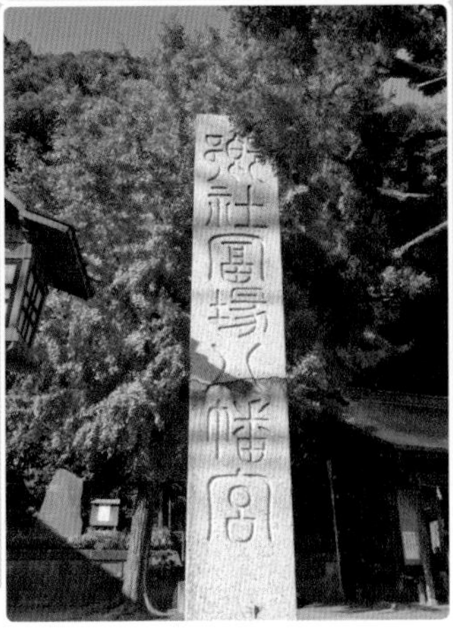

❺ 戸塚宿（とつか）

日本橋から10里半(約42㎞)にあり、七つ(午前4時頃)に江戸を発った旅人の最初の宿泊地になることが多かったようです。東海道の旅人だけでなく、大山や鎌倉方面への参詣客でも賑わっていました。宿場の入口にあたる柏尾川に架かる吉田大橋は、広重の「東海道五十三次之内　戸塚」に描かれている橋です。

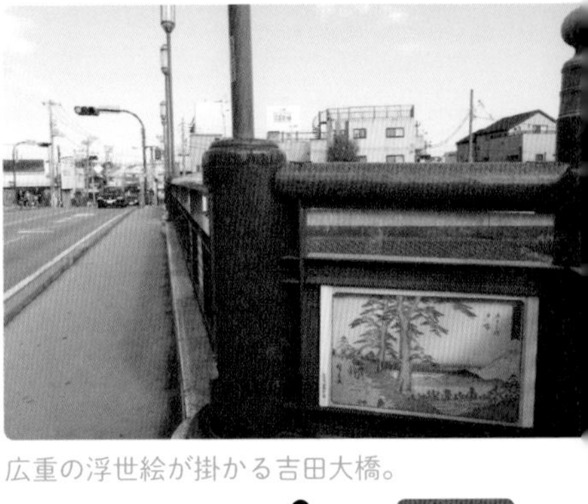

広重の浮世絵が掛かる吉田大橋。

からだナビ

靴下選びは吸水速乾性を重視

長い時間歩くなら、靴下選びも大切です。足はたくさん汗をかくので、ウエアと同じように吸汗速乾性のあるものがベスト。足をホールドして汗を吸収してくれることで、マメや靴擦れ予防にもなります。ウォーキング用の高機能靴下では、着地の衝撃を吸収してくれるクッション性のあるもの、土踏まずのアーチをサポートするものなどいろいろな種類があります。

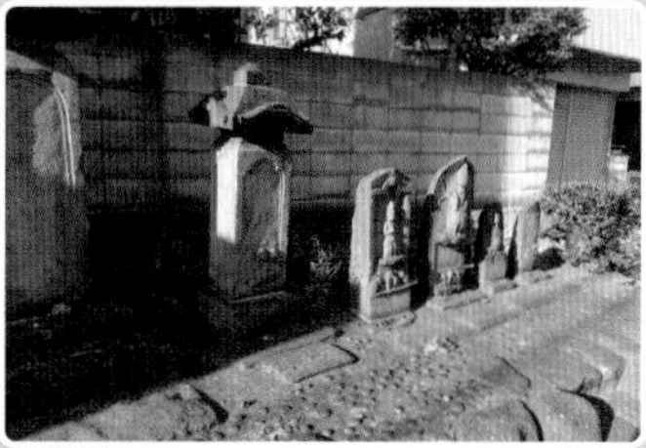

大坂台の庚申塔群

戸塚は石仏が多く見られ、庚申塔群手前から大坂の上りがはじまります。坂を上ると、赤穂事件を題材とした『仮名手本忠臣蔵』の「お軽勘平戸塚山中道行の場」の碑があります。

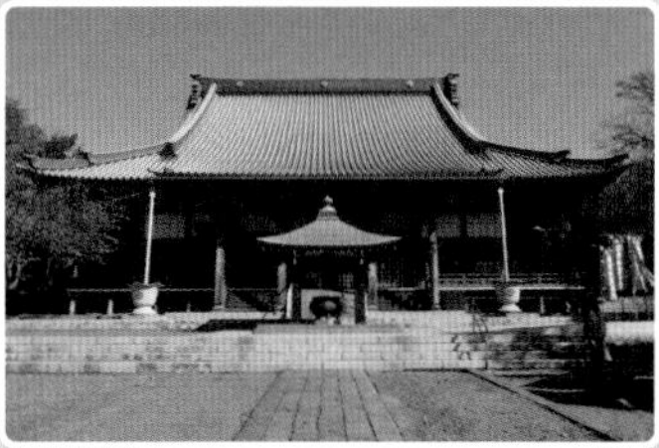

遊行寺(ゆぎょうじ)

時宗総本山。正中2年(1325)に、呑海上人が僧の修行道場として建立。境内には、樹齢500年の大イチョウがそびえ、小栗判官と照手姫の墓がある長生院や数多の史跡があります。

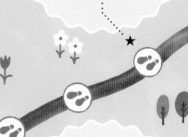

原宿一里塚跡

江戸から11番目の一里塚。当時は松が植わっていて、並木の途切れたところから富士山が望めました。一里塚跡の向かいには、スダジイが茂る浅間神社が鎮座。

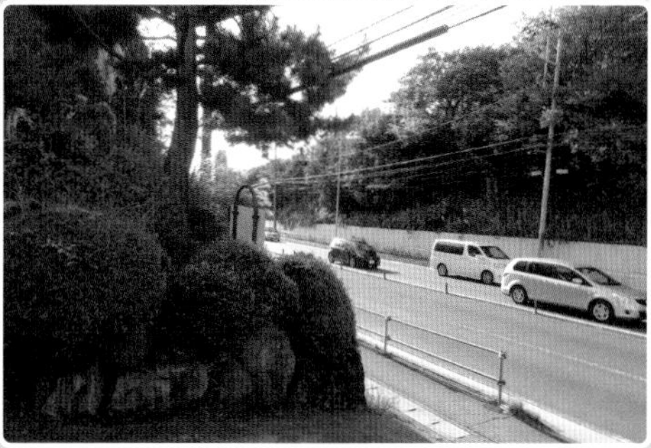

藤沢宿

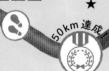

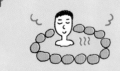

50km達成!

三条大橋

間の宿として賑わった茅ヶ崎
藤沢宿～茅ヶ崎市十間坂

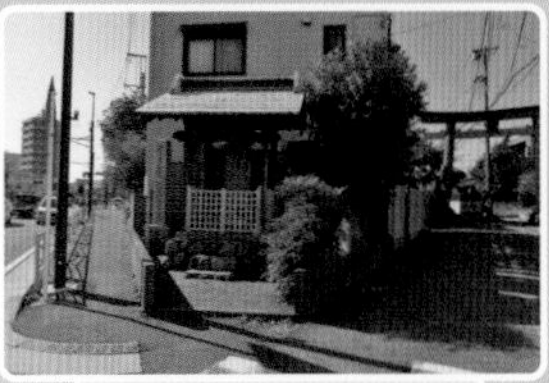

四谷・大山道標

延宝4年(1676)、東海道と大山道の分岐点、四谷追分に建てられた道標。大山参詣で賑わい、多くの茶屋がありました。

藤沢宿

到達日

年 月 日

遊行寺橋

永勝寺

浄土真宗の寺。旅籠「小松屋」主人・小松屋源蔵の墓があり、その周りに39基の飯盛り女の墓石があります。無縁仏扱いをされる当時において、名を刻み手厚く葬られています。

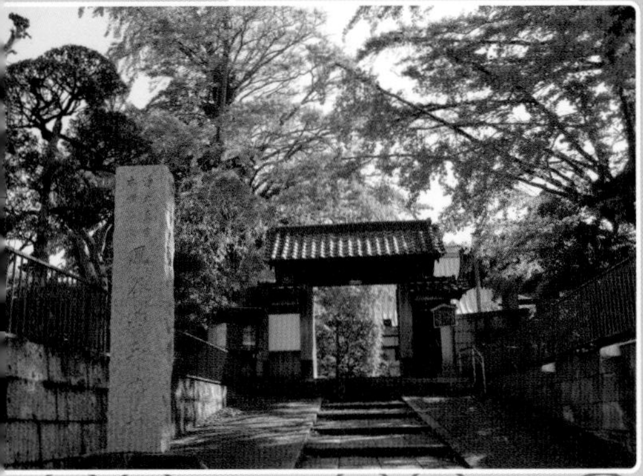

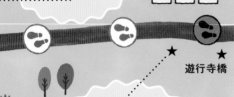

相模湾

⑥ 藤沢宿（ふじさわ）

藤沢は今も昔も変わることなく江の島や鎌倉、大山への参詣の拠点として賑わいました。さらに鎌倉時代末に創建された時宗総本山・遊行寺の門前町としても発展。遊行寺門前の遊行寺橋は大鋸(だいぎり)橋と呼ばれます。橋を渡った右側が旅籠町で、角には高札場がありました。左側に鳥居が立ち、そこから江の島道が始まります。

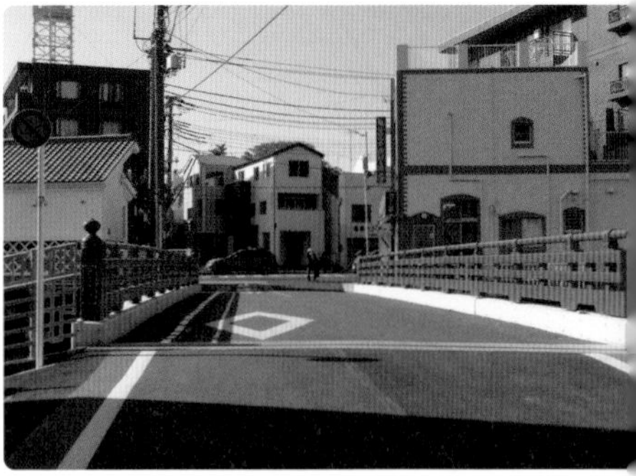

遊行寺橋を渡った辺りが旅籠町。

N

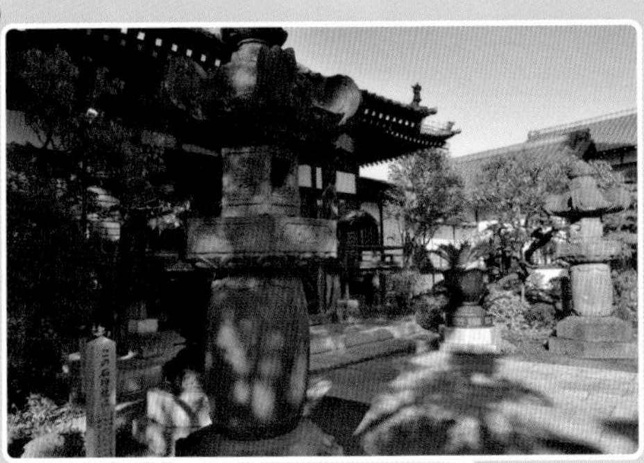

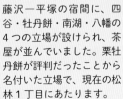

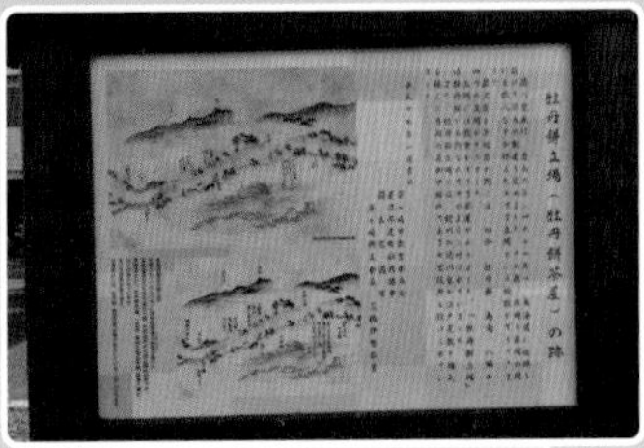

牡丹餅立場跡

藤沢―平塚の宿間に、四谷・牡丹餅・南湖・八幡の4つの立場が設けられ、茶屋が並んでいました。栗牡丹餅が評判だったことから名付いた立場で、現在の松林1丁目にあたります。

海前寺

松並木が美しい東海道(国道1号線)の本村交差点のそばにある、天正19年(1591)創建の曹洞宗の寺。茅ヶ崎村の領主丸毛権之蒸の菩提寺で、境内には道元禅師の像が立ちます。

茅ヶ崎一里塚

日本橋から14番目(約55km)の一里塚で、東西には東海道の松並木が残っています。京に向かって南側が往時のもので、北側は榎を植えたポケットパークになっています。

茅ヶ崎市役所の石灯籠

市役所前庭にある6基の石灯籠は、徳川家菩提寺の上野・寛永寺にあったもの。諸大名が歴代将軍の供養に献上した名石。

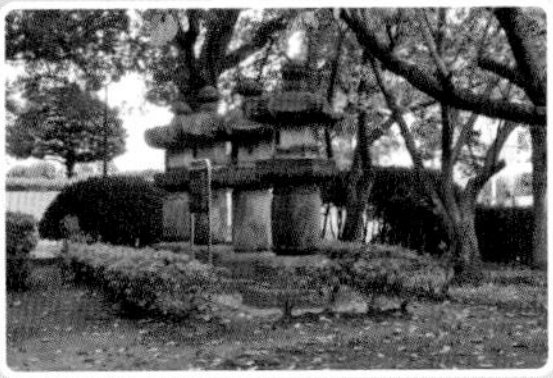

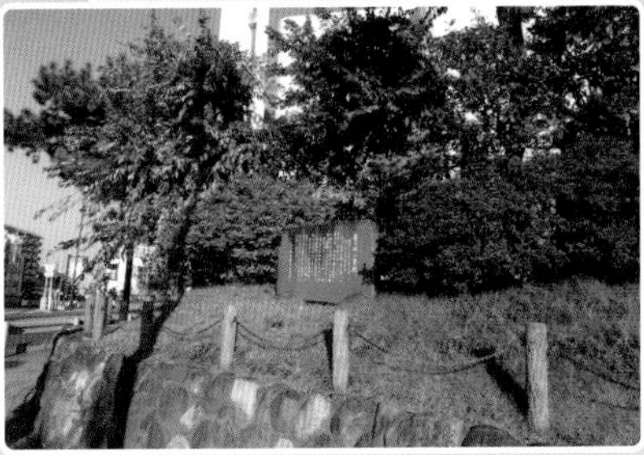

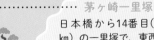

三条大橋

広重が描いた「花水橋と高麗山」
茅ヶ崎市十間坂〜平塚宿〜大磯

⑦ 平塚宿（ひらつか）

平塚は北条氏の城下町として発展、相模川水運の拠点としても中世から栄えました。東海道のほか八王子道や中原往還などが通っており、中原往還は家康がよく使っていた脇街道といわれています。広重の絵にも描かれた高麗山の独特の姿は、今も花水橋から望むことができます。西組問屋場跡の北には平塚の地名の由来となった塚があります。

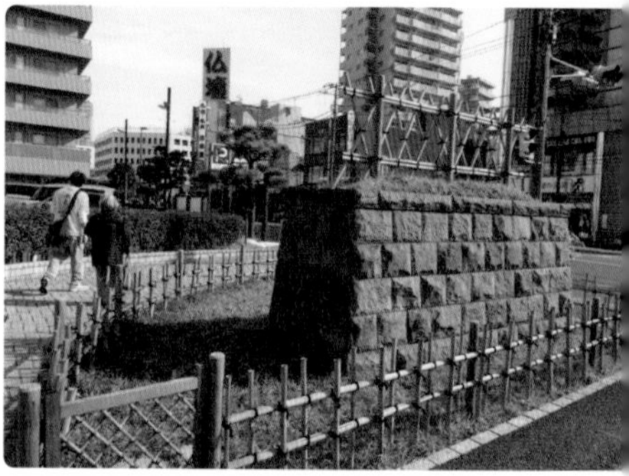

復元された平塚宿の江戸見附跡。

ちょんまげ最中（弘栄堂）

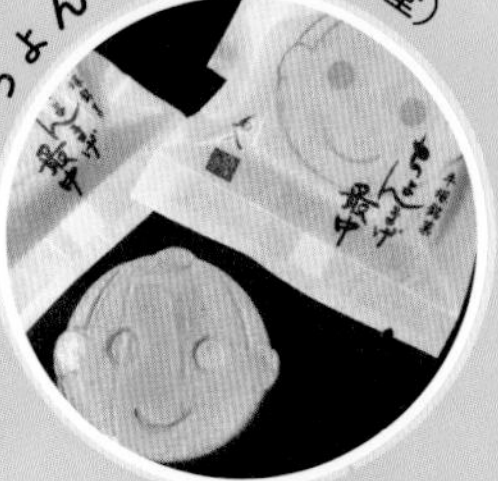

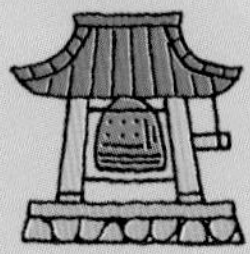

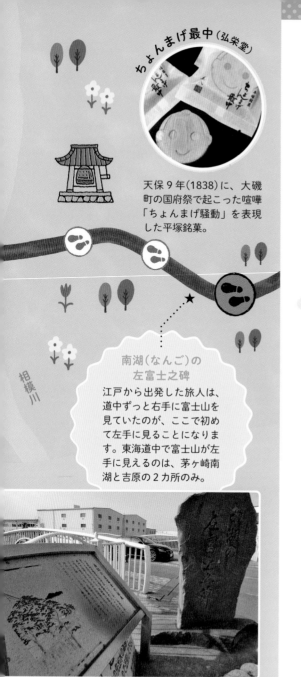

天保９年(1838)に、大磯町の国府祭で起こった喧嘩「ちょんまげ騒動」を表現した平塚銘菓。

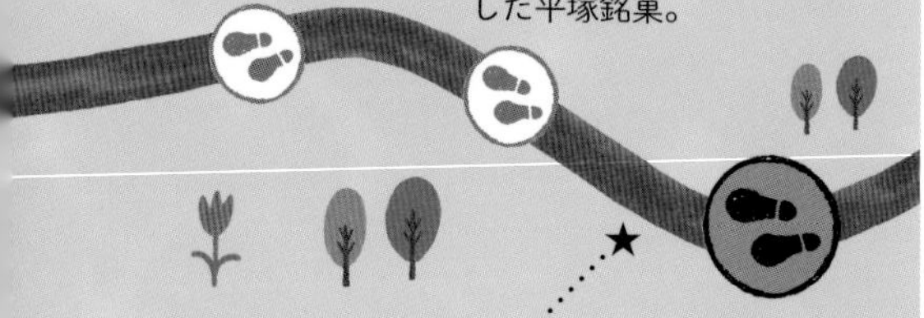

相模川

南湖（なんご）の左富士之碑

江戸から出発した旅人は、道中ずっと右手に富士山を見ていたのが、ここで初めて左手に見ることになります。東海道中で富士山が左手に見えるのは、茅ヶ崎南湖と吉原の２カ所のみ。

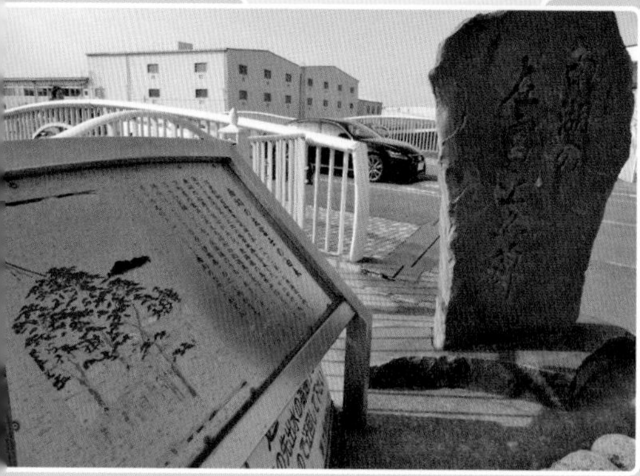

N

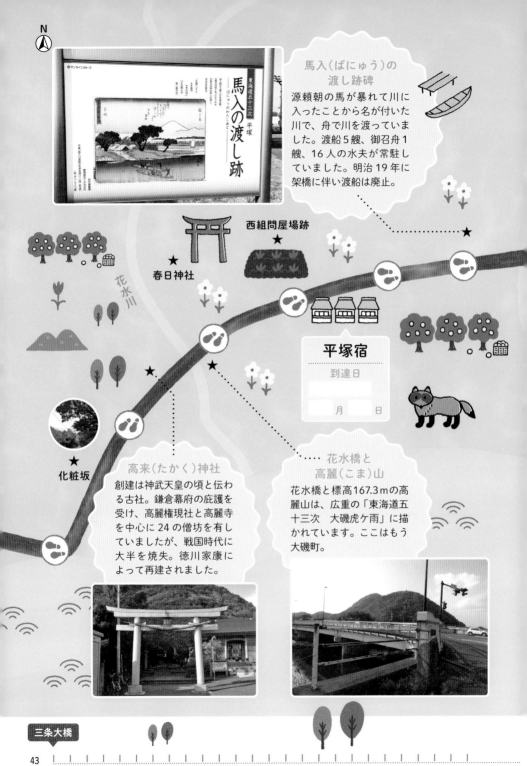

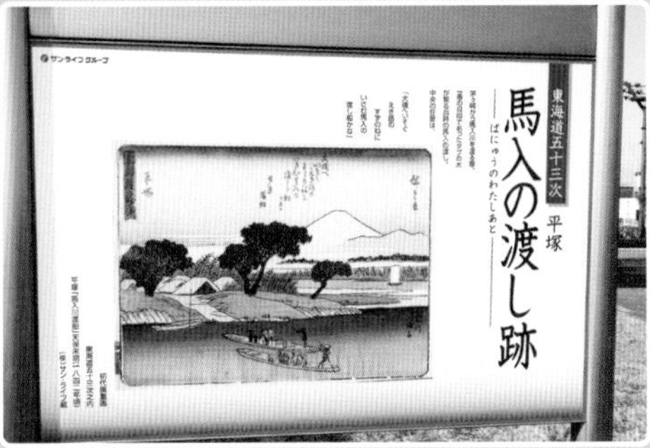

馬入(ばにゅう)の渡し跡碑

源頼朝の馬が暴れて川に入ったことから名が付いた川で、舟で川を渡っていました。渡船5艘、御召舟1艘、16人の水夫が常駐していました。明治19年に架橋に伴い渡船は廃止。

西組問屋場跡

春日神社

花水川

平塚宿

到達日

月　日

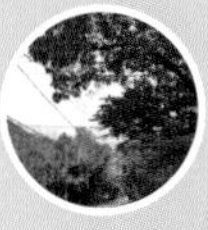

化粧坂

高来(たかく)神社

創建は神武天皇の頃と伝わる古社。鎌倉幕府の庇護を受け、高麗権現社と高麗寺を中心に24の僧坊を有していましたが、戦国時代に大半を焼失。徳川家康によって再建されました。

花水橋と高麗(こま)山

花水橋と標高167.3mの高麗山は、広重の「東海道五十三次　大磯虎ケ雨」に描かれています。ここはもう大磯町。

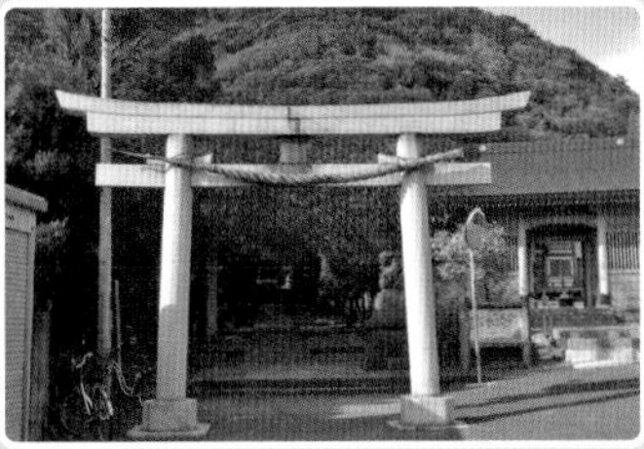

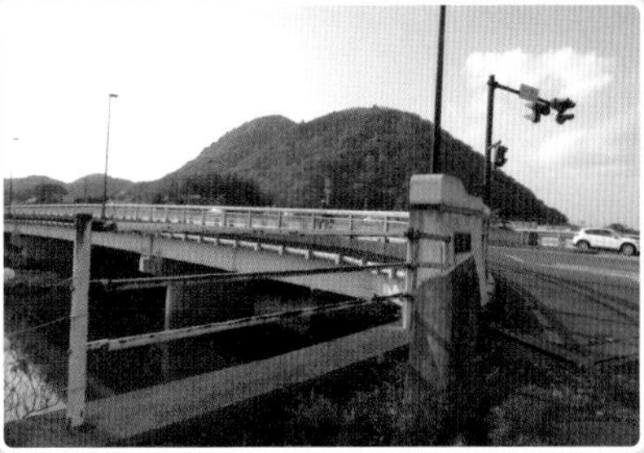

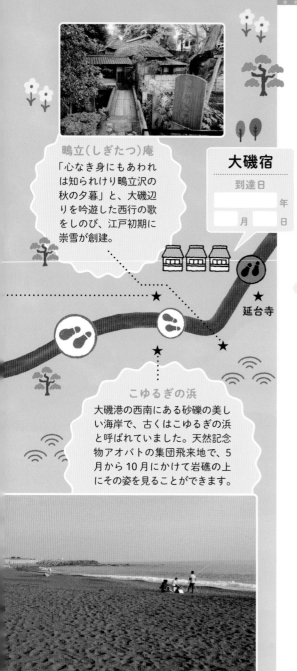

海の香りと松並木の道と
大磯宿〜二宮

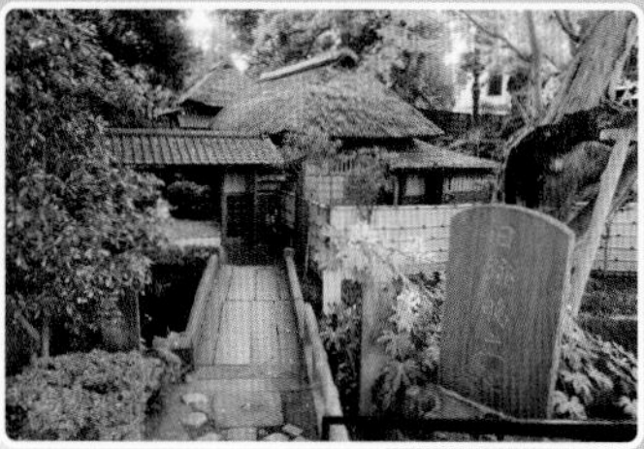

鴫立(しぎたつ)庵

「心なき身にもあわれは知られけり鴫立沢の秋の夕暮」と、大磯辺りを吟遊した西行の歌をしのび、江戸初期に崇雪が創建。

大磯宿

到達日

年　月　日

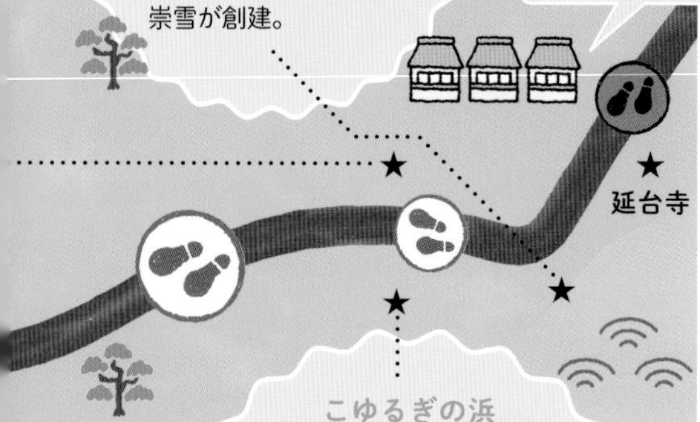

こゆるぎの浜

大磯港の西南にある砂礫の美しい海岸で、古くはこゆるぎの浜と呼ばれていました。天然記念物アオバトの集団飛来地で、5月から10月にかけて岩礁の上にその姿を見ることができます。

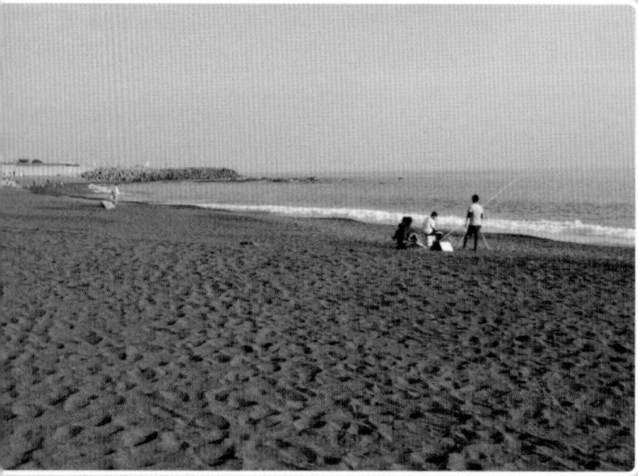

8 大磯宿（おおいそ）

大磯は古代に国府が置かれていた宿場町。明治時代に歴代総理大臣８人が大磯に邸宅を構えていた別荘地として有名。徳川家康が命じて街道に植えられた松並木が、道の両脇に残っているのは大磯だけです。また、仇討ちで有名な曽我兄弟の兄・十郎の恋人虎女が庵を結んだ延台寺があり、境内には大磯宿遊女の墓も残っています。

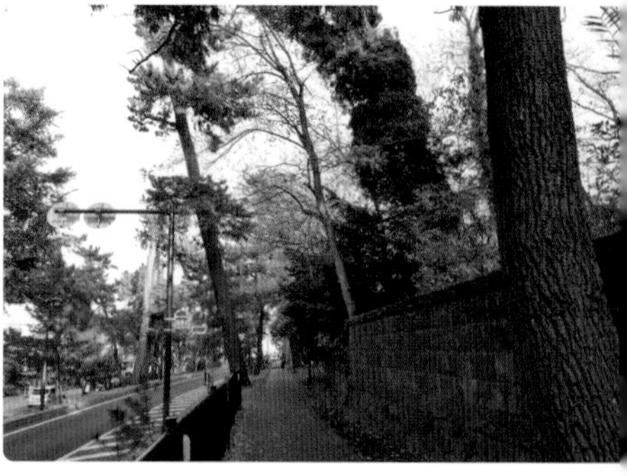

美しい松並木はいまも健在。

からだナビ

靴の履き方❶ かかとを合わせる

どんなに高機能の靴を選んでも、正しい履き方をしなければその効果は得られません。

❶靴ひもやマジックテープを緩めた状態で足を入れます。

❷足首を曲げてかかとを地面にトントンと打ち付けます。そうすることで、靴の衝撃吸収性をもっとも効率的に受けられる位置にかかとが収まります。

❸その状態で靴ひもやマジックテープで足をフィットさせます。

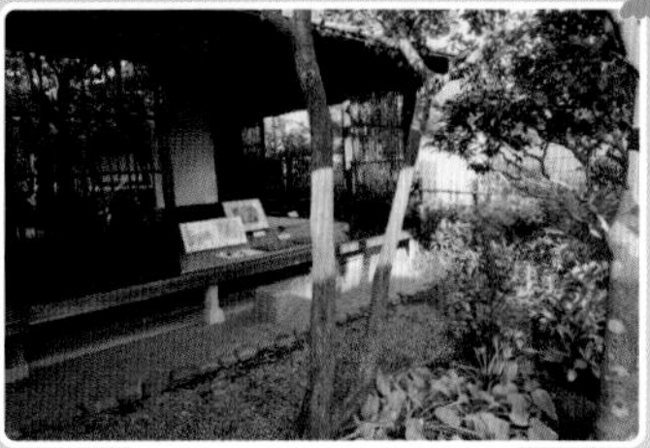

旧島崎藤村邸

島崎藤村が最期を迎えた旧宅「静の草屋」。大正末期に貸別荘として建てられた家を、藤村は昭和16年に借り、その後購入して終の棲家としました。

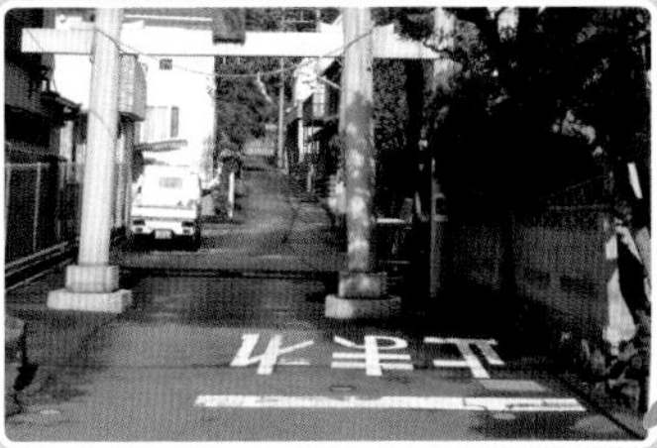

吾妻神社

吾妻山の展望台下に鎮座する古社。日本武尊の妻が、夫の武運を祈り海に身を投げて暴風雨を鎮めた故事による社です。

六所神社

相模国の総社。崇神天皇の御代に創建され、養老2年(718)に現在地に遷座。相模国一宮から四宮までの四社と、平塚八幡を合祀。

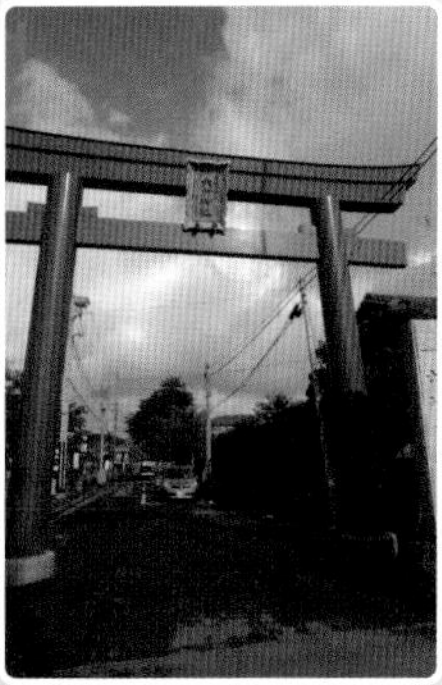

相模湾

西行饅頭・虎子饅頭(新杵)

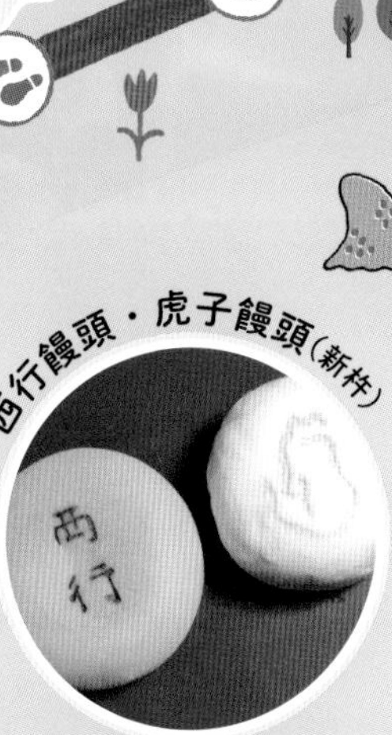

大磯の代表菓子は西行と虎御前にちなんだ西行饅頭と虎子饅頭。

箱根越えの基地、小田原へ

二宮〜小田原宿

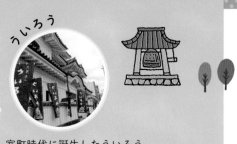

ういろう

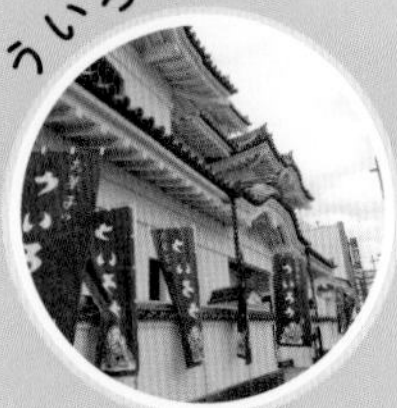

室町時代に誕生したういろうは、もともと外郎(ういろう)家が作る丸薬でした。明治の蔵を利用した外郎博物館が開設されています。

かまぼこ

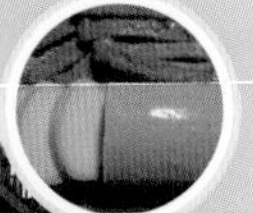

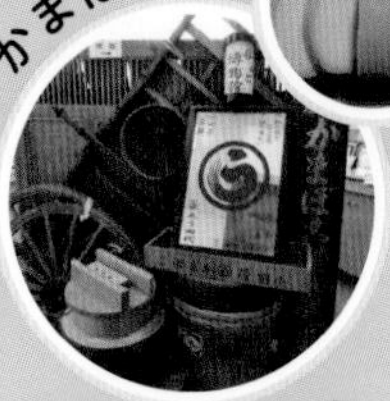

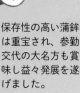

保存性の高い蒲鉾は重宝され、参勤交代の大名方も賞味し益々発展を遂げました。

酒匂川

幕府の政策によって、架橋も渡船も禁止され川越人足による徒渡ししか、酒匂川を渡る方法はありませんでした。川留めになると旅人は、付近の農家を借りたり野宿をしたりして川明けを待ちました。

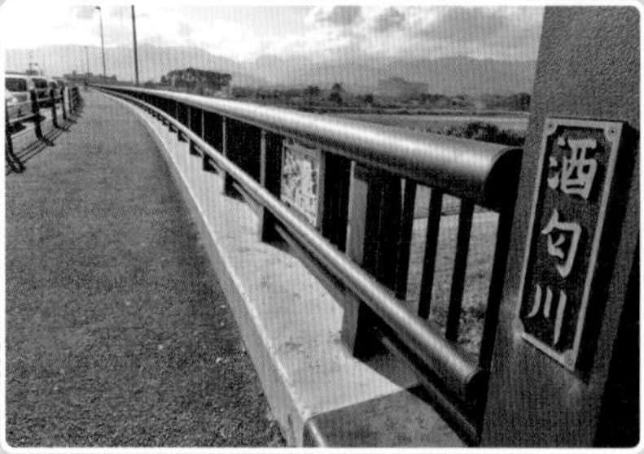

⑨ 小田原宿（おだわら）

日本橋から約 20 里(約 80㎞)、小田原は戦国武将北条氏が 5 代 100 年にわたって統治した城下町です。東は酒匂(さかわ)川の徒歩(かち)での渡し、西は東海道一の難所、箱根が控えており、東海道屈指の宿場町として発展しました。箱根越えの基地として宿泊者は当然多く、常時 90 軒前後の旅籠、さらに本陣 4 軒、脇本陣 4 軒という数で東海道随一。

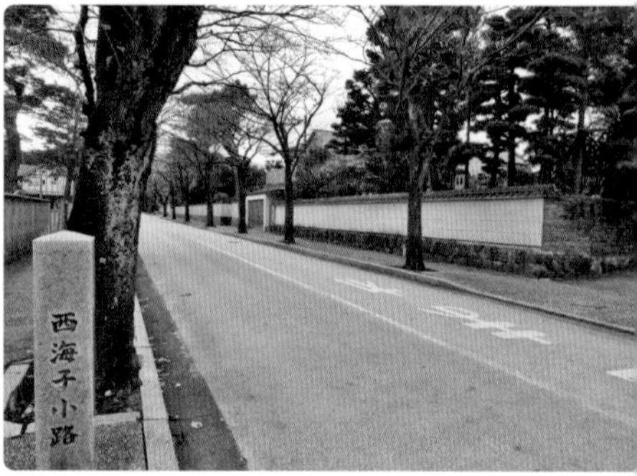

中堅藩士の屋敷が並んでいた西海子(さいかち)。

N

酒匂川

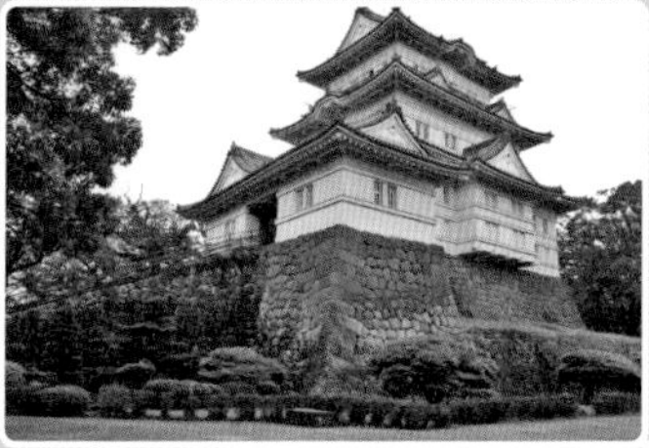

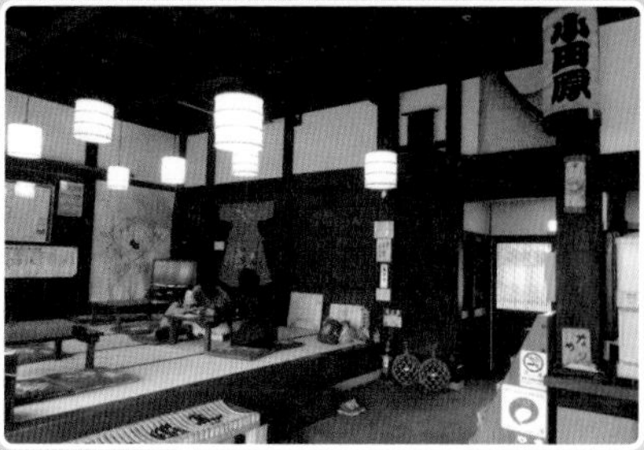

小田原城址公園

1500年頃に北条氏の居城となって以来、関東支配の中心拠点となり、難攻不落の中世城郭に発展。威風堂々たる天守閣は、昭和35年に外観復元され、武具や古文書を展示。

小田原宿 なりわい交流館

昭和7年再建の元網問屋の無料休憩所。典型的な商家の造りで、昔の旅籠の風情を醸し出しています。交流館手前が町年寄も務めていた清水金左衛門本陣跡。

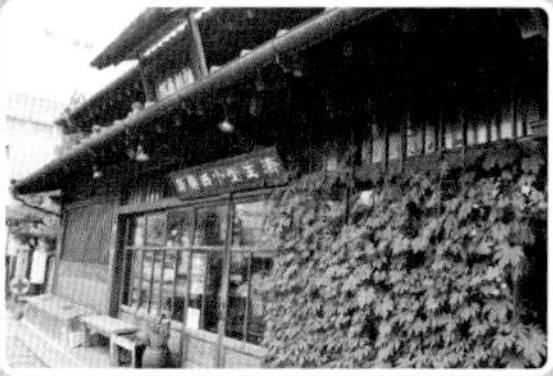

小西薬局

寛永10年(1633)創業の老舗薬局。江戸時代より使われていた百味簞笥や乳鉢や秤などを展示。

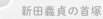

新田義貞の首塚

延元3年(1338年)越前で討死にした義貞の首を、家臣が上野国に届ける途中病にかかりこの地に埋葬しました。

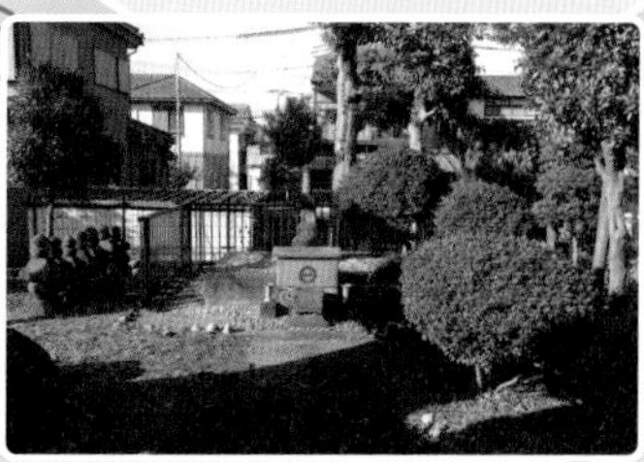

小田原宿

到達日

月　　日

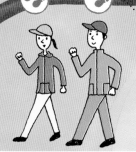

今も難所、箱根八里の峠越え

小田原〜箱根宿

⑩ 箱根宿（はこね）

箱根の山は天下の嶮。三枚橋から箱根峠まで、傾斜がきつい東坂を登り詰め、芦ノ湖から富士を望みます。箱根には関所があり「入り鉄砲出女」（150ページ参照）を取り締まるはずが、入り鉄砲検査は行わず、大名の妻子が国許へ逃亡する出女を監視。宿場は関所を挟んで続き、成立は慶長6年（1601）の宿駅制より17年遅れて設置されました。

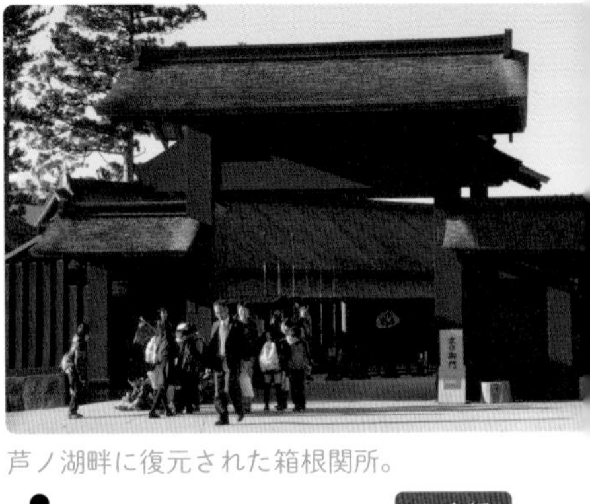

芦ノ湖畔に復元された箱根関所。

寄木細工

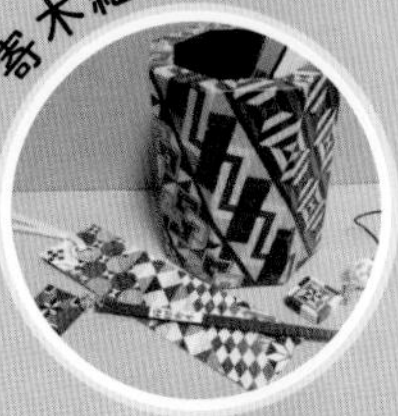

箱根山系が育んだ樹木を活かし、色味の違う木材を組み合わせた寄木細工が土産として評判になりました。

三枚橋

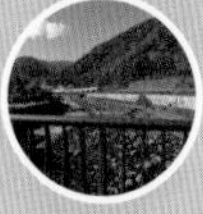

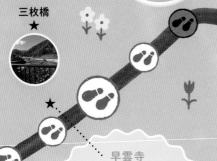

早雲寺

北条氏の菩提寺で、大永元年（1521）北条氏綱が父・早雲の遺言により創建。境内にある梵鐘は元徳2年（1330）の鋳造で、天正18年（1590）豊臣秀吉の石垣山一夜城の遺物。

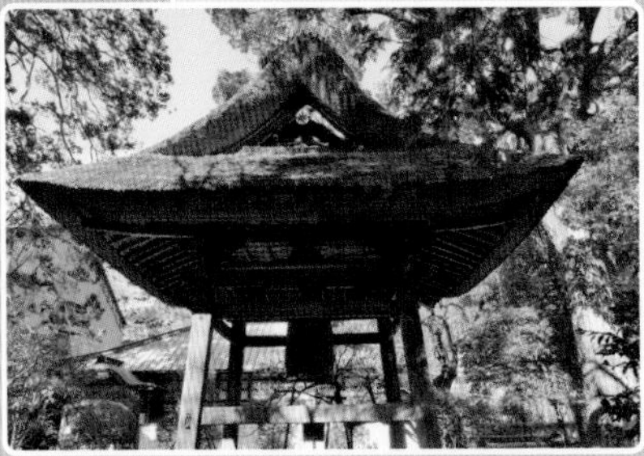

力餅と甘酒（甘酒茶屋）

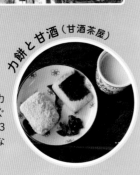

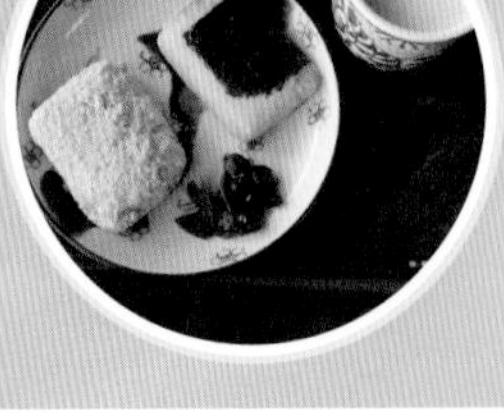

備長炭で焼いた力餅は、いそべ・うぐいす・黒ごまの3種。米麹の自然な甘さの甘酒と。

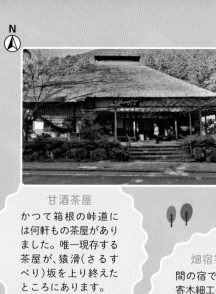

甘酒茶屋

かつて箱根の峠道には何軒もの茶屋がありました。唯一現存する茶屋が、猿滑(さるすべり)坂を上り終えたところにあります。

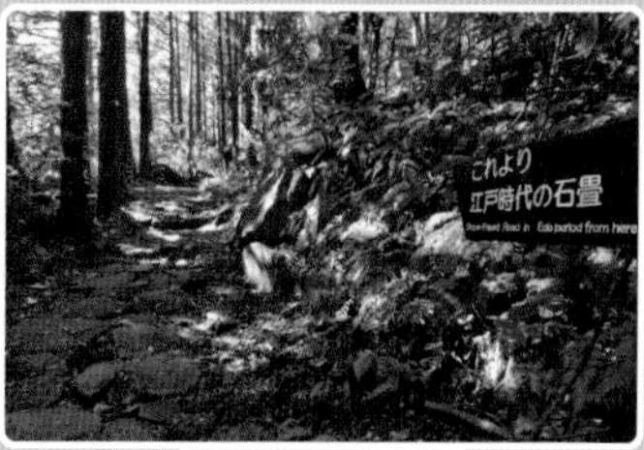

江戸時代からの石畳

東海道開通時「脛まで泥に浸かる悪路」だった箱根の峠道に、幕府が石を敷き舗装。沢に架かる木橋や石畳が往時のまま残ります。

畑宿寄木会館

間の宿である畑宿は、寄木細工の里。箱根の伝統工芸である寄木細工を展示、即売。コースターを作る体験も。

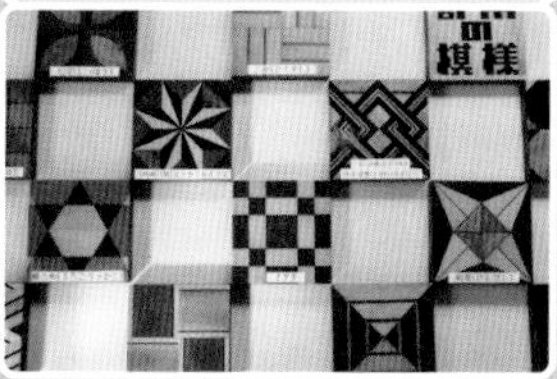

見晴し茶屋付近

街道の難所、七曲りを登りきった高台にあり、相模湾や箱根連山が望めます。江戸時代には甘酒をふるまう茶屋として賑わい、旅人の憩いの場でした。

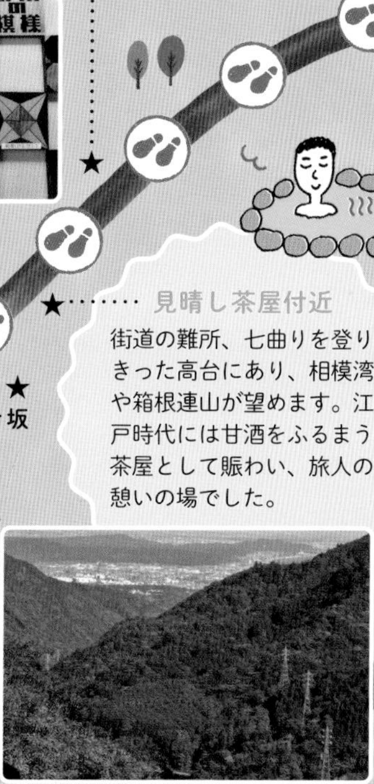

N

100km 達成！

かきのき坂

芦ノ湖

旧街道杉並木

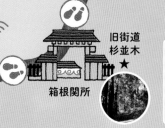

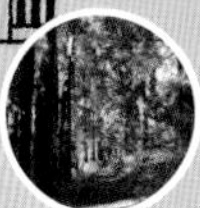

箱根関所

箱根宿

到達日

月　日

Memo

ウォーキングであなたが気になったことをメモしておきましょう。
体の不調やウォーキングでの痛みなどを書き留めておくとよいでしょう。
食事のことなどをメモしておくのもよいかもしれません。

月　日

月　日

月　日

月　日

月　日

月　日

月　日

月　日

月　日

月　日

月　日

月　日

月　日

月　日

月　日

月　日

\\ column 1 //

江戸時代の歩き方

江戸時代の人と現代人、歩き方の違い

主な移動手段は歩くことだった江戸時代。人々は1日にどれくらいの距離を移動していたのでしょうか。一般的には1日あたり10里(約40km)といわれていますが、実際には34kmほどだったという研究もあります。いずれにしても、かなりの距離を歩いていたことは間違いありません。当時は「お伊勢参り」がはやりで、江戸時代後期、文政13年(1830)には半年間で500万人に近い参詣者(当時の国人口は約3000万人)が伊勢神宮を目指し、男性はほぼフルマラソンの距離を毎日歩いていたと考えられます。

江戸時代の人の歩き方は「和式歩行」でした。前に出した足を推進力にする歩き方で、上体をあまり動かさず腕を振らず、つま先から着地しやや前傾姿勢。出した足に力を入れて身体を引き寄せるような歩き方です。一方、現代人は蹴り出しで推進力を得る「洋式歩行」。腕を振り、足の動きに合わせて骨盤も連携して動き、かかと着地です。和装で履物は草鞋という装備ではダイナミックな歩き方は難しいため、江戸時代の人にとって和式歩行が合理的な歩き方でした。

草鞋は歩きにくそうですが、鼻緒から伸びた縄ひもを足首に結ぶためかかとと台座が固定されます。容易に脱げないため長距離歩行に適していました。40〜50kmで履きつぶし、茶屋や宿場などで新しい草鞋を購入していました。

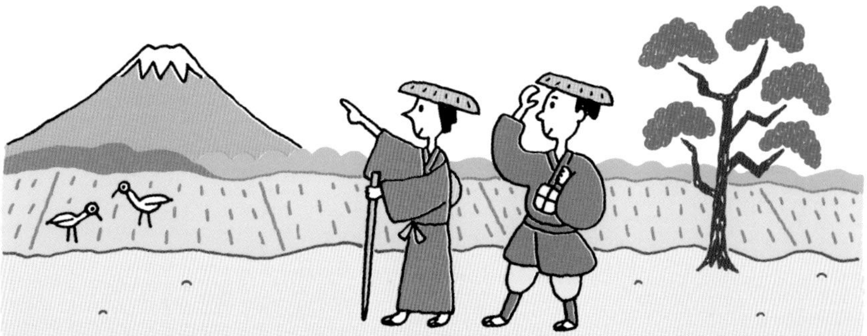

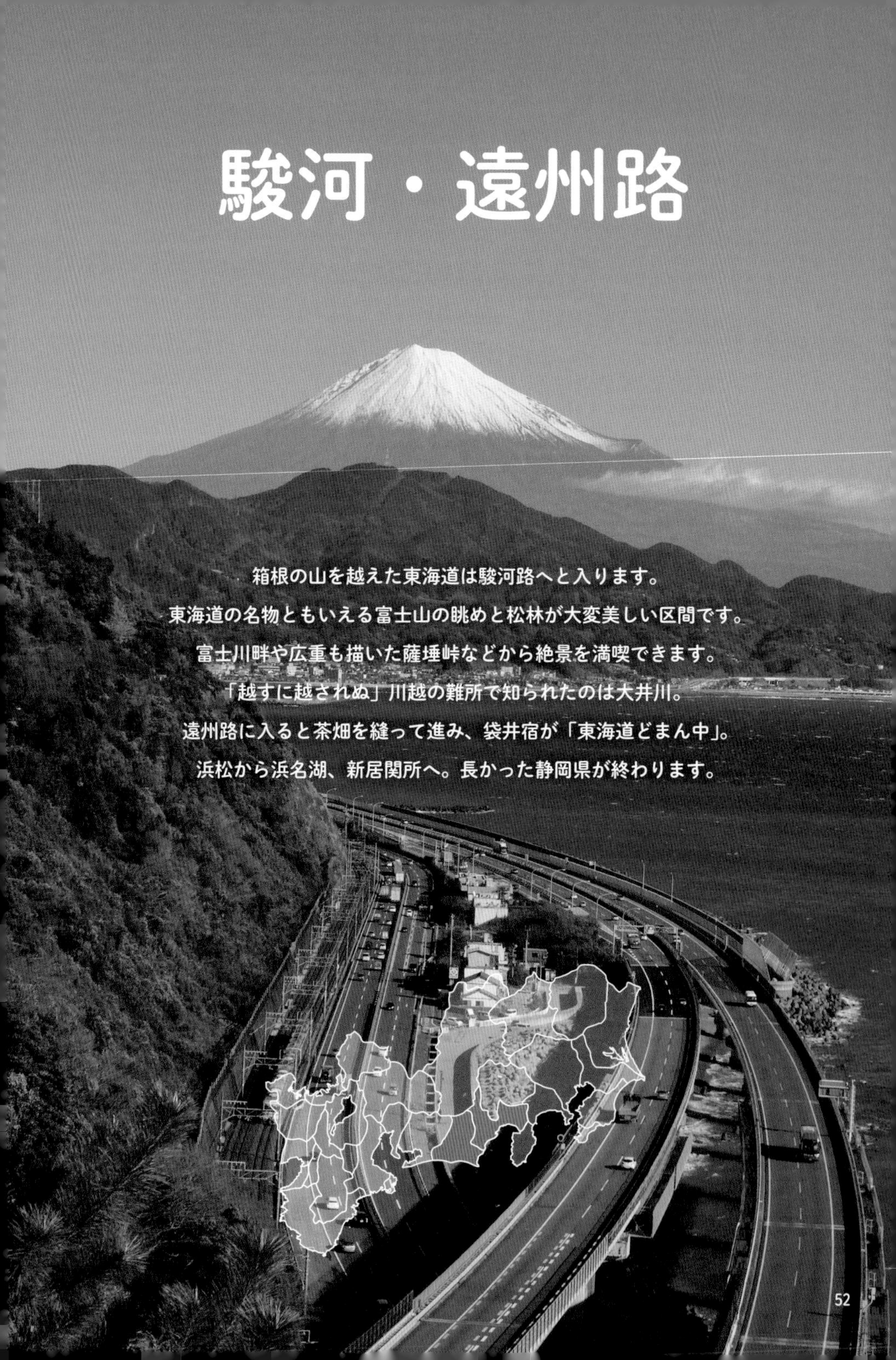

駿河・遠州路

箱根の山を越えた東海道は駿河路へと入ります。
東海道の名物ともいえる富士山の眺めと松林が大変美しい区間です。
富士川畔や広重も描いた薩埵峠などから絶景を満喫できます。
「越すに越されぬ」川越の難所で知られたのは大井川。
遠州路に入ると茶畑を縫って進み、袋井宿が「東海道どまん中」。
浜松から浜名湖、新居関所へ。長かった静岡県が終わります。

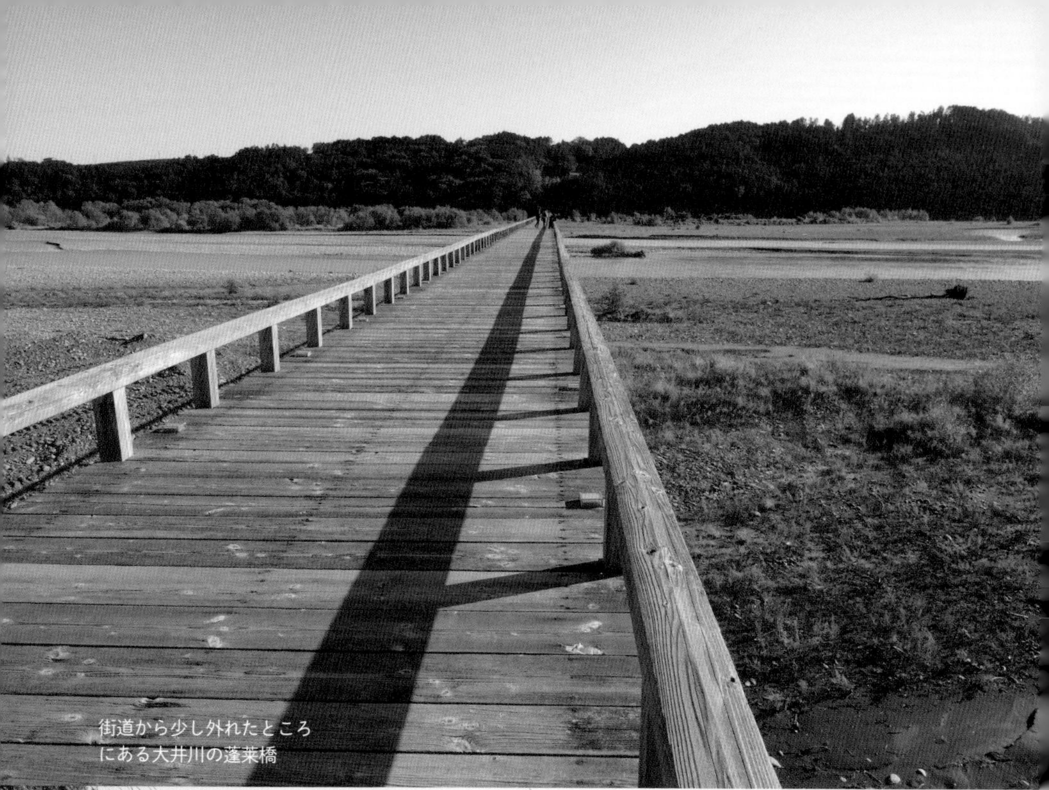

街道から少し外れたところ
にある大井川の蓬莱橋

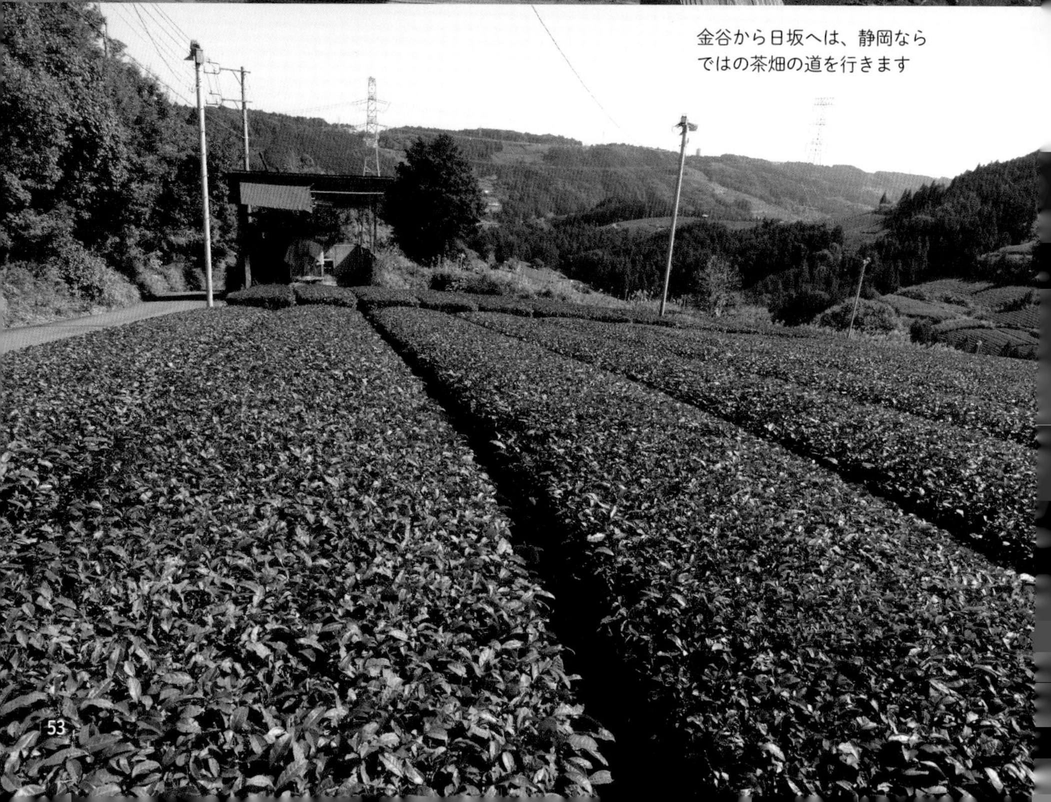

金谷から日坂へは、静岡なら
ではの茶畑の道を行きます

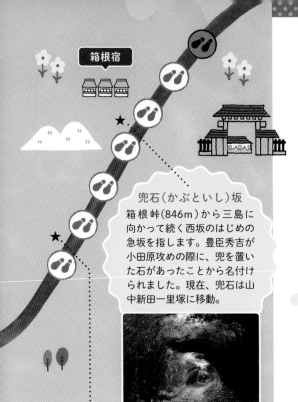

箱根〜三島宿

箱根西坂を下って三島宿へ

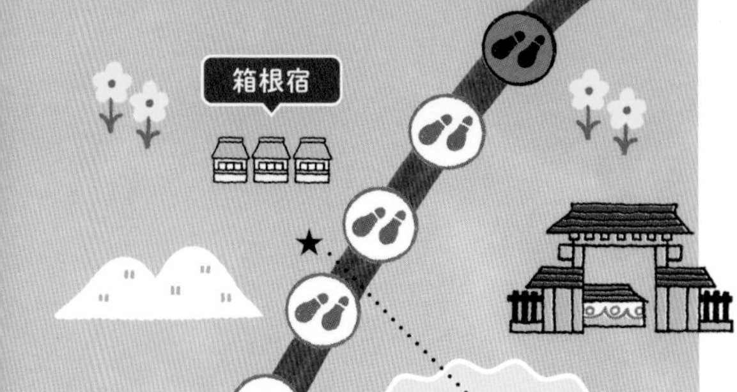

兜石（かぶといし）坂

箱根峠(846m)から三島に向かって続く西坂のはじめの急坂を指します。豊臣秀吉が小田原攻めの際に、兜を置いた石があったことから名付けられました。現在、兜石は山中新田一里塚に移動。

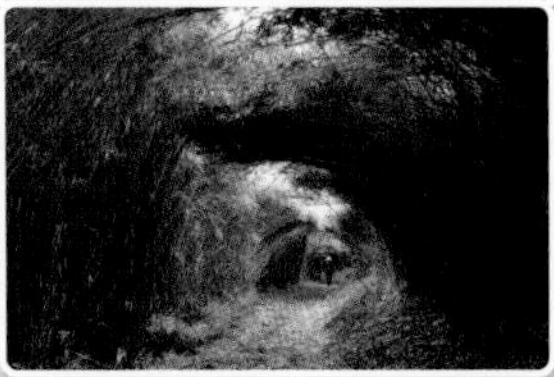

山中城跡

永禄年間（1558 〜 70）に北条氏康が築城した山城。天正 18 年(1590)に秀吉の軍勢に攻められ半日ほどで落城。北条流築城といわれる障子堀、畝堀が残っています。

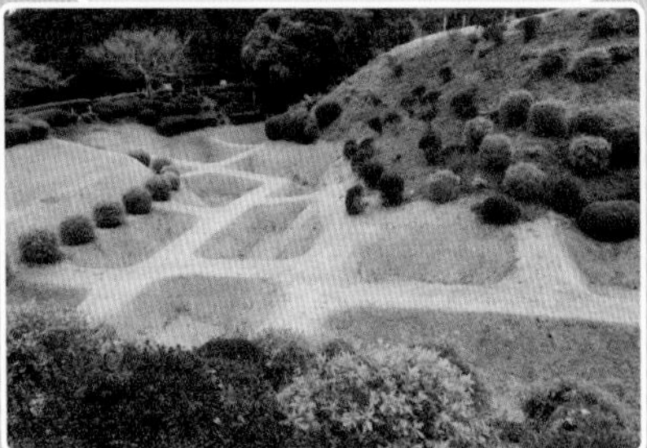

⑪ 三島宿（みしま）

三島は古くから伊豆国一宮三嶋大社の門前町として、天下の険・箱根峠を東に控える宿場的として大いに賑わいました。三嶋大社は源頼朝が深く崇敬し、源氏再興の百日祈願でも知られます。「富士の白雪ァノーエ」の「ノーエ（農兵）節」も有名です。地理的にも、東海道と南北を結ぶ下田街道・甲州道との交差する位置にあります。

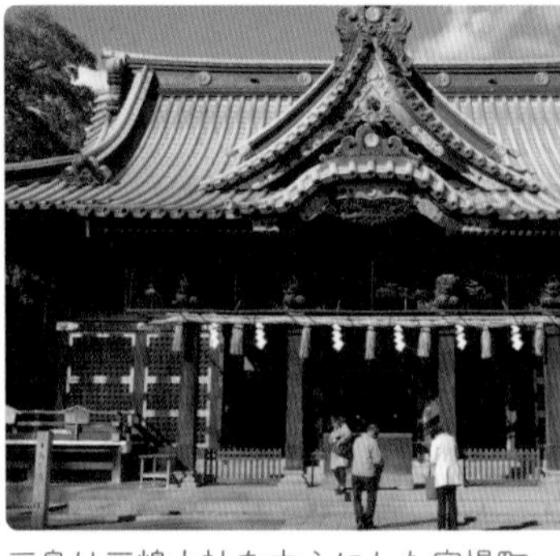
三島は三嶋大社を中心にした宿場町。

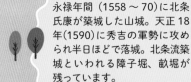

日本橋

N

からだナビ

靴の履き方❷ 靴ひもの結び方

靴ひもには、靴と足を固定する役割があります。結び方のポイントを紹介します。

❶靴にかかとを合わせたら（「からだナビ」P45参照）、つま先から順に靴ひもをフィットさせるように締めます。

❷足首で結ぶときは、締めすぎないように注意。靴にかかとを合わせるときのように、足首を曲げて結ぶと、動きやすい状態でしっかりと固定されます。

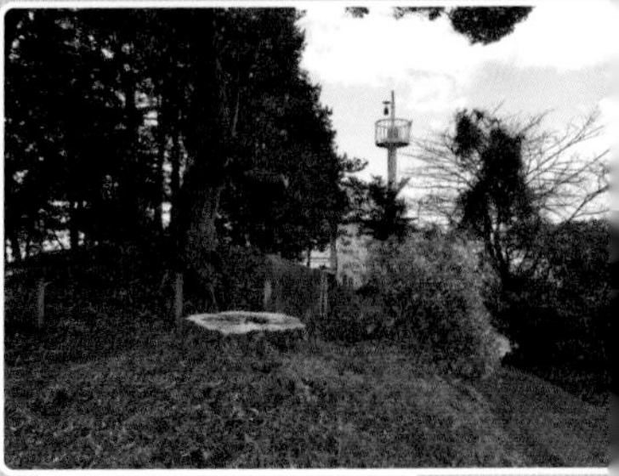

笹原一里塚

日本橋から 27 番目の一里塚。現在は椎の木ですが、幕末には松が植わっていました。箱根山に多い小竹が生い茂る場所でしたが、畑を開墾し箱根西麓三島野菜を栽培定着させました。

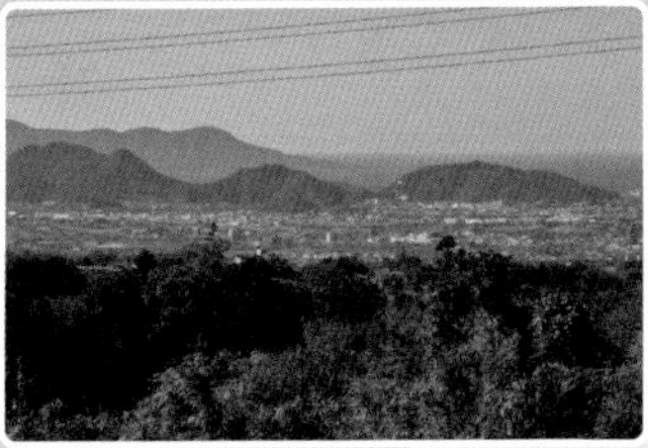

下長坂

箱根西坂で最も急な坂道で、通称こわめし坂。背負った生米が、この坂を行くと汗でこわめしになったというほど難儀する勾配でした。

三嶋大社

三島宿

到達日

年　月　日

新町橋

錦田一里塚

東海道に4カ所しかない国指定の一里塚。初音ヶ原の松並木を入ったところにあり鈴木宗忠の揮毫による箱根八里記念碑があります。

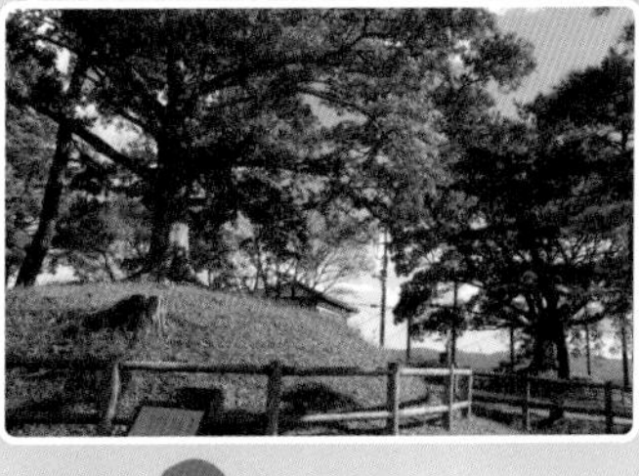

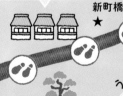

うなぎ

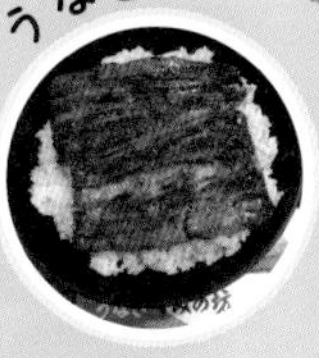

富士山の伏流水でさらし、生臭さや泥臭さを消した三島の鰻は定評があります。

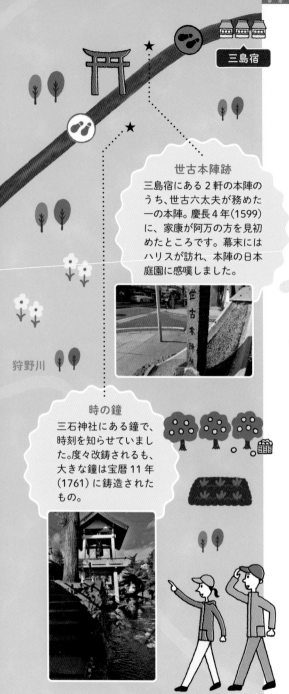

駿河路のはじまり
三島〜沼津宿

三島宿

世古本陣跡

三島宿にある2軒の本陣のうち、世古六太夫が務めた一の本陣。慶長4年(1599)に、家康が阿万の方を見初めたところです。幕末にはハリスが訪れ、本陣の日本庭園に感嘆しました。

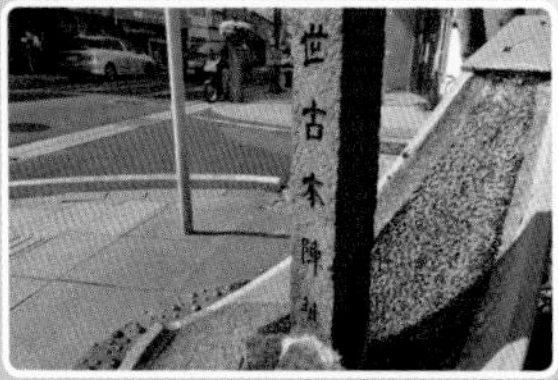

狩野川

時の鐘

三石神社にある鐘で、時刻を知らせていました。度々改鋳されるも、大きな鐘は宝暦11年(1761)に鋳造されたもの。

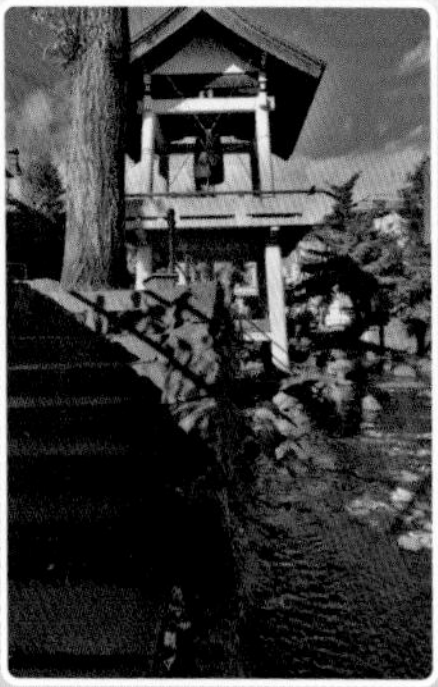

⑫ 沼津宿（ぬまづ）

狩野川河口から田子の浦にかけて広がる千本松原越しに富士山を望む、美しい城下町です。武田信玄の子・勝頼が築いた三枚橋城の城下町で、東海道が開通した当初は三枚橋宿といいました。沼津宿と改まったのは元禄期で、川廓(かわぐるわ)通りから14町(1.5㎞)の宿場です。広重が「沼津黄昏図」に描いた橋は、貉(むじな)川の三枚橋にあたります。

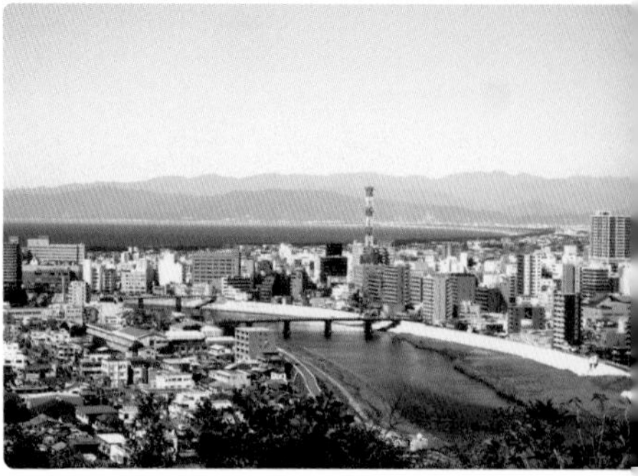

東海道はほぼ狩野川に併行しています。

日本橋

からだナビ

靴底でわかる自分の歩き方

靴底の減り方で自分の歩き癖がわかります。歩くときはかかとのやや外側から着地し、親指の付け根で蹴り出すので、左右ともこの場所がバランスよく減っていれば大きな問題はありません。減り方が左右非対称、外側だけ、かかとだけという場合は姿勢が悪かったり、体重移動がうまくできていないことも。専門医、シューフィッターに相談してみてもよいでしょう。

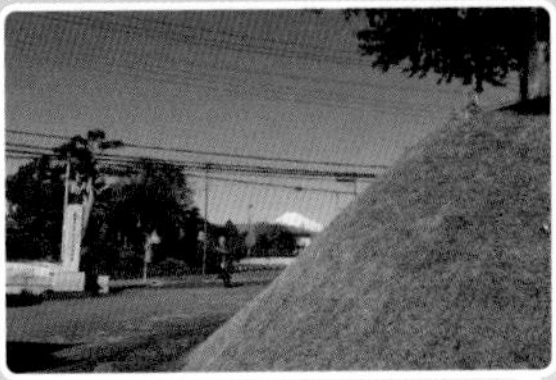

伏見一里塚

日本橋から29番目の一里塚。宝池寺前に復元されています。沼津方面に向かって右側の玉井(ぎょくせい)寺境内にも塚が残っています。

黄瀬川

沼津宿

到達日

年 月 日

あじの干物

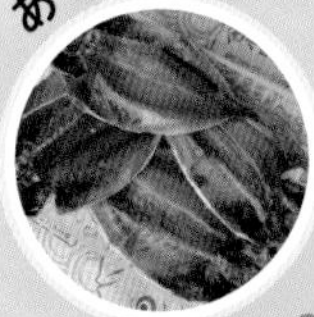

沼津はあじの干物生産量全国一。江戸時代には鰹漁も盛んでした。

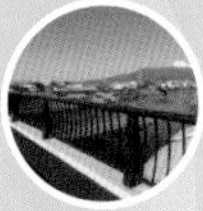

黄瀬川橋

八幡神社の頼朝と義経の対面石

治承4年(1180)、源頼朝が弟義経と対面し、腰掛けた石。そのとき兄弟再会の記念に、頼朝は御殿の西側にねじり柿を植えたと伝わります。

乗運寺

京都知恩院の末寺。乗運寺開基は増誉上人。晩年を沼津で過ごした若山牧水の墓があります。

駿河湾

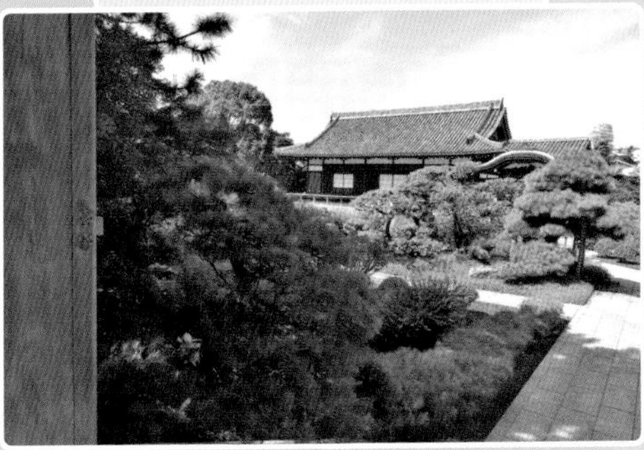

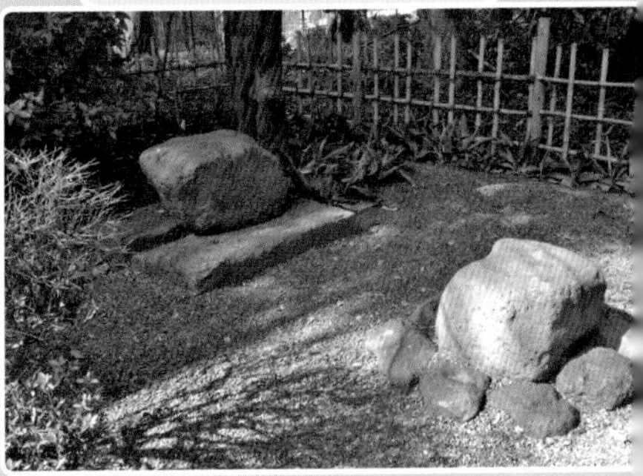

ここからは富士山が旅の友に

沼津〜原宿〜沼津市一本松

⑬ 原宿（はら）

「駿河には過ぎたるものが二つあり、富士のお山に原の白隠」と謳われるように、原宿は名僧白隠の古里。白隠は、諸国行脚の修行の後松蔭寺住職になり、東海道を往来する大名も禅師に会いに訪れました。また、東海道随一の名園帯笑園は、松葉蘭や桜草などを収集した庭で、公家や大名、円山応挙やシーボルトも立ち寄り観賞しました。

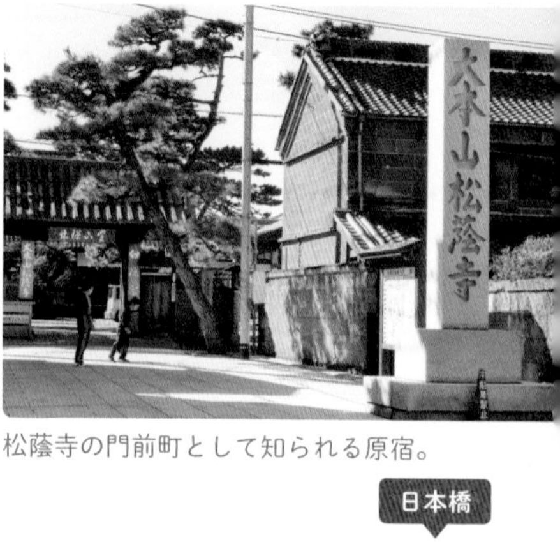

松蔭寺の門前町として知られる原宿。

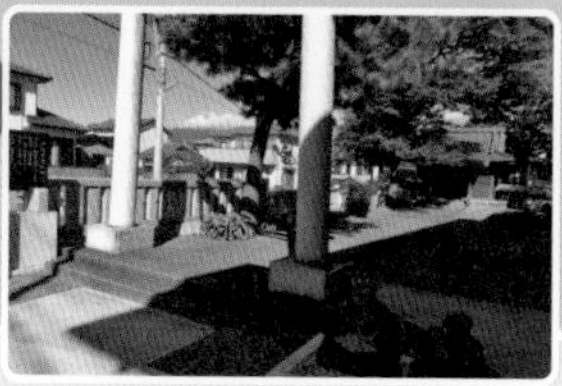

東木戸跡の神明宮

宿場の入口である東木戸跡。神明宮の境内には塞ノ神が祀られています。

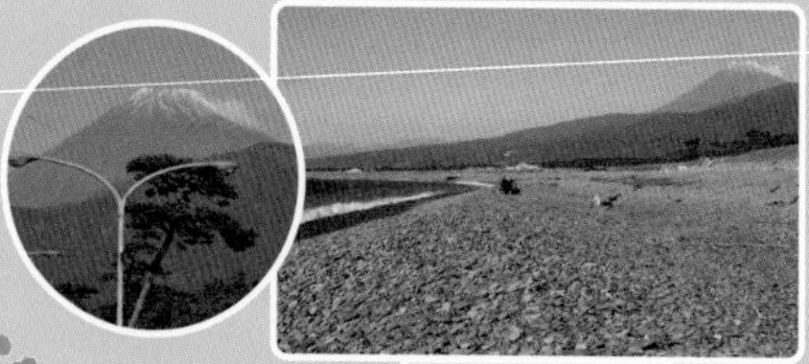

千本松原

乗運寺の増誉上人が植えたと伝わる松は、天正8年(1580)武田と北条の戦の折に乱伐。松林の再生を願った増誉上人の遺志を継ぎ村人が植樹。

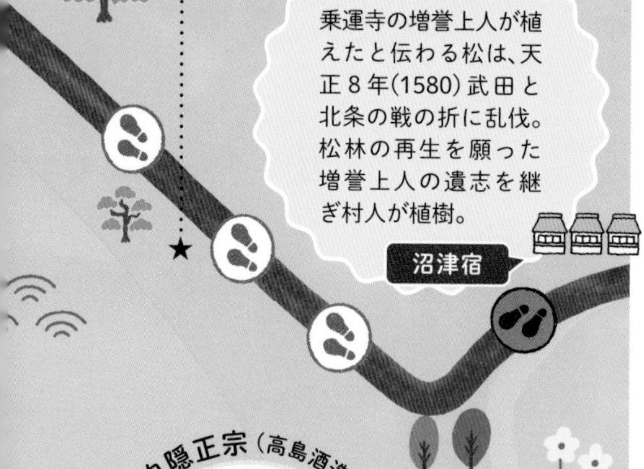

白隠正宗（高島酒造）

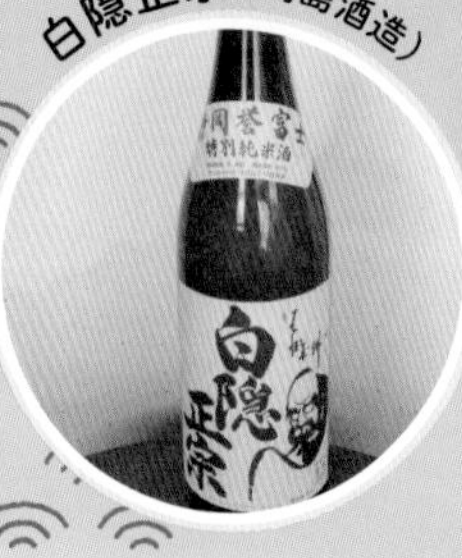

白隠の禅画と山岡鉄舟命名の「白隠正宗」の看板を掲げる高嶋酒造。喉越し淡麗の美酒です。

日本橋

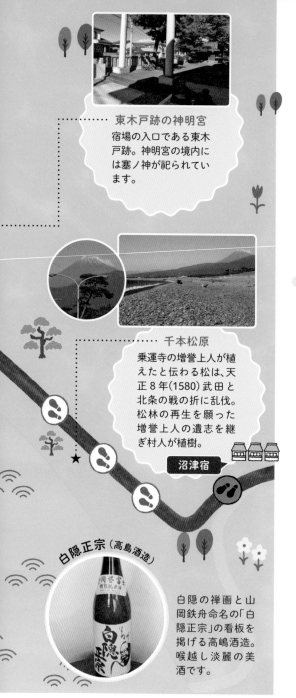

N

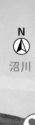

沼川

原宿

到達日

月　日

長興寺

臨済宗の寺。白隠を訪ねて来る修行僧の宿坊として使われていました。沼川沿いに白隠桜の美しい並木。

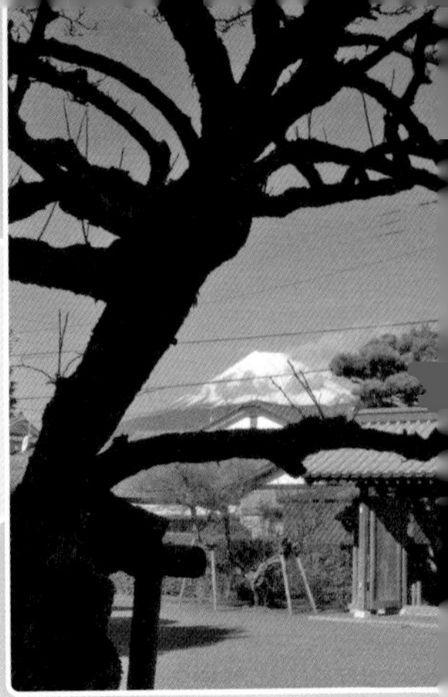

原一里塚跡

日本橋から 11 番目の一里塚。吹き上げの一里塚とも呼ばれます。往時は松が植わっていましたが、明治 9 年(1876)に里程標の杭に代わり一里塚は撤廃されてしまいました。

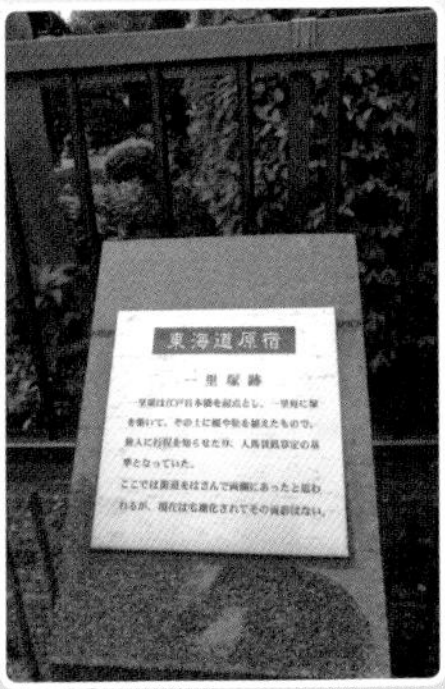

帯笑園

徳源寺

北条時宗の護国寺として開かれ、源頼朝が富士の巻狩りの際に陣屋を敷いたところです。

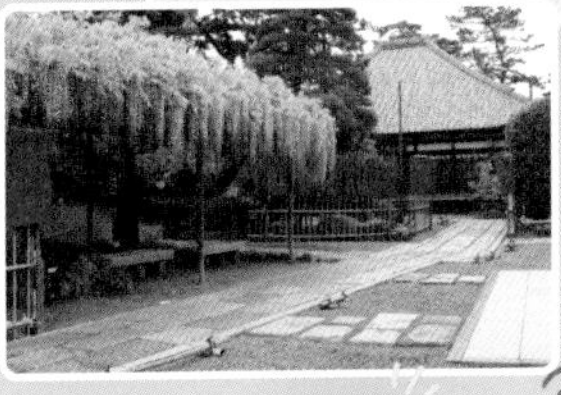

駿河湾

白隠禅師産湯の跡

白隠は貞享 2 年(1685)原宿に生まれ、松蔭寺で得度。味噌屋だった白隠の母方の生家跡に白隠禅師産湯の井戸があります。

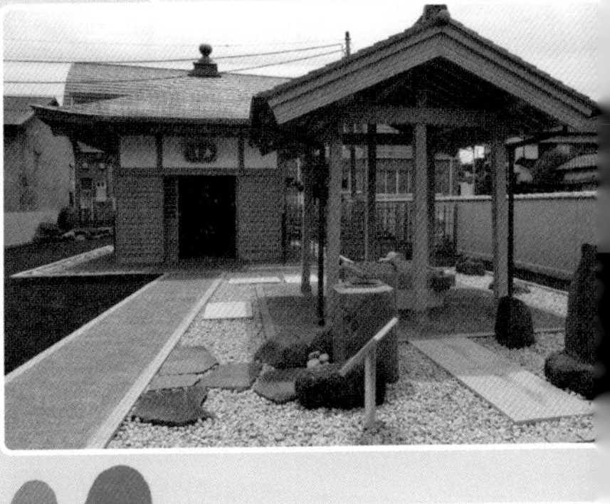

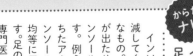

からだナビ

インソールで足の変形を補正

インソールは歩行の負荷を軽減してくれる「くすり」のようなもの。歩きにくかったり痛みが出たりするようであれば、インソールを使うのもおすすめです。例えば偏平足であれば、落ちたアーチを補正するようなインソールで、立ったときに足に均等に圧がかかるように保ちます。足の形は人それぞれなので、専門医のアドバイスを受けるのがよいでしょう。

田子の浦から望む絶景の富士
沼津市一本松〜吉原宿

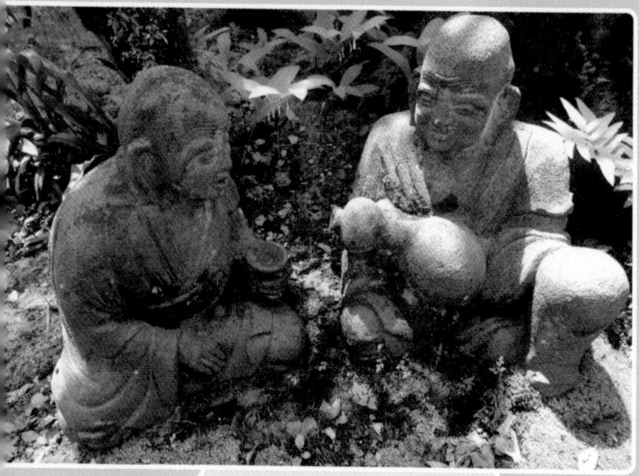

大通(だいつう)寺

紹外舜隆和尚が開いた曹洞宗の寺。幕末、徳川藩士が寺子屋を開き、明治6年に初学舎と命名。スルガ銀行の初代頭取岡野喜太郎も学びました。境内には氏の碑文があります。

間の宿・柏原本陣跡

柏原には大きな立場があり、間の宿と呼ばれました。浮島沼で獲れるうなぎが名物となり、茶屋本陣は賑わいました。

駿河湾

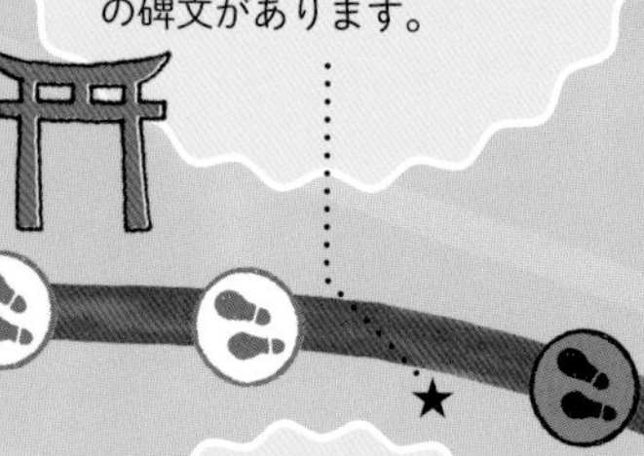

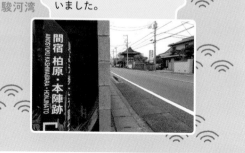

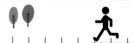

⑭ 吉原宿（よしわら）

吉原から仰ぐ富士山は素晴らしく、左右の優美な稜線が他の山に遮られることなく裾野までのびています。この宿場は天災に遭い、2度も所替えをしています。宿場時代の唯一の名残は、天和2年（1682）創業の鯛屋旅館。清水次郎長の常宿でした。その先の平家越橋は、源平合戦で水鳥の飛び立つ羽音に驚いて、平家の大軍が敗走した伝承の地。

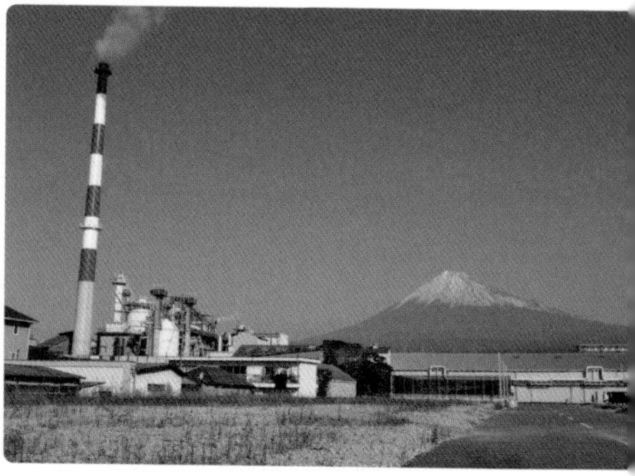

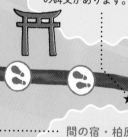

吉原名物は何といっても
雄大な富士の眺め。

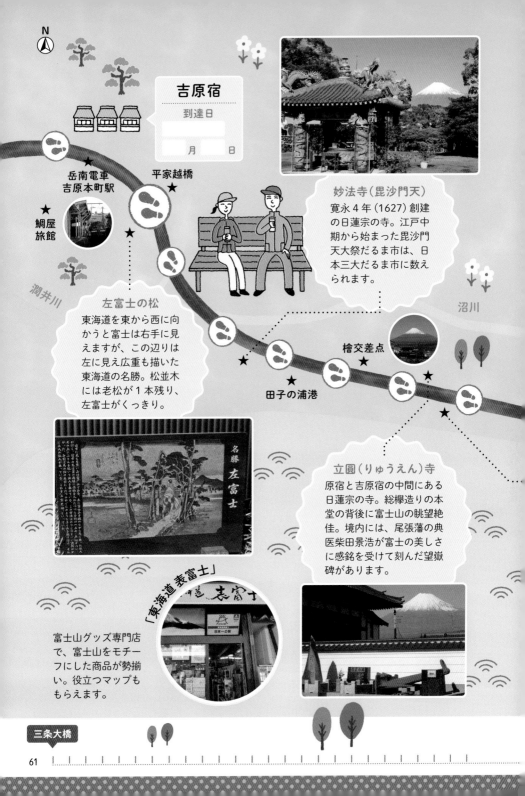

N

吉原宿

到達日

月　日

岳南電車
吉原本町駅

鯛屋
旅館

平家越橋

潤井川

沼川

妙法寺（毘沙門天）

寛永４年（1627）創建の日蓮宗の寺。江戸中期から始まった毘沙門天大祭だるま市は、日本三大だるま市に数えられます。

左富士の松

東海道を東から西に向かうと富士は右手に見えますが、この辺りは左に見え広重も描いた東海道の名勝。松並木には老松が１本残り、左富士がくっきり。

檜交差点

田子の浦港

立圓（りゅうえん）寺

原宿と吉原宿の中間にある日蓮宗の寺。総欅造りの本堂の背後に富士山の眺望絶佳。境内には、尾張藩の典医柴田景浩が富士の美しさに感銘を受けて刻んだ望嶽碑があります。

「東海道表富士」

富士山グッズ専門店で、富士山をモチーフにした商品が勢揃い。役立つマップももらえます。

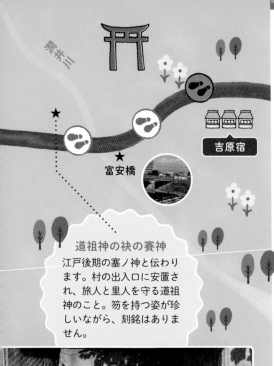

富士を仰ぎながら富士川を渡る
吉原〜蒲原宿

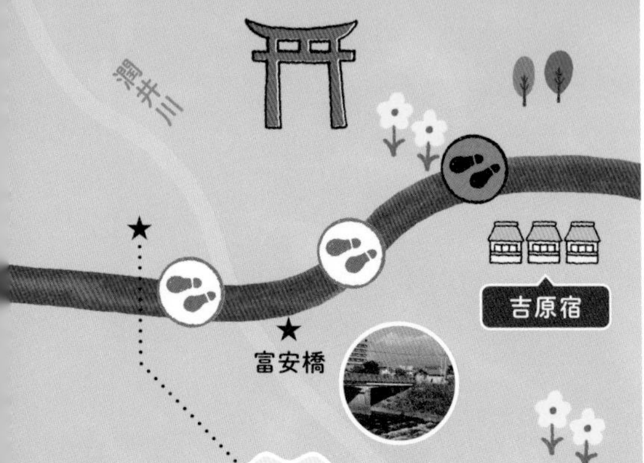

道祖神の袂の賽神

江戸後期の塞ノ神と伝わります。村の出入口に安置され、旅人と里人を守る道祖神のこと。笏を持つ姿が珍しいながら、刻銘はありません。

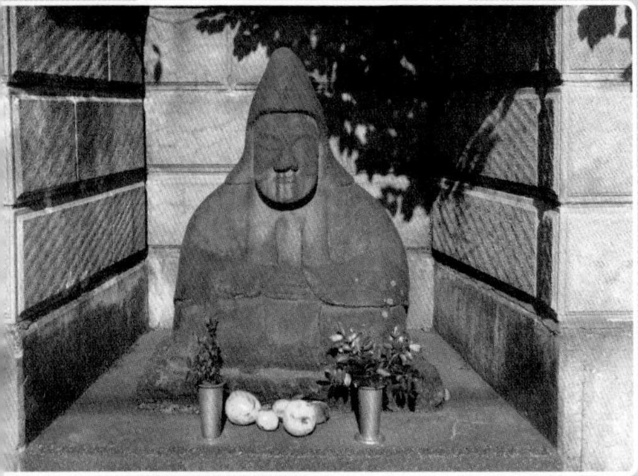

栗粉餅（ツル家菓子店）

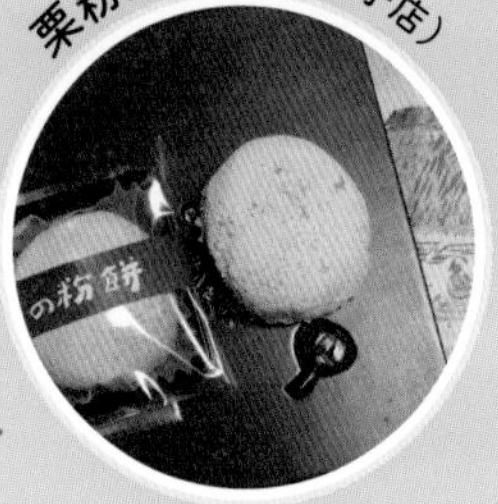

栗の粉を餅にかけた栗の粉餅は一里塚の茶店の名物でした。それをツル家菓子店が再現。

駿河湾

⑮ 蒲原宿（かんばら）

富士川は舟運により甲信地方と東海道を結ぶ大動脈でした。「下り米、上り塩」といわれ、岩淵に揚がった甲州年貢米が陸路で蒲原へ運ばれ、海路で江尻から江戸へ運搬される輸送の中継基地でした。今なお江戸期のままの道幅です。東木戸の跡近くには、代々名主兼問屋職を務めた渡邊家（木屋江戸資料館）があり、天保時代の土蔵が現存しています。

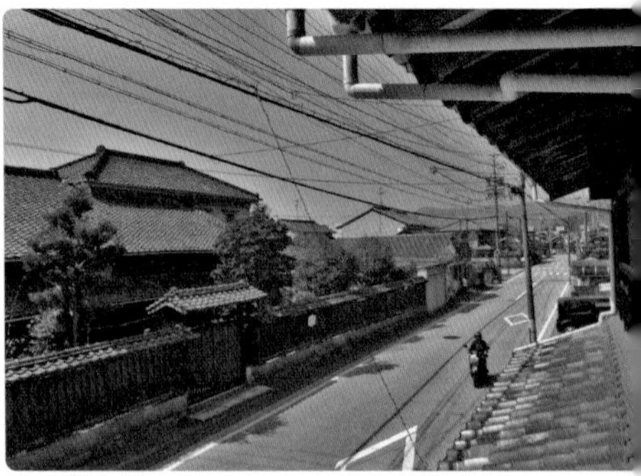
御殿山を背後にした塗り家造り。

N

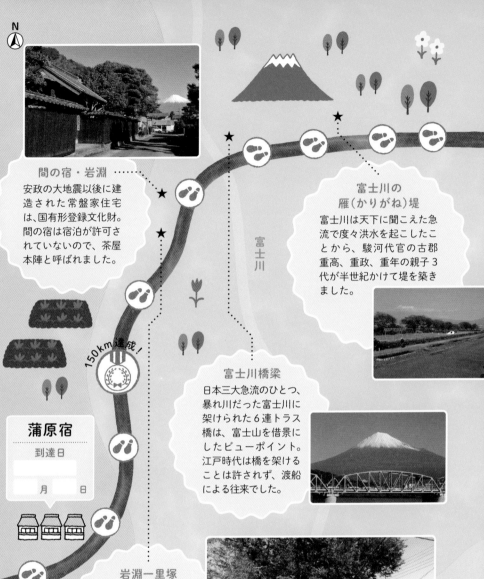

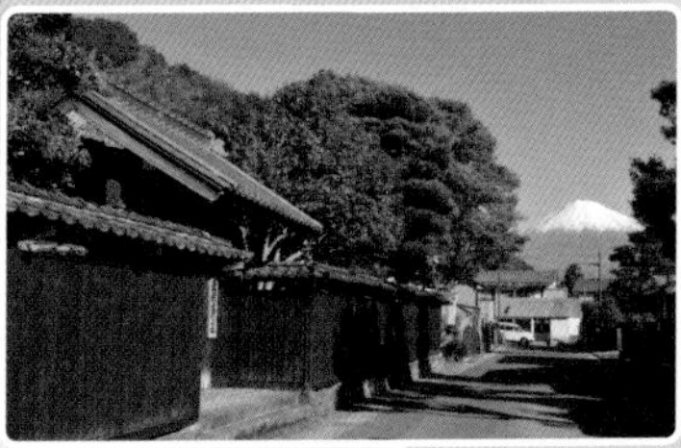

間の宿・岩淵

安政の大地震以後に建造された常盤家住宅は、国有形登録文化財。間の宿は宿泊が許可されていないので、茶屋本陣と呼ばれました。

富士川

富士川の雁(かりがね)堤

富士川は天下に聞こえた急流で度々洪水を起こしたことから、駿河代官の古郡重高、重政、重年の親子3代が半世紀かけて堤を築きました。

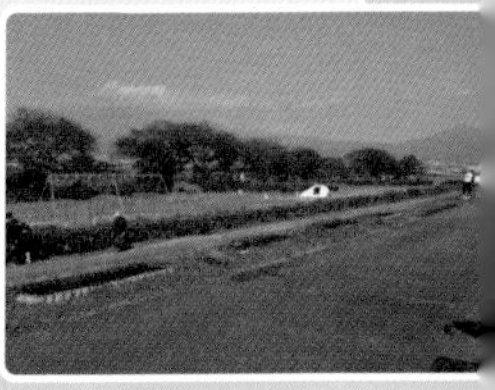

150km達成！

富士川橋梁

日本三大急流のひとつ、暴れ川だった富士川に架けられた6連トラス橋は、富士山を借景にしたビューポイント。江戸時代は橋を架けることは許されず、渡船による往来でした。

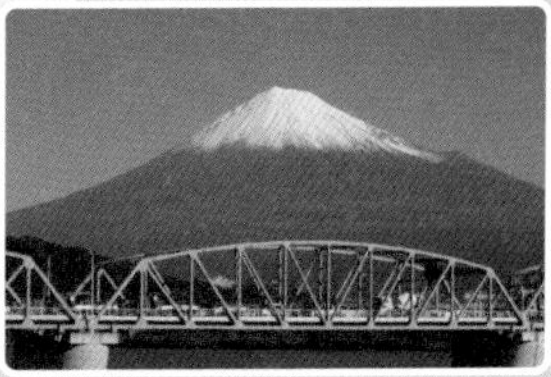

蒲原宿

到達日

月　日

岩淵一里塚

左右現存する一里塚として、往時の姿をとどめています。東側の榎は2代目。黒塀の小林本陣、常盤家住宅を過ぎ、街道が西に曲がる手前の大きな榎が目印。

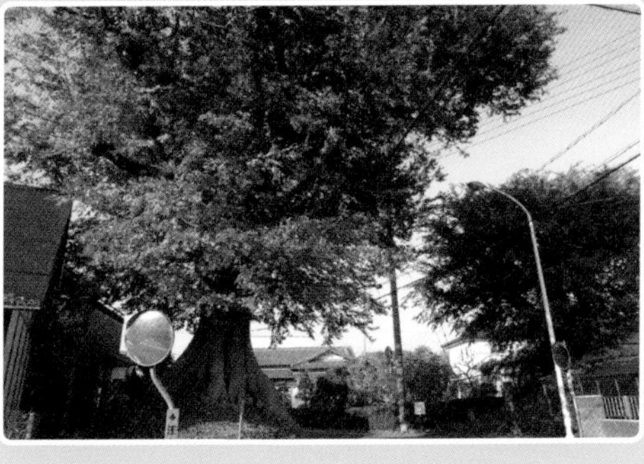

★ 渡邊家

三条大橋

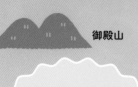

蒲原〜由比宿

宿場町の面影を残す蒲原・由比宿

御殿山

塗り家造りの民家

御殿山を背後にした佐藤家は、土壁で覆った塗り家造りに、なまこ壁のコントラストが装飾的。上旅籠だった和泉屋は安政の大地震でも倒壊を免れた頑丈な造りです。

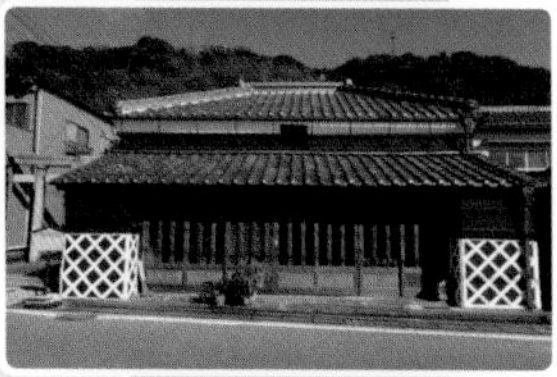

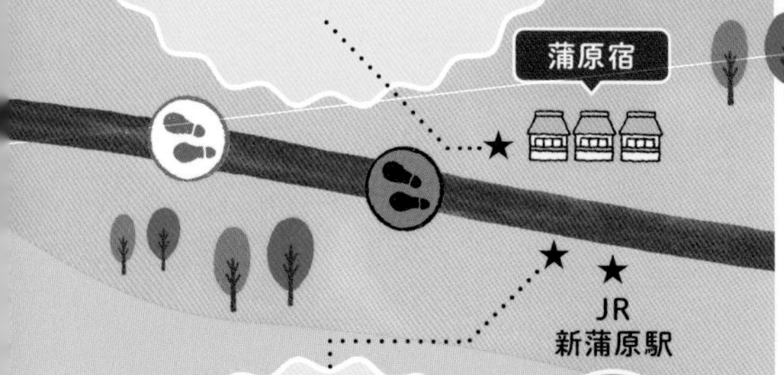

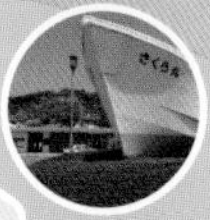

蒲原夜之雪記念碑

広重の最高傑作といわれる「蒲原夜之雪」の記念碑が建つ。広重が描いている場所は、岩淵との間の富士川駅近く。滅多に雪の降らない蒲原で雪景色は珍しく謎めいています。

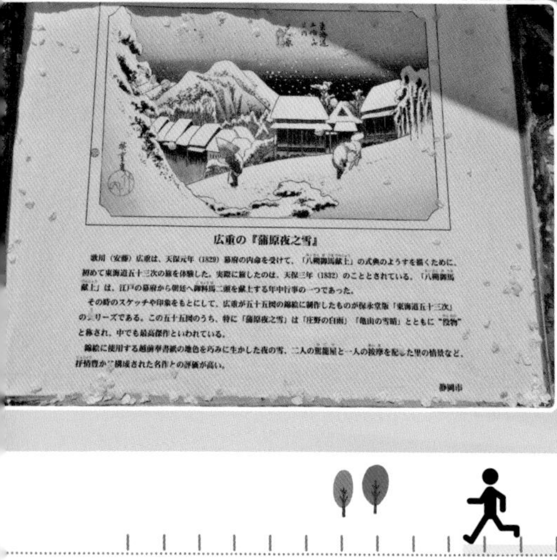

⑯ 由比宿（ゆい）

由比は小さな宿場で、江戸後期の人口が700人余り、宿内の長さが約600 m。問屋場には人足100人、駄馬100頭が必要でしたが、由比宿では調達困難ゆえに周辺の村を加宿として1ヶ月交代で務めていました。由比川の橋のたもとに枡形（ますがた）跡があり、往時はそこから仮の板橋を渡り、水量が増せば橋は取りはずされての徒渡しでした。

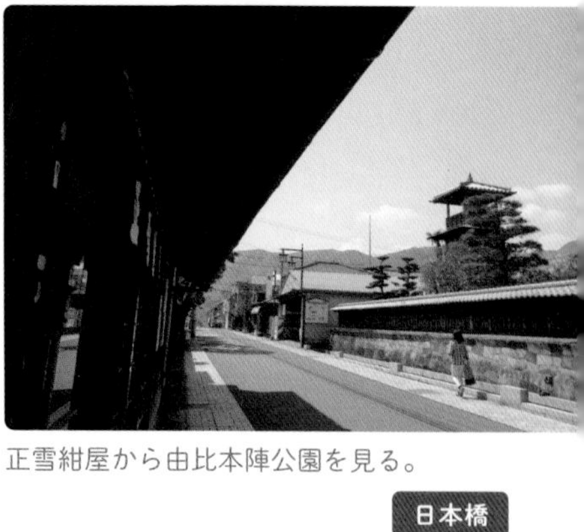

正雪紺屋から由比本陣公園を見る。

由比川

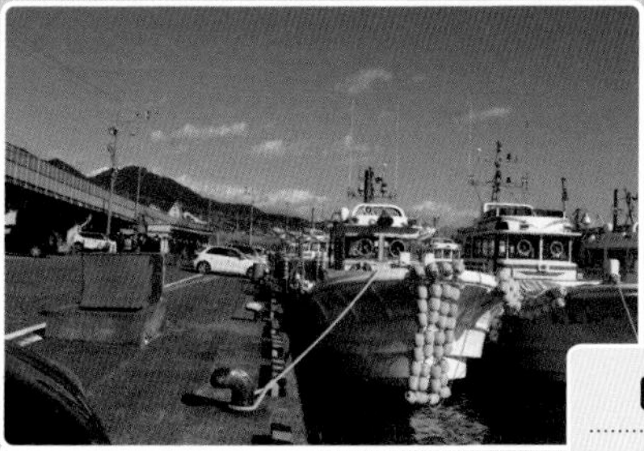

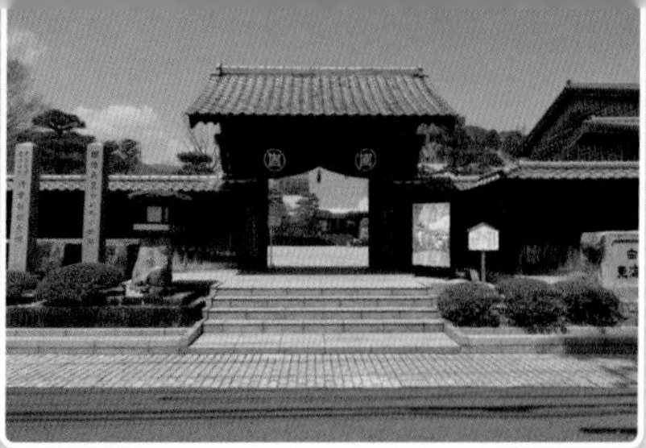

由比宿

到達日

月　日

由比本陣公園

宿場の中心は本陣跡の由比本陣公園で、表門や石垣、馬の水飲み場など昔日を彷彿させます。

由比漁港

旧街道沿いの港町で桜えび専門店が見られます。駿河湾で水揚げされる桜えびやしらすが特産物。

正雪紺屋（しょうせつこうや）

正雪紺屋は、江戸時代初期に幕府転覆を企てた由比正雪の生家といわれています。藍染用のかめや染物用具、貴重品を運び出す用心籠などが残ります。

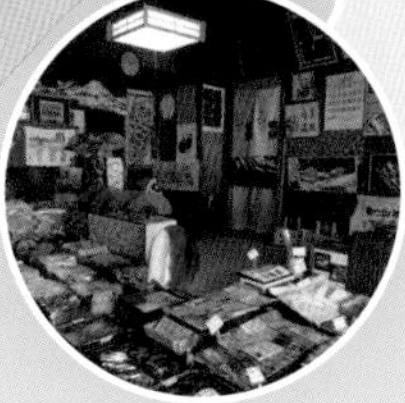

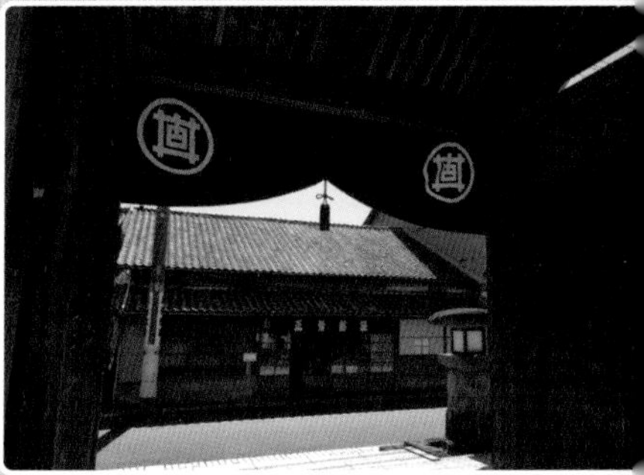

桜えび

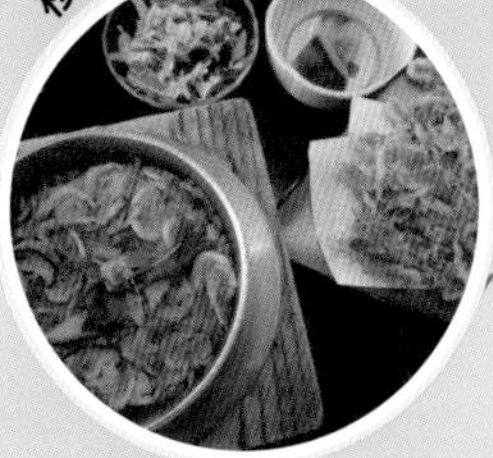

桜えび漁業の営業許可があるのは、国内で駿河湾だけ。新鮮な生桜えびはここでしか味わえない逸品。

からだナビ

専門家による靴選びのメリット

自分の靴は自分で選びにくいそうです。それは、立っているときや歩行しているときの、加重のかかった足の状態が自分ではわかりにくいといった理由から。病院でレントゲンを撮ってみたら、実は偏平足だったという場合もあるそうで、足の状態を知るには第三者の目が大切です。歩行に適した靴選びには、専門医やシューフィッターなどのアドバイスが役立ちます。

由比〜興津宿

薩埵峠は街道歩きのハイライト

⑰ 興津宿（おきつ）

興津は古くから交通の要衝で、7世紀後半には清見関が設けられ、坂東への備えの役割を担っていました。かつて漁師が灯台代わりの目印にしていた宗像(むなかた)神社の森の先に、身延山道の道標が立ち、身延から甲府へ通じる参詣の道、塩の道との分岐点でした。明治以降は別荘地として、皇族や政治家などが邸を構えました。

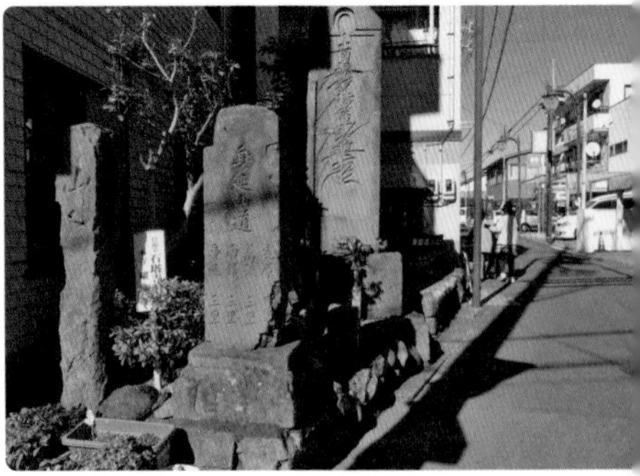
興津の街角には身延山道標が立つ。

望嶽亭藤屋で昔作っていた糖蜜入りの餅を再現。きな粉をふった「茶屋の餅」は由比の桃林堂でも販売。

茶屋の餅（桃林堂）

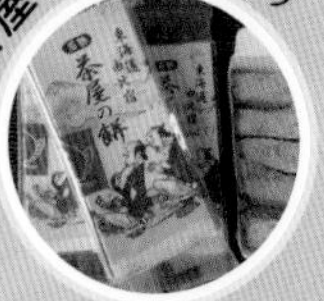

名主の館小池邸

江戸時代、村役人の代表を東国では「名主」、西国では「庄屋」と呼びました。名主を務めてきた小池家は、出桁や潜戸付き大戸がある民家の造り。

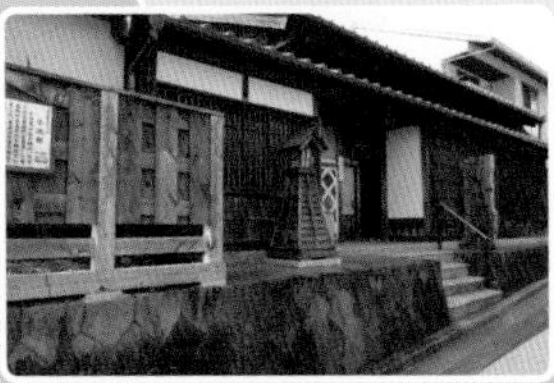

駿河湾

間の宿・倉沢

由比と興津の間の宿で、広重が断崖を描いた薩埵峠の登り口にあたります。当時は茶屋が10軒ほどありました。

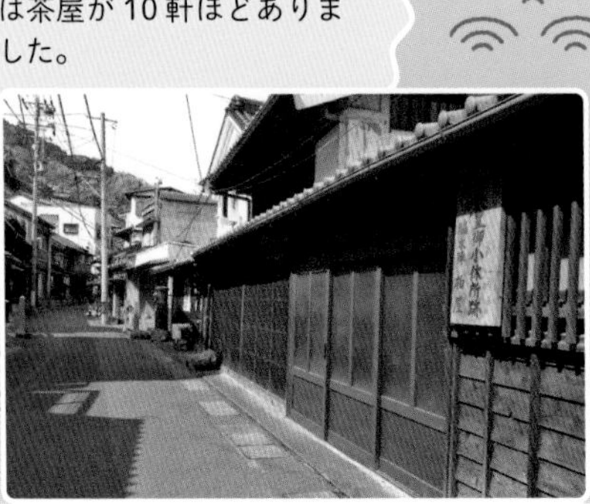

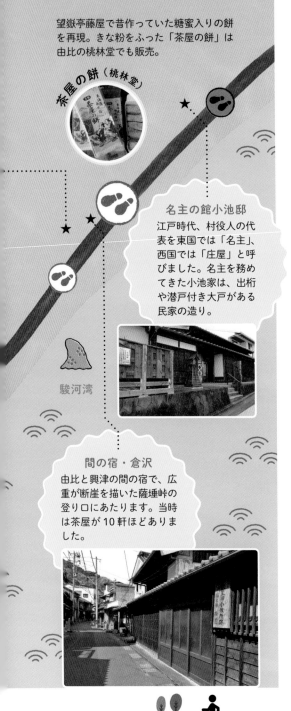

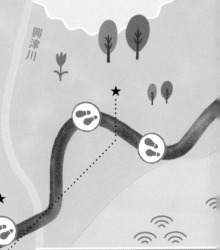

N

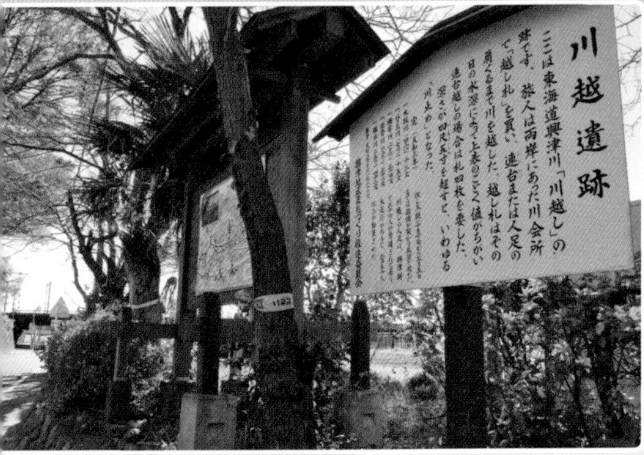
川越遺跡
ここは東海道興津川「川越し」の
跡です。旅人は西岸にあった川会所
で「越し札」を買い、蓮台または人足の
肩くるまで川を越した。越し札はその
日の水深によって上表のごとく値がちがい
蓮台越しの場合は札四枚を要した。
深さが四尺五寸を越すと、いわゆる
「川止め」となった。

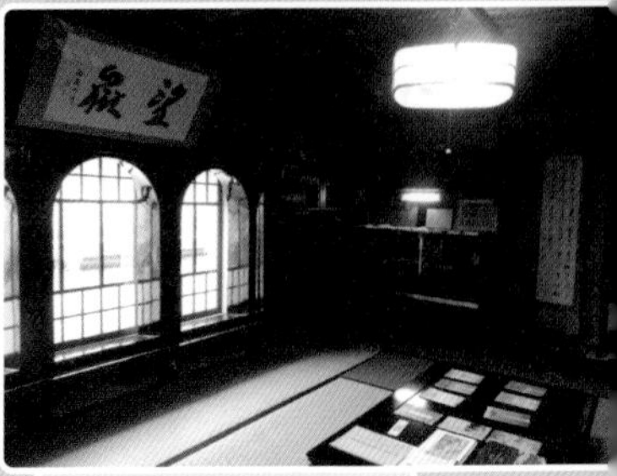

望嶽亭藤屋

室町時代から続く茶屋で、文人墨客が足繁く訪れました。官軍に追われた幕臣山岡鉄舟を主人が海岸へ逃がし清水次郎長が匿った逸話もあり、鉄舟の残したピストルが展示されています。

興津川の川越遺跡

江戸時代の川幅は25間(45m)ほどで徒渡し。しかし冬場の10月下旬から3月までは仮橋が架けられ、無賃で渡れました。水深4尺5寸(1.4 m)を超えると川留めになりました。

興津川

宮様まんぢう(潮屋)

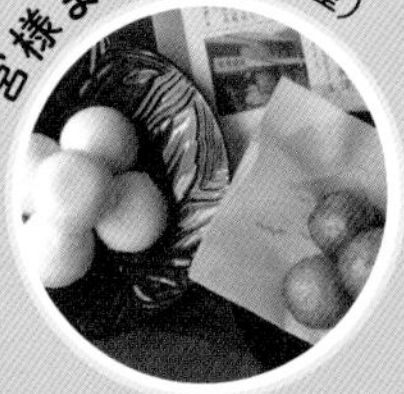

創業当時より名物の酒饅頭。ある宮様にちなんだものでひと口サイズです。

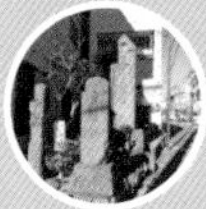

身延山道標

興津宿

到達日

年

月　日

薩埵(さった)峠

磐城山の崖の上に、倉沢の浜から引き揚げられた地蔵菩薩を祀ったことから薩埵と呼ばれました。

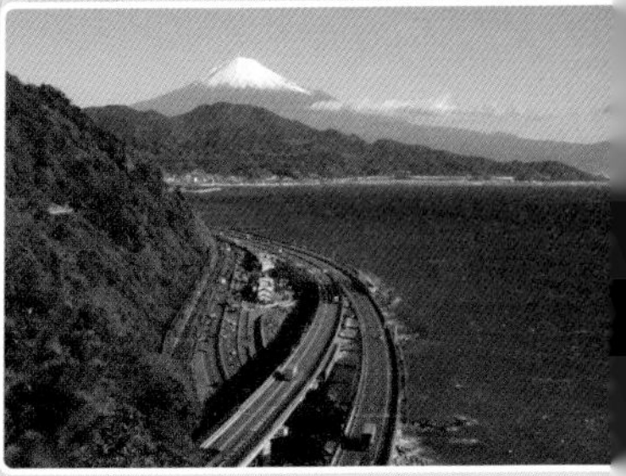

次郎長で名を馳せた江尻（清水）

興津～江尻宿～静岡市追分

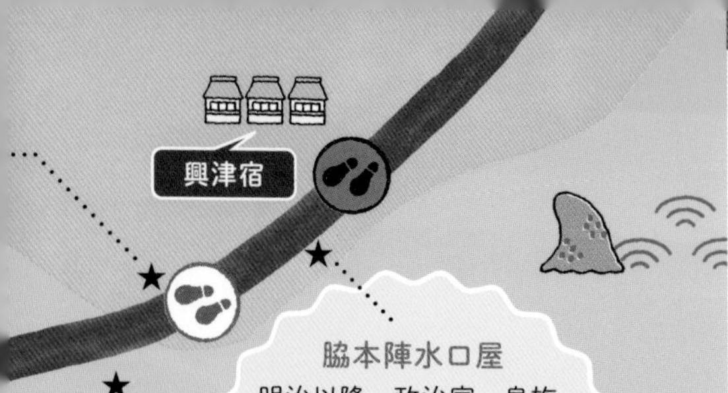

脇本陣水口屋

明治以降、政治家、皇族、小説家など各界著名人に愛された別荘旅館。岩倉具視、伊藤博文らの掛け軸など展示されています。

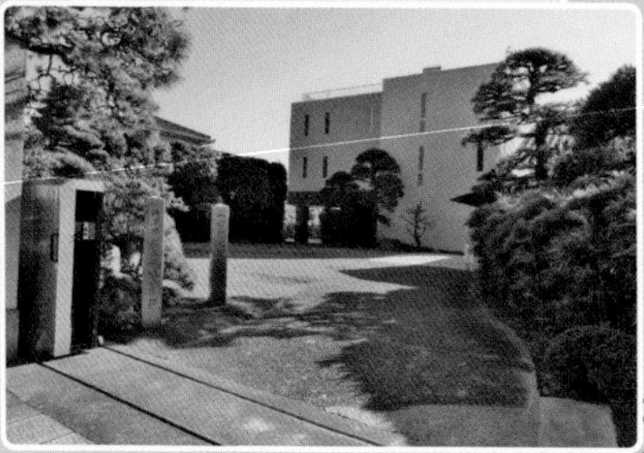

坐漁荘

最後の元老西園寺公望が晩年を過ごした旧居。大正8年（1919）に建設の邸は、明治村に移築保存。その後忠実に復元され一般公開されています。清見潟を望む前庭は絶景。

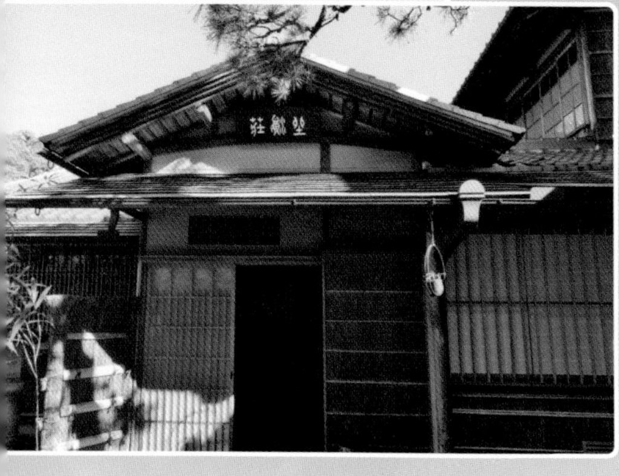

⑱ 江尻宿（えじり）

清水港の歴史は古く、奈良時代に百済への救援船が出港していました。江戸時代には江戸と大坂を結ぶ港として海運で栄え、駿府の外港として駿府町奉行支配の蔵が建ち並びました。船人たちで盛況だった江尻宿は、巴川の河口で川の尻（下流）という意味の名前。本陣3軒、脇本陣3軒、旅籠も50軒ほどの宿場の先に武田信玄の江尻城跡がありました。

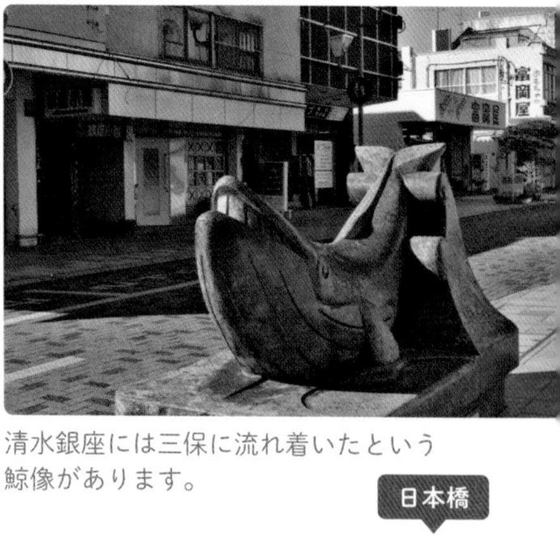

清水銀座には三保に流れ着いたという鯨像があります。

N

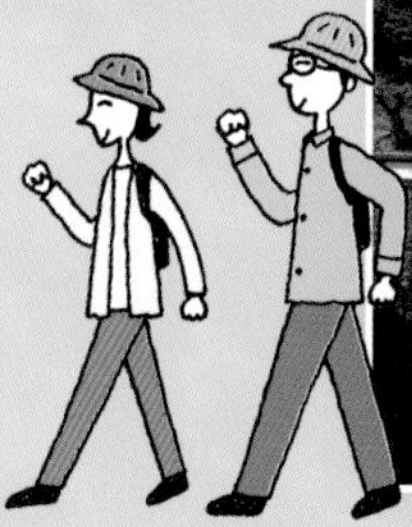

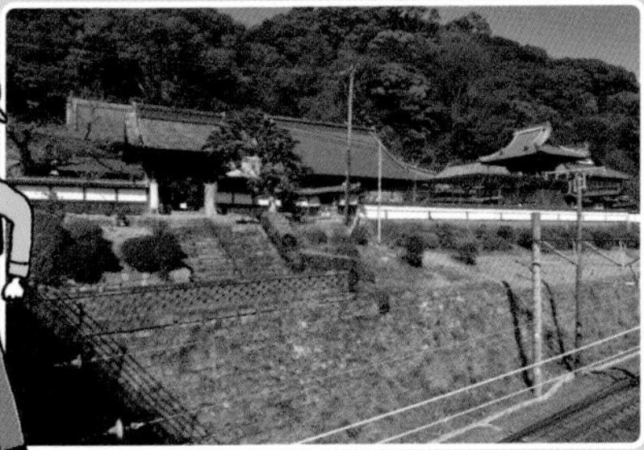

清見寺

清見関の鎮護として建立された古刹で、室町時代、足利尊氏や今川義元の帰依を受け「全国十刹」に置かれました。境内の五百羅漢をはじめ、山門、仏殿、大方丈など江戸時代の建立。

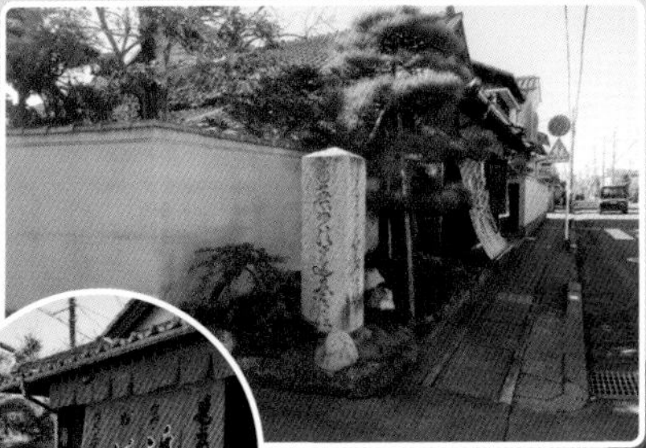

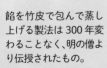

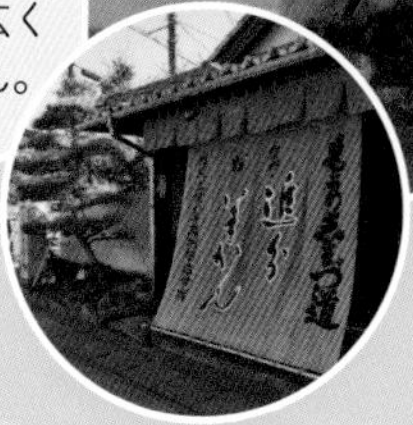

追分羊かん

清水港への追分で元禄8年創業。東海道を行交う旅人から15代将軍徳川慶喜まで、広く好まれた蒸し羊かん。

★ 庵原川

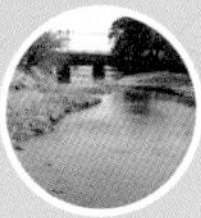

江尻宿

到達日

月 日

駿河湾

巴川

稚児橋

河童伝説のある橋。徳川家康の命により巴川に稚児橋が架けられました。便利になった一方で河童伝説も語り継がれています。

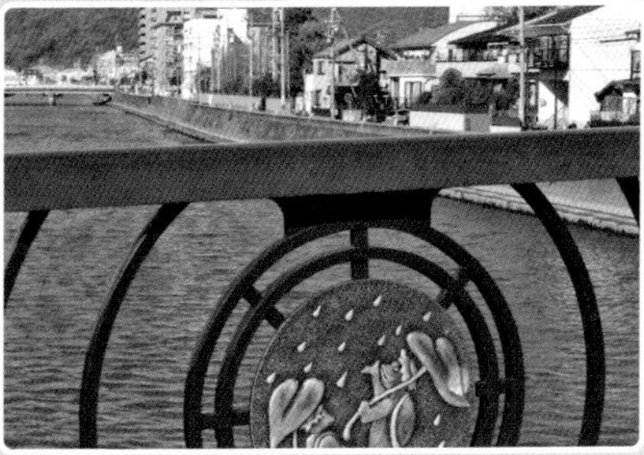

追分羊かん

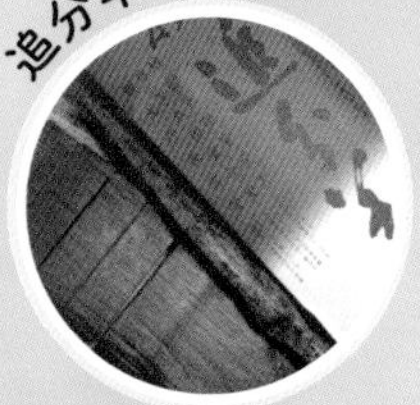

餡を竹皮で包んで蒸し上げる製法は300年変わることなく、明の僧より伝授されたもの。

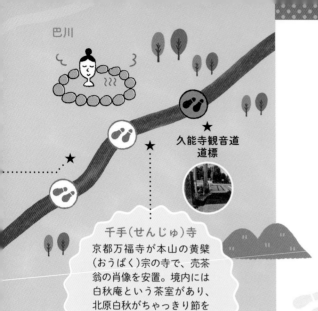

家康のお膝元、府中(静岡)へ
静岡市追分〜府中宿

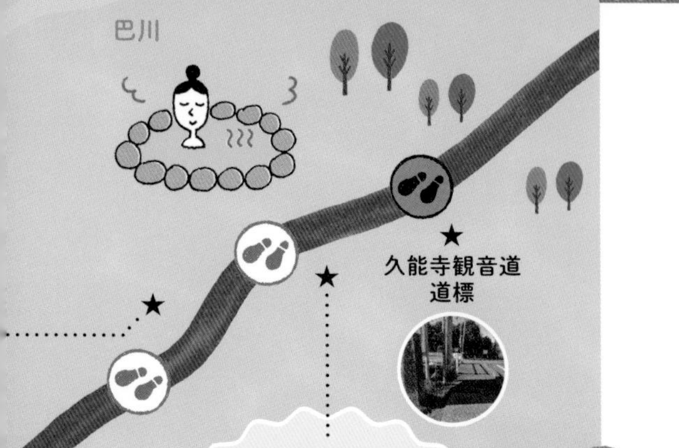

千手(せんじゅ)寺

京都万福寺が本山の黄檗(おうばく)宗の寺で、売茶翁の肖像を安置。境内には白秋庵という茶室があり、北原白秋がちゃっきり節を作詞した際、寺に立ち寄り狐音頭を作りました。

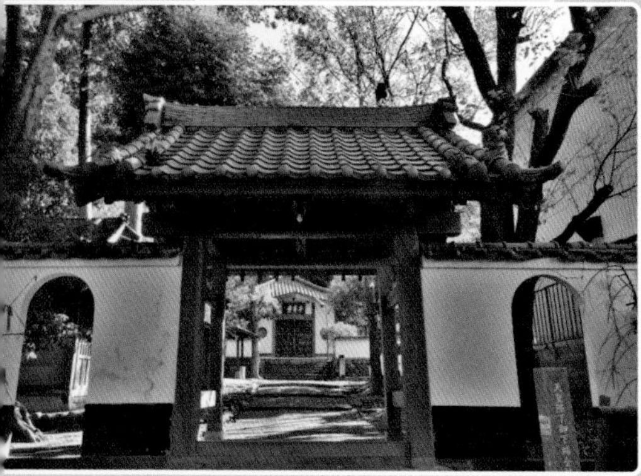

わさび漬(田尻屋)

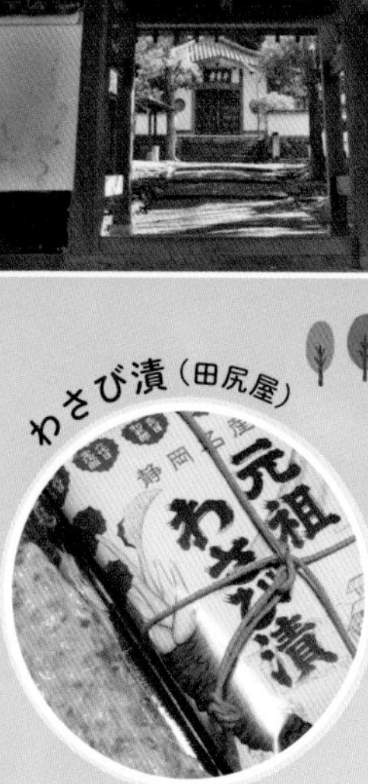

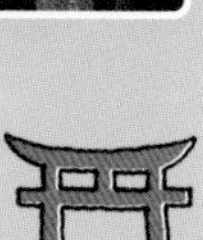

元祖田尻屋は創業260年。辛くて個性的なわさび漬けは他とは一味違った風味。

⑲ 府中宿(ふちゅう)

府中は駿府城の城下町で、東海道最大規模の宿場町でした。家康は江戸に移るまでと晩年亡くなるまでの約10年間をここで過ごし、大御所として実権を掌握。家康の祖母の墓所である華陽(けよう)院や、二代秀忠生母の菩提寺宝台院など徳川家ゆかりの寺社が多く、幕末、西郷隆盛と山岡鉄舟の話し合いが行われた松崎屋源兵衛宅跡もあります。

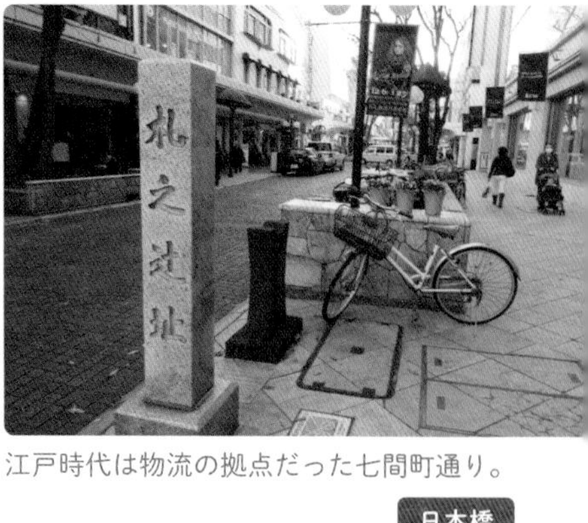

江戸時代は物流の拠点だった七間町通り。

N

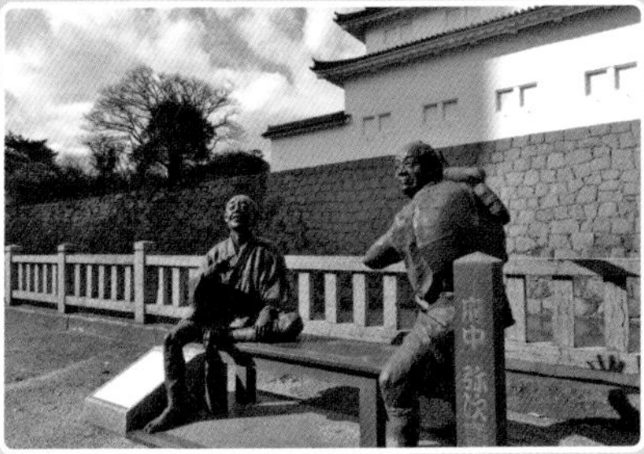

駿府城公園

家康が天下普請を命じ、西国大名を動員して築城にあたった痕跡が、城内の石垣刻印に見られます。『東海道中膝栗毛』の十返舎一九は府中出身で、巽櫓前には弥次喜多銅像があります。

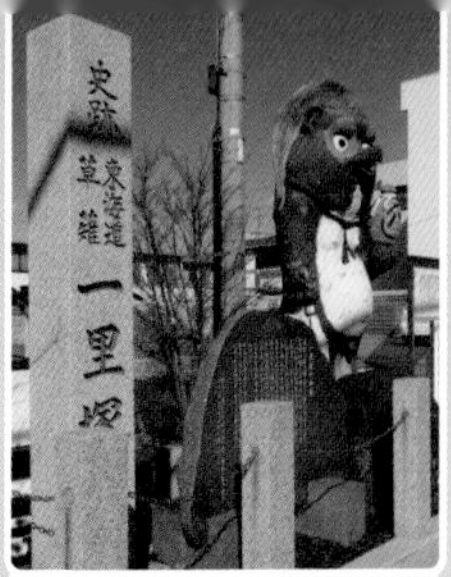

巴川

草薙(くさなぎ)一里塚跡

日本橋から43里。三種の神器の一つ天叢雲剣(あまのむらくものつるぎ)で草を薙ぎ払って難を逃れた、日本武尊の神話が地名の由来。

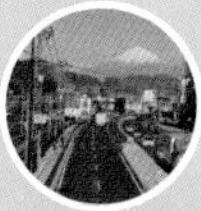

静鉄
柚木駅前 ★

大谷川

曲金(まがりかね)馬頭観音堂

鎌倉時代の武将梶原景時の愛馬磨墨(するすみ)が祀られています。景時が谷津山南麓の狐ヶ崎で国侍の襲撃に遭ったとき、敵矢に倒れた愛馬を葬り、願掛け馬頭観音堂を建てました。

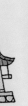

★ 華陽院

宝台院 ★

府中宿

到達日

月　日

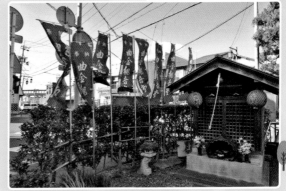

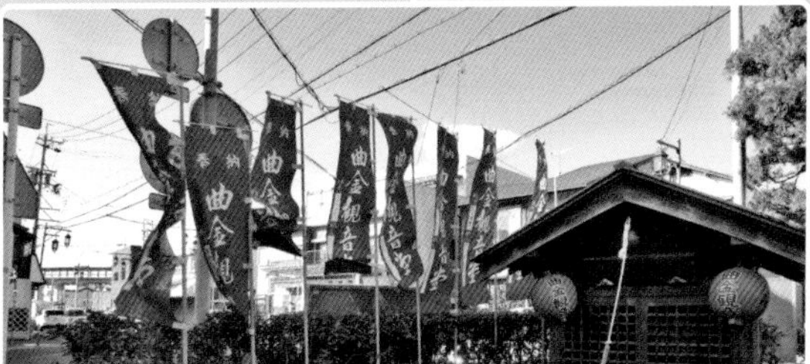

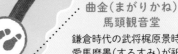

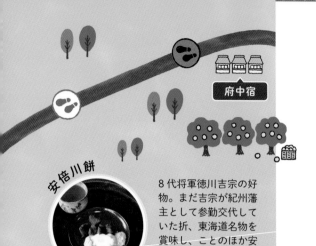

安倍川餅と丸子のとろろ汁と 府中～丸子宿

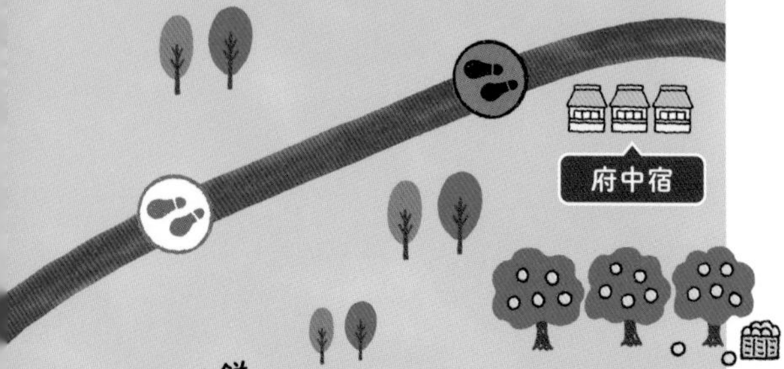

安倍川餅

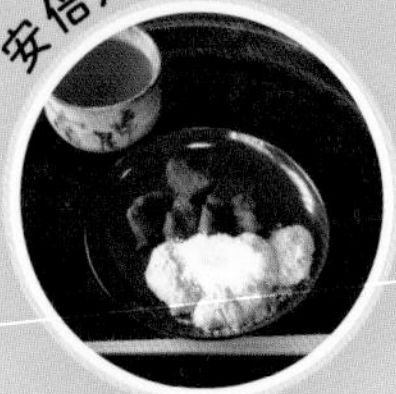

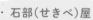

8代将軍徳川吉宗の好物。まだ吉宗が紀州藩主として参勤交代していた折、東海道名物を賞味し、ことのほか安倍川餅を好んだといいます。

石部(せきべ)屋

創業は文化元年（1804)、安倍川手前の街道沿いにある安倍川餅の名店。一説には徳川家康が命名したと伝わります。きなこをまぶした餅で1個5文で売られていました。

安倍川

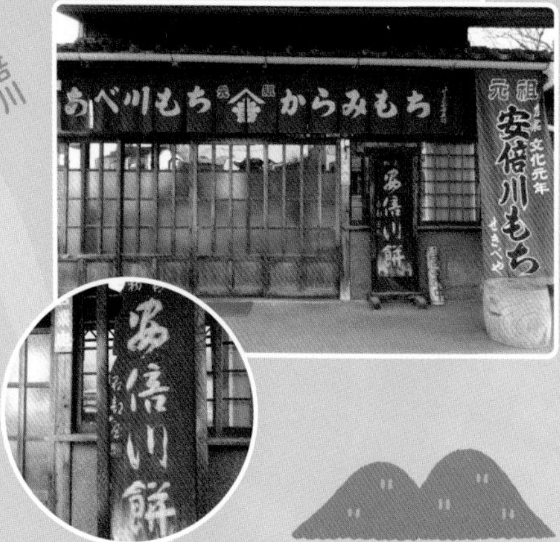

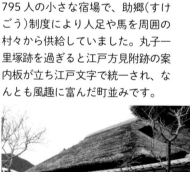

⑳ 丸子宿（まりこ）

「梅わかな丸子の宿のとろゝ汁」と芭蕉が詠み、広重も描いた老舗の丁子(ちょうじ)屋が今なお暖簾を掲げています。丸子は江戸後期、人口795人の小さな宿場で、助郷(すけごう)制度により人足や馬を周囲の村々から供給していました。丸子一里塚跡を過ぎると江戸方見附跡の案内板が立ち江戸文字で統一され、なんとも風趣に富んだ町並みです。

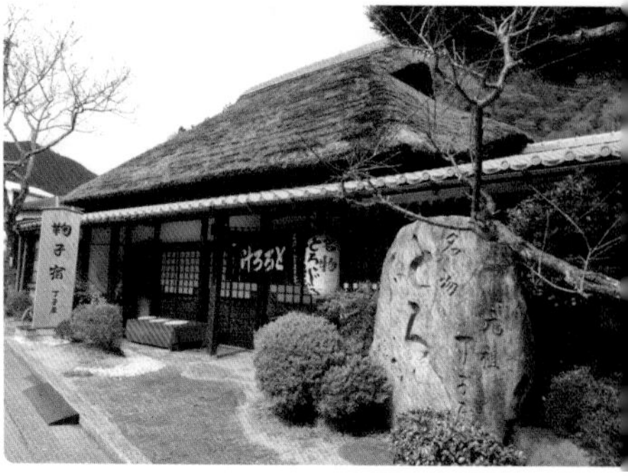

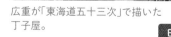

広重が「東海道五十三次」で描いた丁子屋。

からだナビ

足裏を鍛えるグーチョキパー

足の内在筋を鍛える簡単トレーニング「グーチョキパー」を紹介します。

❶**グー**：5本の足指を内側に折って丸め込む。足指下の骨がしっかりと見えるくらいに折り込むのがポイント。

❷**チョキ**：親指だけ立てて他の指は内側に折り込む。できれば親指を下にする方法もプラス。

❸**パー**：大きく足指を広げる。

目安は左右10回ずつ。

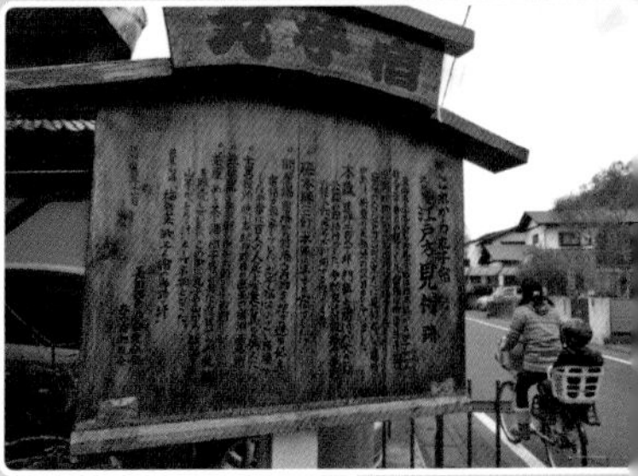

江戸方見附跡

宿場の出入り口に見附という見張場があり、丸子は枡形にある江戸方見附跡から京口まで 350 間（700m） ほどと、東海道の中でも小さな宿場町。

吐月峰柴屋（とげっぽうさいおく）寺

永正元年（1504）今川氏親に仕えた連歌師宗長が宇津山麓に閑居した庵で、銀閣寺を模した庭園は、竹林に囲まれた静寂境。

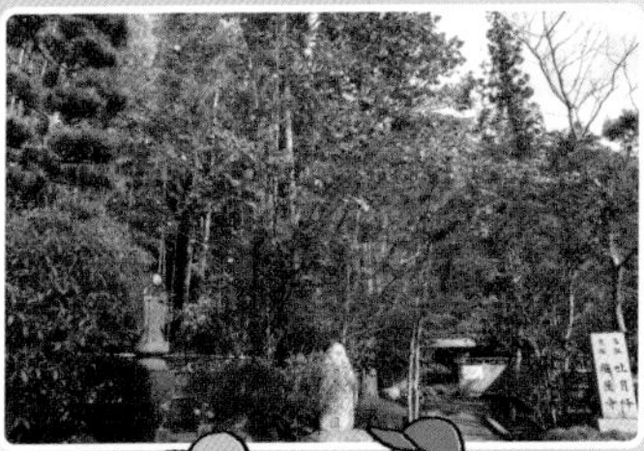

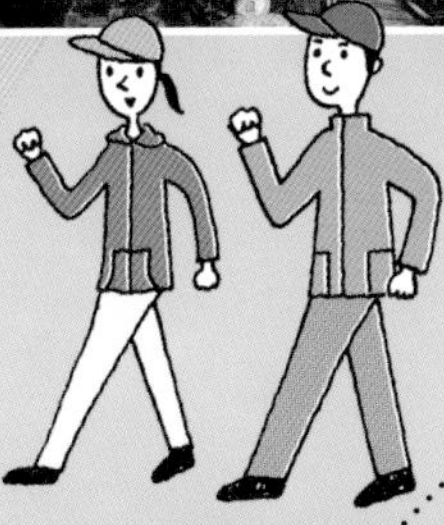

丸子宿

到達日

月　日

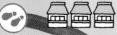

安倍川橋

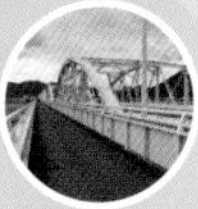

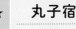

丁子屋

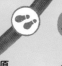

手越原

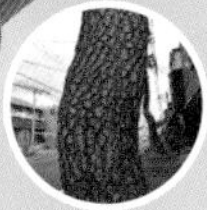

とろろ汁（丁子屋）

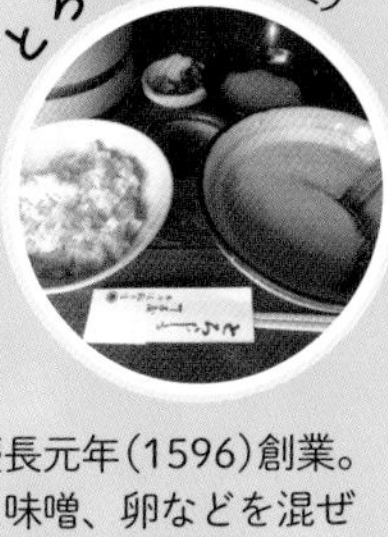

京方見附跡と高札場跡

丸子川に架かる丸子橋を渡れば、すぐ右側が高札場跡と京方見附跡があり、丸子宿はここまでとなります。

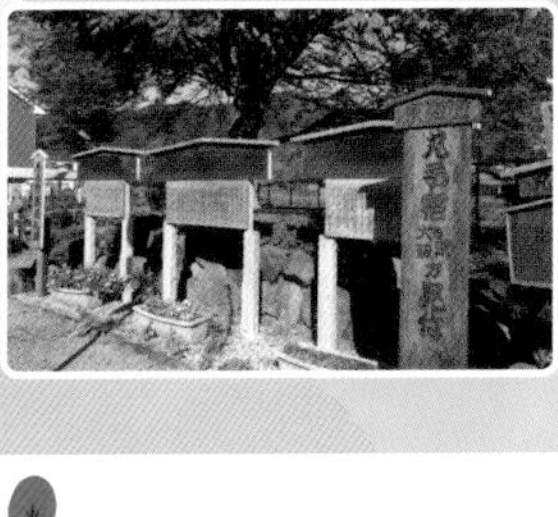

丁子屋は慶長元年（1596）創業。自然薯に白味噌、卵などを混ぜたとろろは、旅人の滋養ある食事でした。

三条大橋

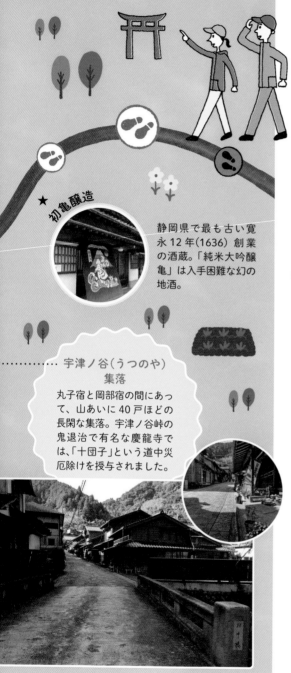

街道情緒漂う宇津ノ谷峠を越えて
丸子〜岡部宿

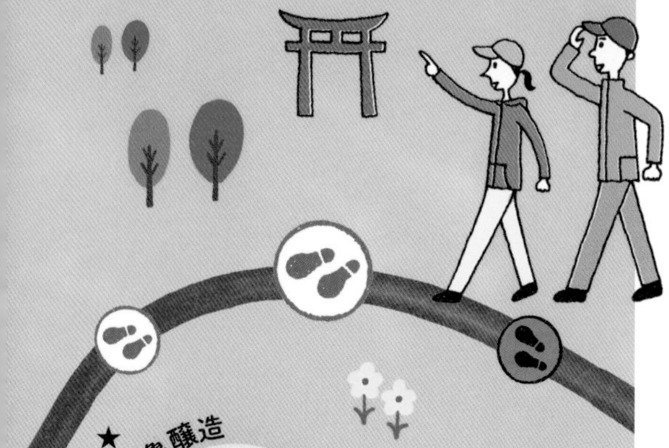

★初亀醸造

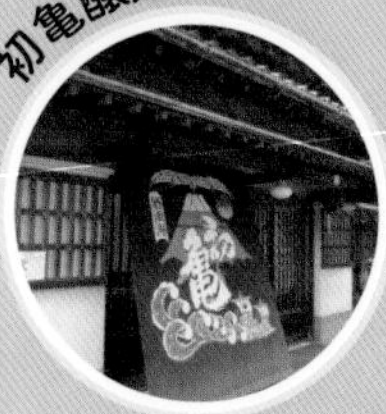

静岡県で最も古い寛永12年(1636)創業の酒蔵。「純米大吟醸亀」は入手困難な幻の地酒。

宇津ノ谷(うつのや)集落

丸子宿と岡部宿の間にあって、山あいに40戸ほどの長閑な集落。宇津ノ谷峠の鬼退治で有名な慶龍寺では、「十団子」という道中災厄除けを授与されました。

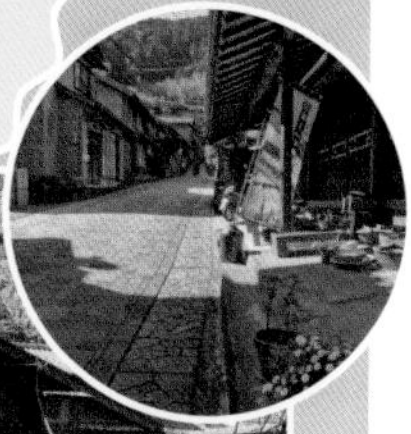

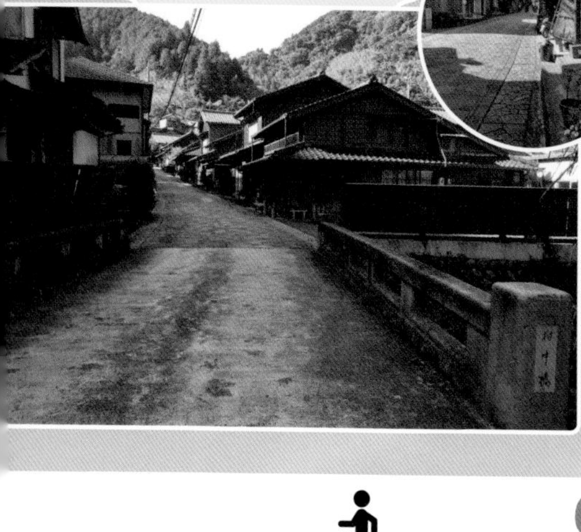

㉑ 岡部宿(おかべ)

宇津ノ谷峠を越えて、大井川が川留めとなると投宿せざるを得ないのが岡部宿。十返舎一九が『東海道中膝栗毛』の中で「豆腐なるおかべの宿につきてけり足にできたる豆をつぶして」と詠んだとおりです。旅籠屋と質屋を兼業した柏屋(かしばや)の建物が資料館になっていて、その隣に表御門と塀が復元された内野本陣史跡広場があります。

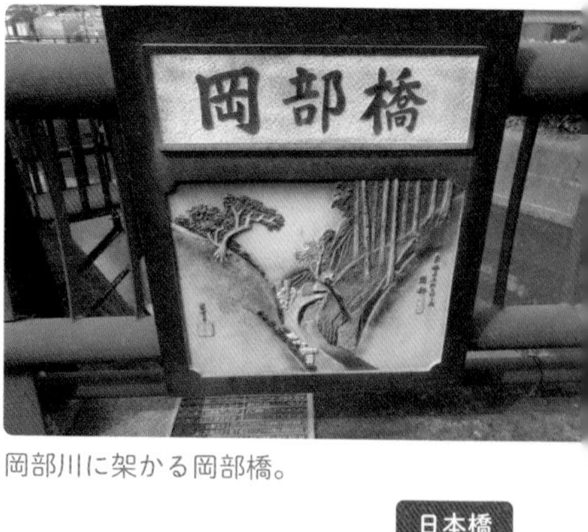

岡部川に架かる岡部橋。

N

からだナビ

足指の関節をほぐす 足指握手

「足指握手」は、足指の関節の可動域を広げ、動きを改善する効果が期待できます。

❶太ももに逆側の足をのせる。

❷のせた足の逆側の手の指を入れて握手する。足指の間の奥まで入れず、浅めでOK。

❸ぎゅっと握って手前、向こう側と動かす。

　痛みが出ない程度にゆっくりと動かすのがポイントです。目安は左右5回ずつ。

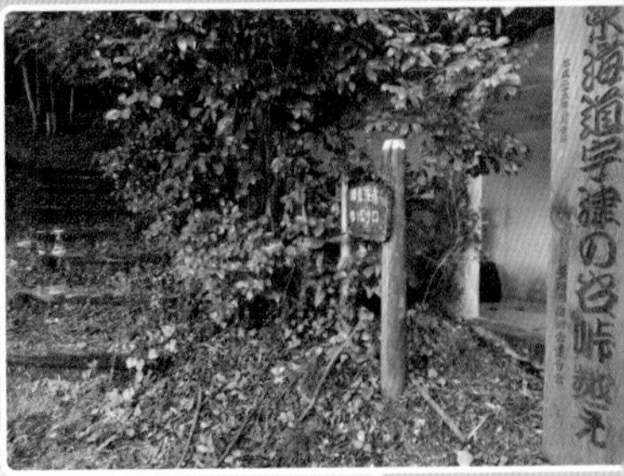

宇津ノ谷峠

天正 18 年(1590)、豊臣秀吉が小田原攻めの際に開いた道。それを江戸時代に整備して東海道にしました。峠道の地蔵堂跡は有名。

★ 道の駅 宇津ノ谷峠

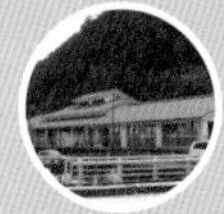

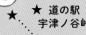

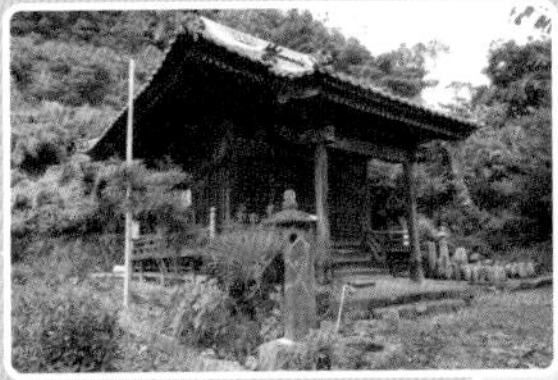

十石坂観音堂

岡部宿の東口にある観音堂で、もとは最林寺という古刹がありました。御堂の向拝は、獅子や象の彫刻が施され、江戸後期の作。

満観峰

岡部宿

到達日

年 月 日

大旅籠柏屋

山内家は代々問屋や宿役人も務めた岡部宿の有力者。現在の建物は天保 7 年(1836)に再建されたもので、江戸時代の旅籠の様子をリアルに再現。

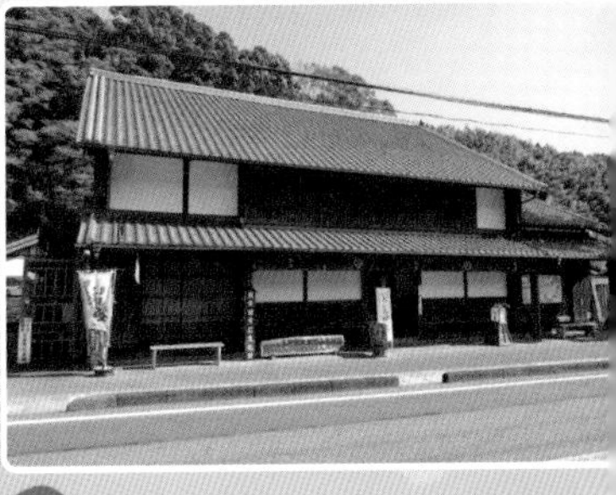

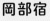

岡部川

正應院

大正 13 年に開創された寺院。境内にある多宝塔は、7 年の歳月をかけて建立されたもので、東海道唯一の見事な多宝塔と誉れ高い。

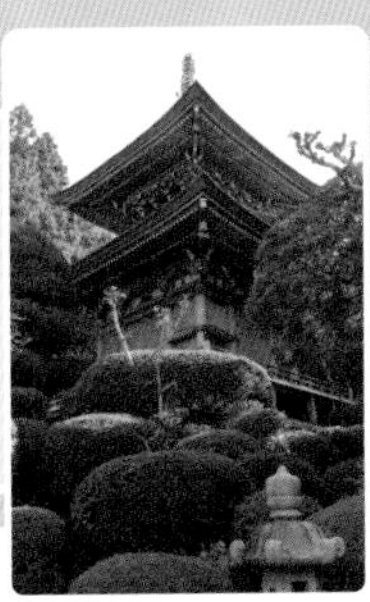

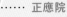

三条大橋

岡部〜藤枝宿

横内橋周辺には旧街道の面影が

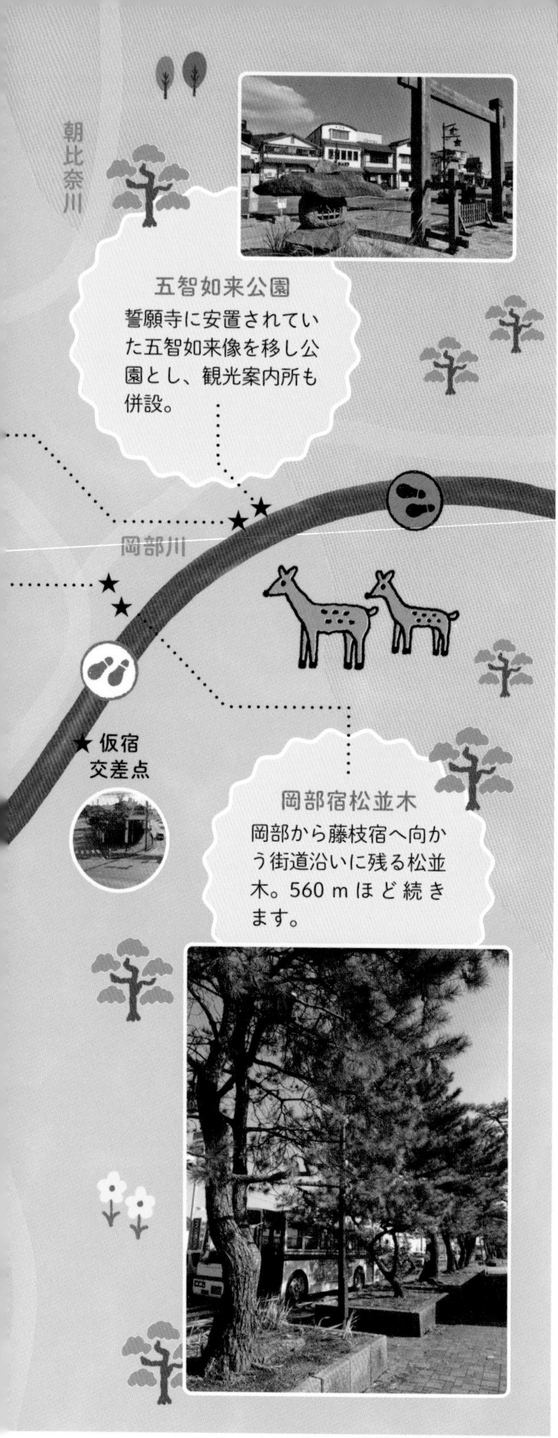
朝比奈川
五智如来公園
誓願寺に安置されていた五智如来像を移し公園とし、観光案内所も併設。
岡部川
仮宿
交差点
岡部宿松並木
岡部から藤枝宿へ向かう街道沿いに残る松並木。560 m ほど続きます。

㉒ 藤枝宿（ふじえだ）

藤枝は徳川家康の重臣が治めた田中城の城下町。宿場は番所近くの東木戸から西木戸まで約２㎞。中心が下伝馬町と上伝馬町で、伝馬業務を務めました。宿場の西には、老中田沼意次ゆかりの田沼街道が相良に通じており、藤枝は交通の要衝でした。藤枝の地名は、源義家が若一王子（にゃくいちおうじ）神社に咲く藤を和歌に詠んだことに由来します。

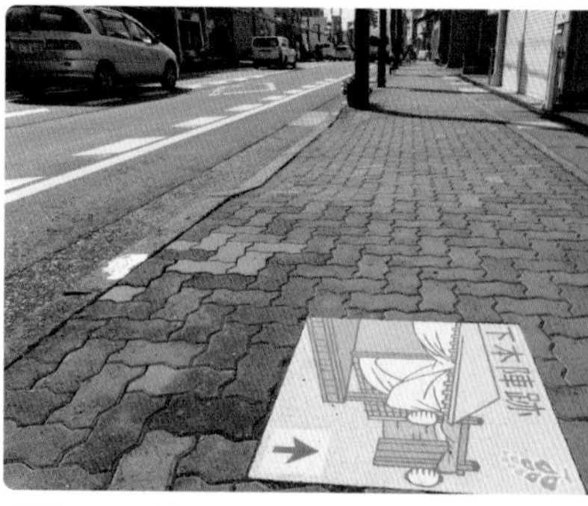
本陣跡
歩道に問屋場跡や本陣跡のプレートが。

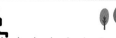

葉梨川

からだナビ

のどが渇く前にこまめに水分補給

成人の体内の水分量は、体重の約60%。5%失われるだけで、めまいや倦怠感などの脱水症状があらわれます。また熱中症に近い状態になると身体が水分を受け付けなくなるので、のどが渇いてなくても「5分ごと、10分ごと」など定期的に少しずつ補給しておくことが大切です。身体から水分とともにミネラルも失われますから、スポーツドリンクがおすすめです。

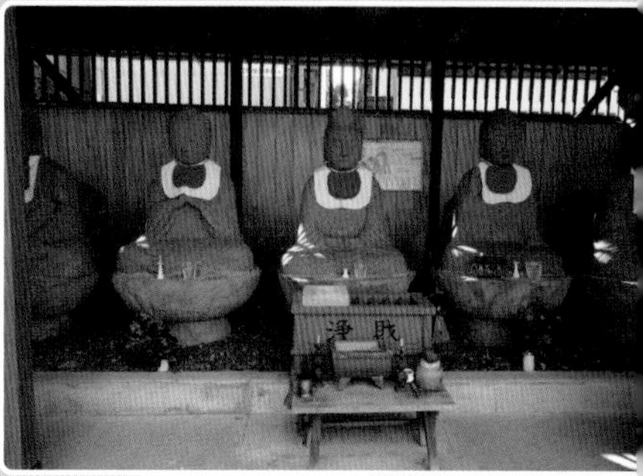

五智如来

五智如来像は2組あり、後列のほうは田中藩家老が宝永2年(1705)に寄進したもので、前列は明治中頃に造り直された如来像です。

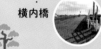

藤枝だるま

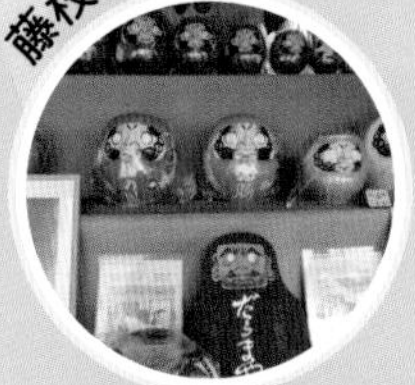

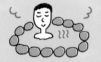

小泉八雲の小説『乙吉のだるま』に登場し、「八雲だるま」とも呼ばれています。特徴は鬢の左右に描かれた八の字。

藤枝宿

到達日

年 月 日

横内橋

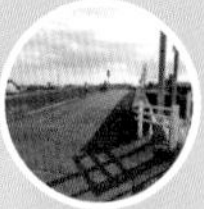

200km 達成！

田中城跡

家康の死にまつわる逸話があり、田中城で鯛の揚げ物を食べ、それがもとで亡くなったのではないかといわれます。4重の掘割がすべて円形という全国的にも珍しい城で、現在は城の南東隅にあたる城主の下屋敷跡に、本丸櫓などを移築。

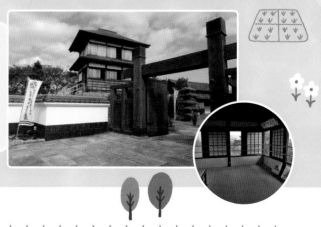

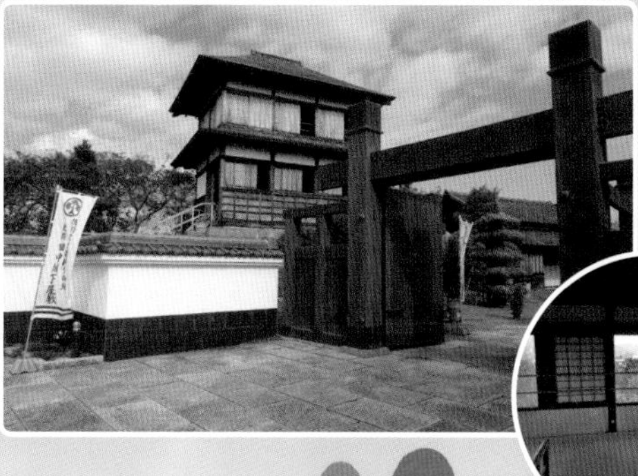

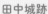

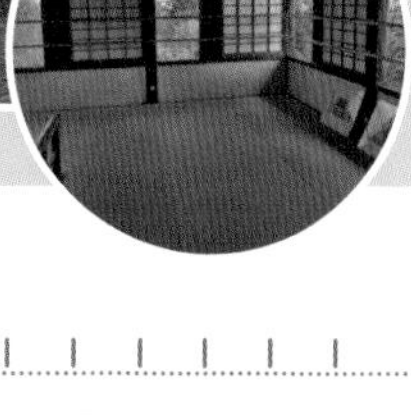

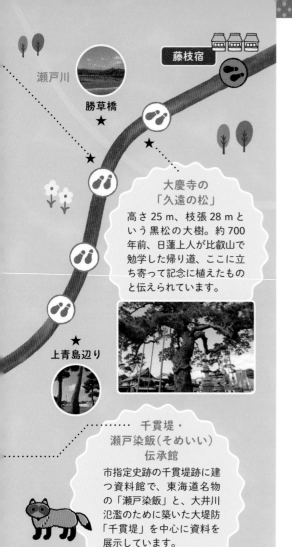

島田の手前、蓬莱橋にも立寄って
藤枝～島田宿

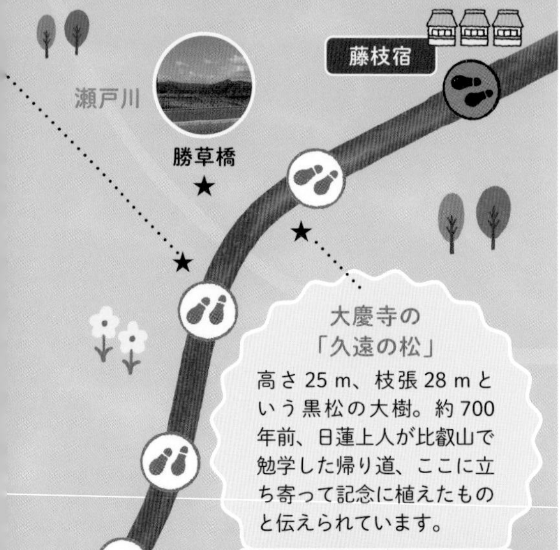

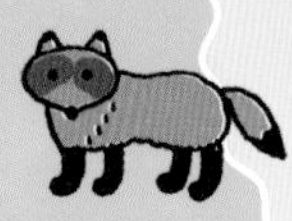

大慶寺の「久遠の松」

高さ25m、枝張28mという黒松の大樹。約700年前、日蓮上人が比叡山で勉学した帰り道、ここに立ち寄って記念に植えたものと伝えられています。

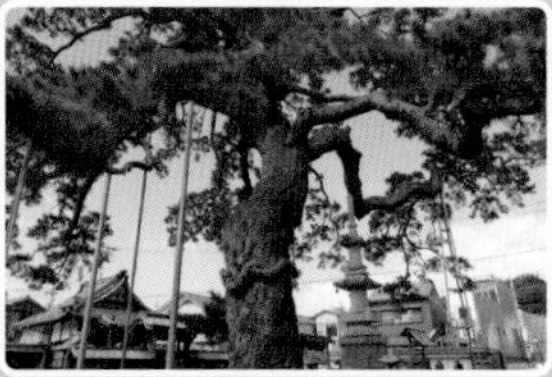

千貫堤・瀬戸染飯（そめいい）伝承館

市指定史跡の千貫堤跡に建つ資料館で、東海道名物の「瀬戸染飯」と、大井川氾濫のために築いた大堤防「千貫堤」を中心に資料を展示しています。

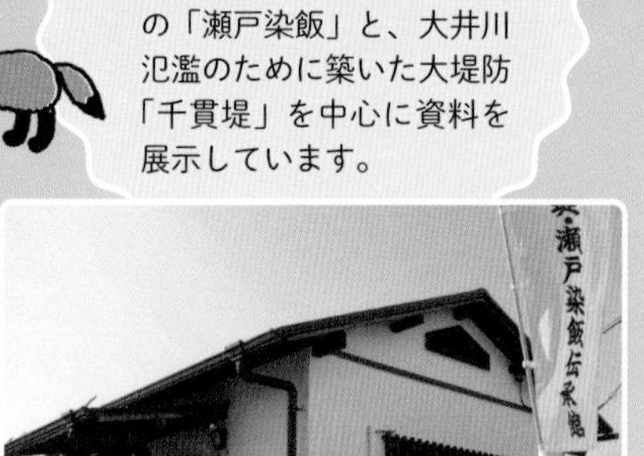

㉓ 島田宿（しまだ）

島田宿は東の枡形の入口から西入口まで約1.1㎞。宿場の中心のおび通りに上本陣跡、御陣屋跡、中本陣跡などがあります。「箱根八里は馬でも越すが、越すに越されぬ大井川」と唄われた大井川は東海道最大の難所でした。大井川は徒渡しの川ですが、川幅が広く、水量も多いので川留めになることが多く、28日間留められた記録もあるそうです。

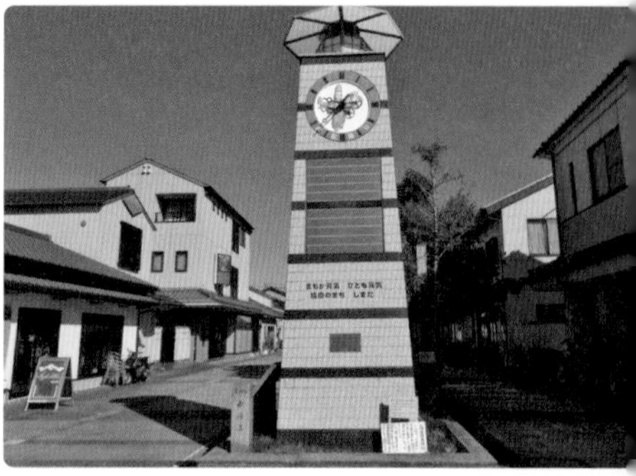
宿場の中心、おび通り。

からだナビ

スポーツドリンクはエネルギー補給にも

運動のエネルギー源となるのは、糖分（グリコーゲン）です。穀類や芋、砂糖などの炭水化物を摂ることで体内に蓄えられるのですが、ウォーキングで失われてくると低血糖状態になってしまうことも。おなかがすいたらおにぎりやパンなどを食べましょう。また、水分補給で摂るスポーツドリンクには糖分も含まれているので、エネルギー補給としても最適です。

志太一里塚跡

瀬戸川に架かる勝草橋を渡ると、志太一里塚跡碑と大きな秋葉神社常夜燈が建っています。江戸から約200km、50番目に当たります。

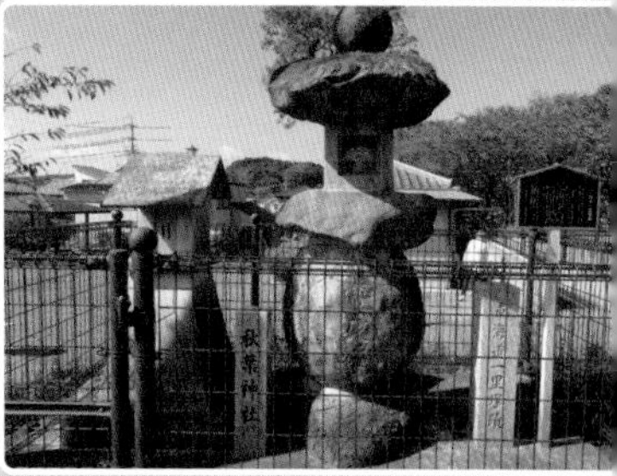

瀬戸の染飯（喜久屋）

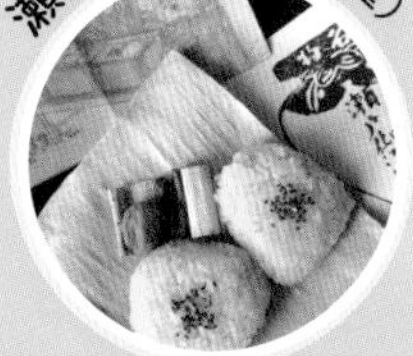

もち米をクチナシで染めた街道名物の瀬戸の染飯は喜久屋で販売。

おたけせんべい

おたけばあちゃんが焼いたせんべいは明治初期からの名物。

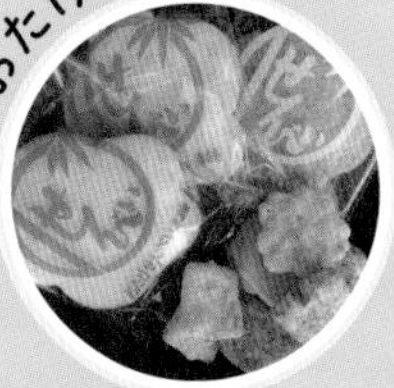

藤枝茶

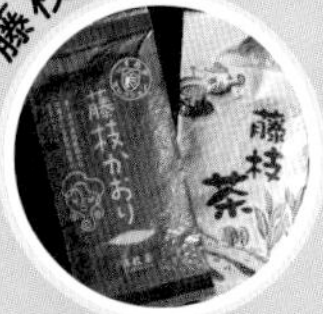

茶の問屋町としても栄えた藤枝。ジャスミンのような香りの「藤枝かおり」は新しい味。

大井川

島田宿一里塚跡

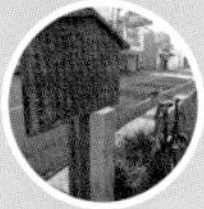

青島の古東海道追分

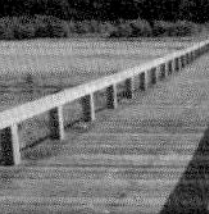

島田宿

到達日

月　日

蓬莱橋

全長897.4 m、世界一長い木造歩道橋といわれていて、もとは明治12年(1879)に茶栽培をする牧之原開墾者たちが共同出資で架けた農業橋です。

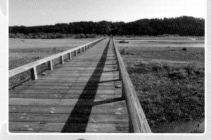

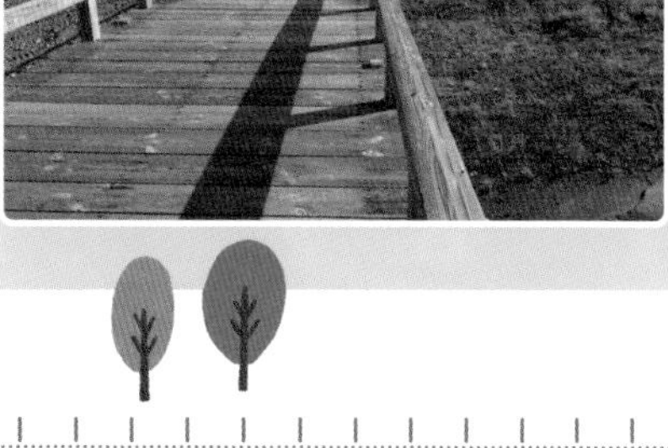

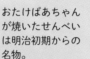

島田〜金谷宿

最大の難所だった大井川の渡し

㉔ 金谷宿（かなや）

東に大井川、西に金谷坂と小夜の中山の難所を控えた宿場です。かつて本陣などがあった辺りは商店街になっており、江戸後期で50軒を超す旅籠があったという面影は全くなく、本陣跡や脇本陣跡などの説明板で昔日を想像するしかありません。西からの風が通るためか「島田は水害、金谷は火災」といわれるほど昔から火事の多い宿場だったようです。

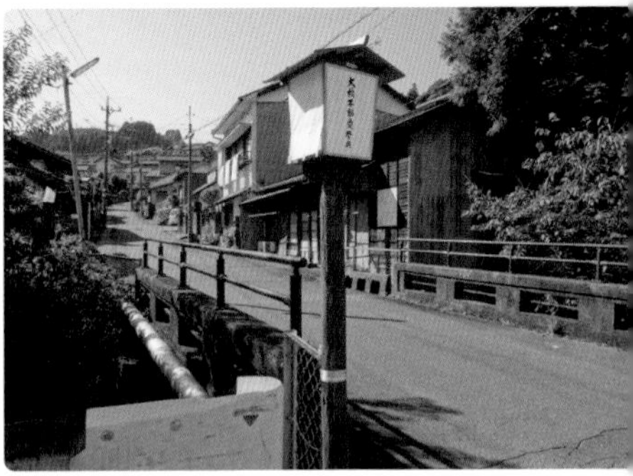

宿の西端、不動橋辺りから勾配が増します。

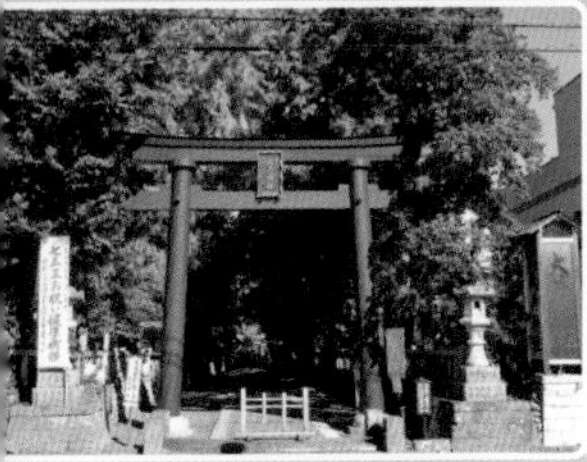

大井神社

往時の旅人が川越と道中無事を祈願したのが大井神社で、参道の石垣は川越人足が安全に感謝して一つずつ運んだ河原の石。奇祭・帯まつりは大奴が大太刀に丸帯を下げて歩きます。

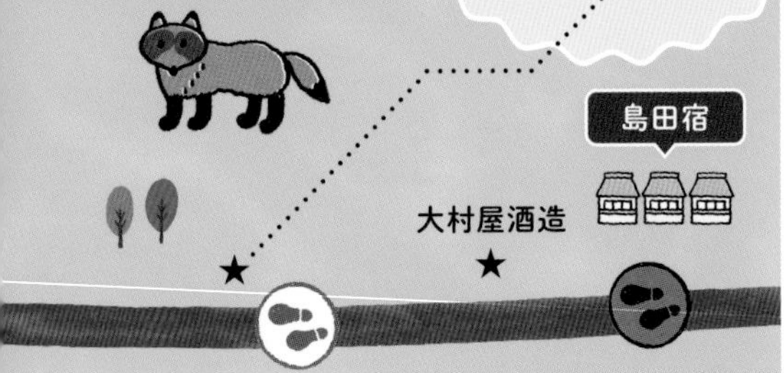

大井川川越遺跡

大井川渡し場の手前には川越人足の詰所の番宿などが建ち並んでいました。それらが復元され、江戸時代にタイムスリップしたような感覚で自由に見学できます。

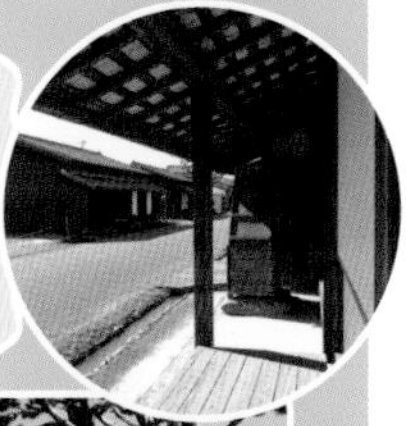

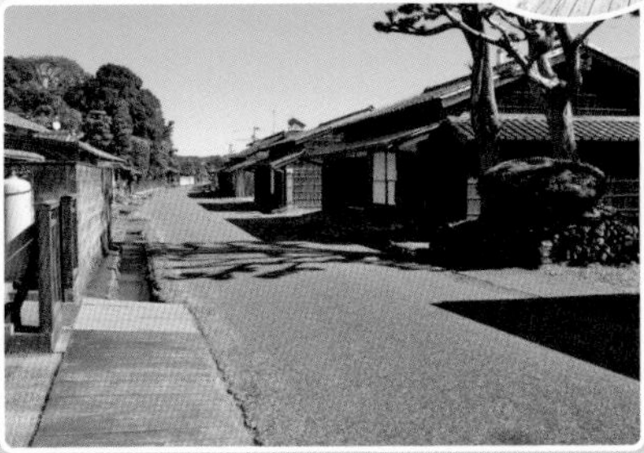

島田小饅頭

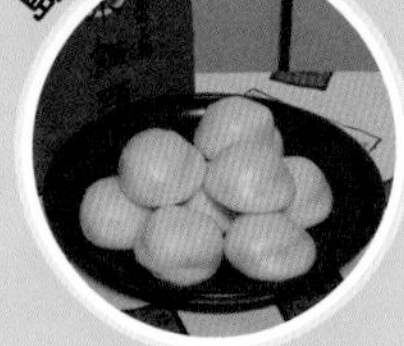

松江藩主松平不昧（ふまい）公の助言から生まれた一口大にした小饅頭は甘い香りの酒饅頭。

N

からだナビ

トラブル対処法❶ 靴ずれ・マメ

靴ずれやマメは、足が接地するたびに同じ場所が擦れることできてしまいます。皮膚が赤くなり、少し痛みを感じるくらいなら、この段階で靴ひもをゆるめ、赤くなっている箇所に絆創膏を貼ります。水泡ができたら触らずに。そのままにしておけば数日で水は抜けます。新品の靴でできることもあるので、長距離ウォーキングの前に履きならしておきましょう。

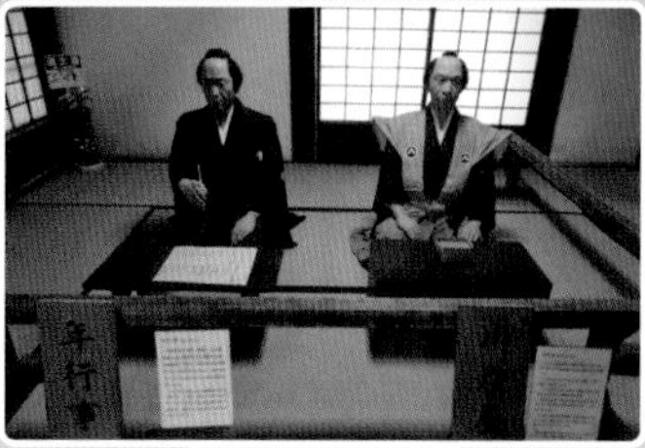

川会所

川越料金を決定し、川札を売るなど川越を取り仕切っていたのが川会所。こちらも大井川川越遺跡として復元されています。

大村屋酒造

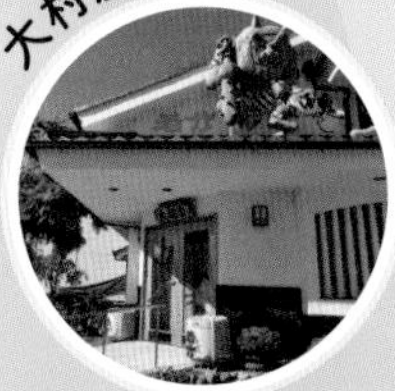

「おんな泣かせ」などの美酒をはじめ、静岡県内有数の旨い酒を醸造。

金谷宿

到達日

年 月 日

大井川

大代川

大井川橋

1026.4 mの大井川橋を渡りながら振り返れば、富士川や薩埵峠で見たのとは形の違う富士山が見えます。東海道は駿河から遠江へ。

大代川往還橋

大井川を渡ってからは左に土手を歩き、八軒屋橋のたもとの「金谷宿川越場跡」の大きな復元図を見て大代川に架かる往還橋へ。本陣があった本宿は往還橋の先。

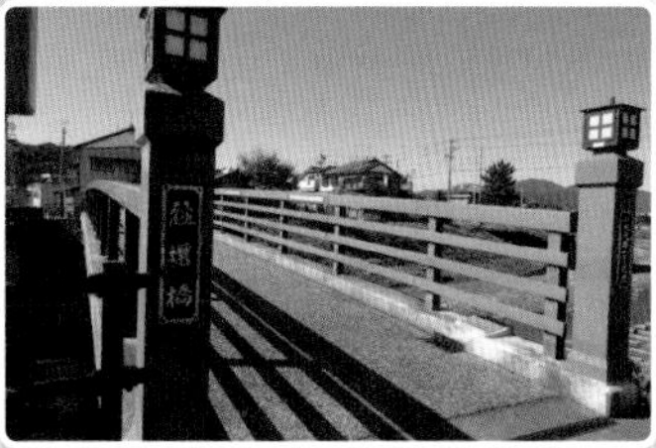

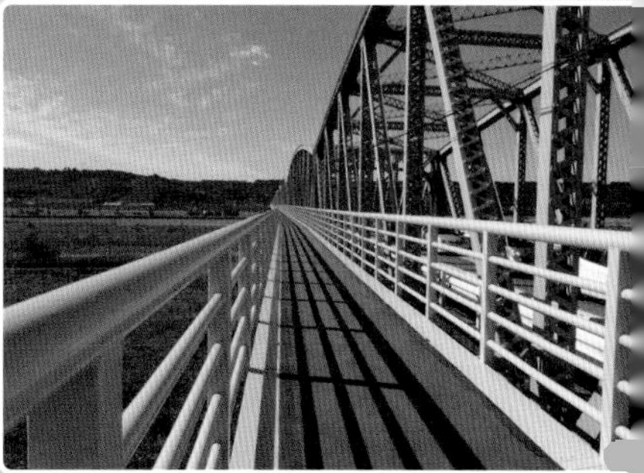

三条大橋

茶畑に続く江戸時代の石畳道
金谷～日坂宿

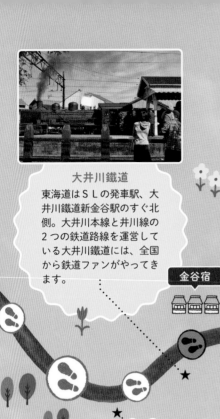

大井川鐵道

東海道はＳＬの発車駅、大井川鐵道新金谷駅のすぐ北側。大井川本線と井川線の２つの鉄道路線を運営している大井川鐵道には、全国から鉄道ファンがやってきます。

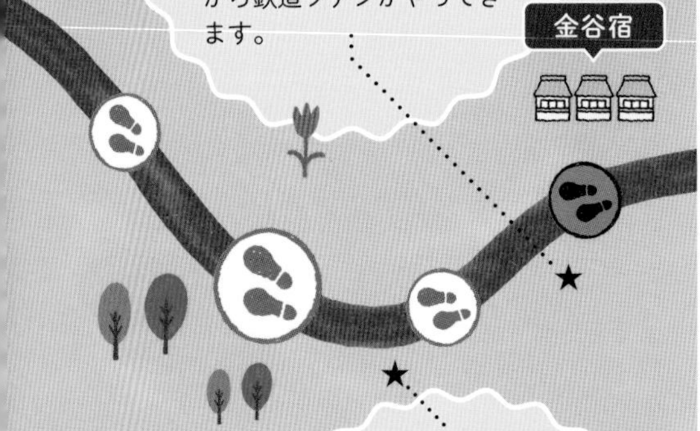

金谷坂石畳

1991 年、「平成の道普請・町民一人一石運動」により江戸時代の石畳が復元。丸石で急坂の石畳は足腰にこたえますが距離は 430m。途中、庚申堂やすべらず地蔵があります。

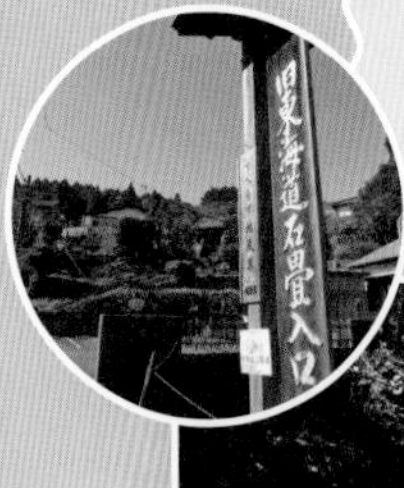

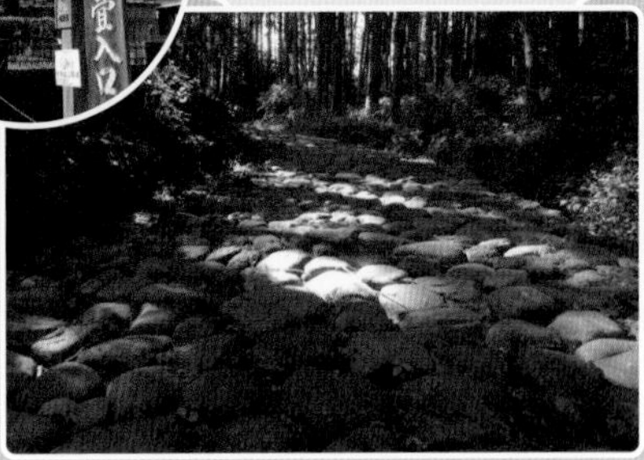

㉕ 日坂宿（にっさか）

日坂は約 700 ｍと小さな宿場ですが、旅籠の数は多かったようで、街道沿いには今も江戸時代の町割と建物が残っています。「萬屋」は安政年間に再建された庶民の旅籠。２階には格子戸がなく低い手すりだけなので実に開放的。それに対し、嘉永５年(1852)日坂宿大火後に再建された「川坂屋」は格の高い旅籠で、床の間付きの上段の間もあります。

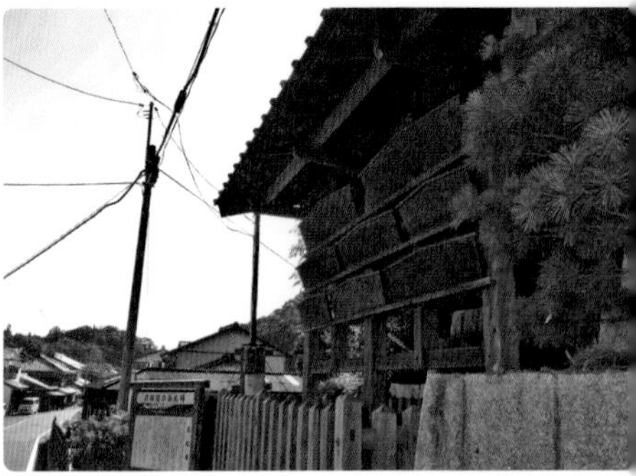

古宮橋のたもとに復元された高札場。

菜飯

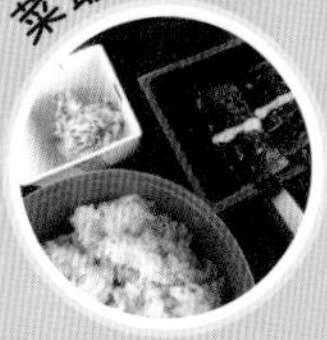

だし汁で炊いたご飯に菜の薫りをきかせた菜飯は金谷の郷土料理。田楽と共に「よし善」で。

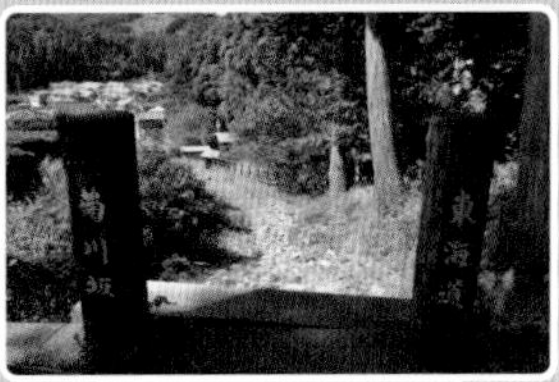

菊川坂石畳

金谷坂石畳から舗装路に出て、武田氏の諏訪原城跡先で県道を渡ると下りの菊川坂石畳が始まります。

日坂宿

到達日

　　年

　月　日

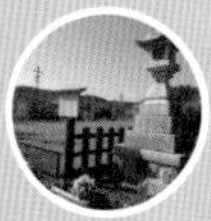

日坂宿本陣入口の秋葉常夜燈

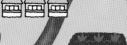

久延（きゅうえん）寺

小夜（さよ）の中山峠の中腹に位置する古刹で、家康と山内一豊の逸話が残ります。また、夜泣き石伝説ゆかりのお寺としても有名で、夜泣石と同じ形の供養塔があります。

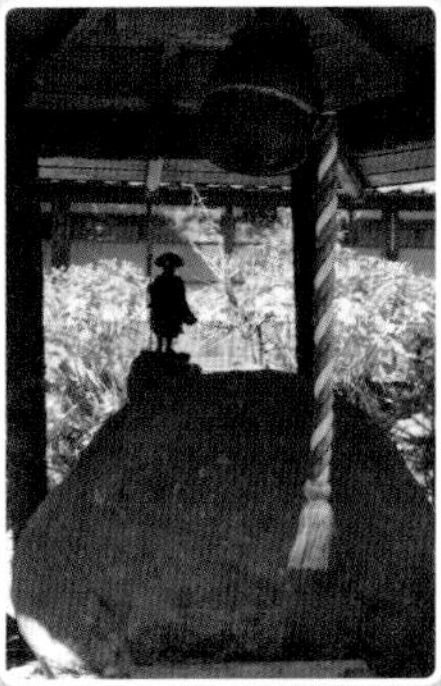

小夜の中山辺りの茶畑

箱根峠、鈴鹿峠とともに東海道三大難所といわれました。最初の急坂がきついけれど、後は茶畑の中の舗装路を緩やかな上り。久延寺から緩やかに下ってゆき、最後は急坂です。

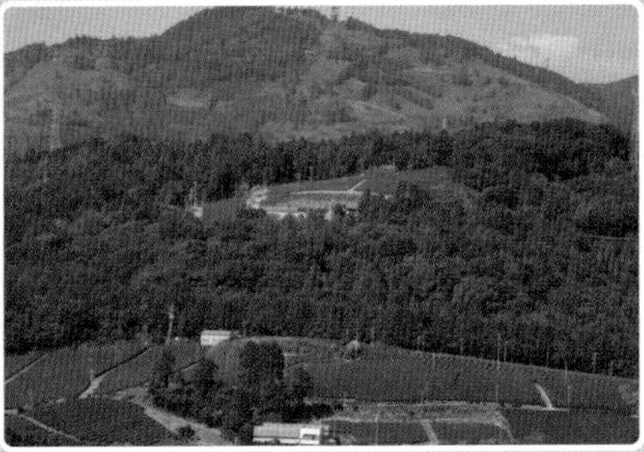

子育飴（扇屋）

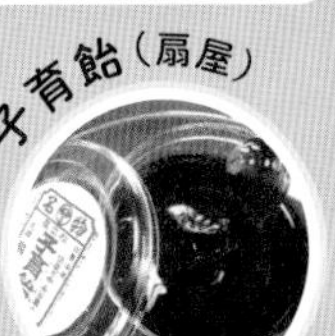

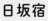

江戸時代から続く扇屋は子育飴を販売。

日坂～掛川宿

天守閣が聳える山内一豊の掛川城

日坂宿

商家「藤文」

日坂宿最後の問屋役を務めた伊藤文七の自宅で、「藤文」は屋号、江戸末期の建築です。日本最初の郵便局の一つ。

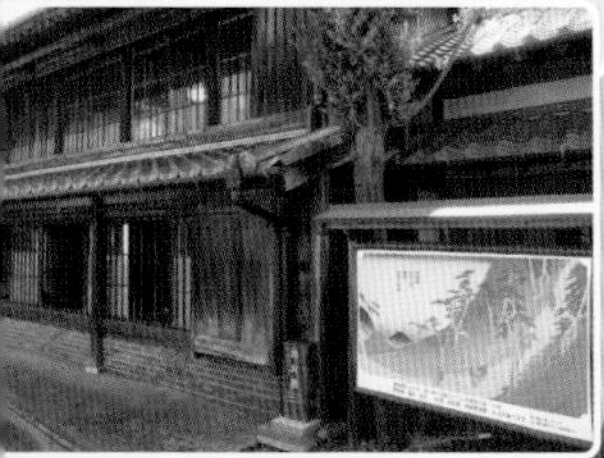

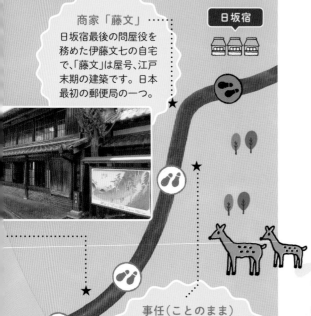

事任（ことのまま）八幡宮

「枕草子」にも名前が記され、事のまま（任）に願い事が叶う神社として信仰されていました。坂上田村麻呂が植えたと伝わるご神木の大杉とクスノキは、市の天然記念物。

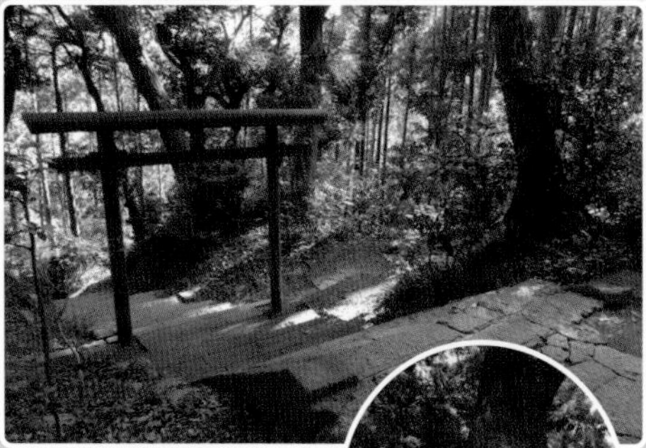

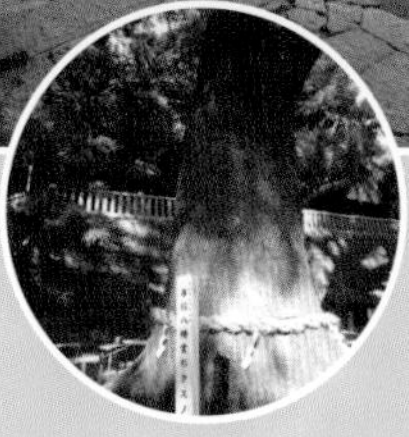

㉖ 掛川宿（かけがわ）

内助の功で有名な山内一豊の城下町として知られ、「七曲がり」と呼ばれた屈曲した街道が特徴です。平成6年に140年ぶりに木造で再建された天守閣のせいか、宿場町というより城下町の趣が色濃い町です。大手門通りなどには白漆喰塗籠造りの家も多く見られます。また、掛川は江戸時代後期の思想家、二宮尊徳（金次郎）の出生地です。

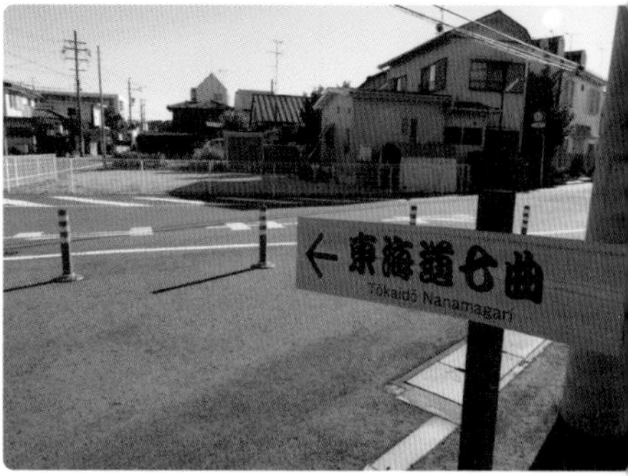

鉤の手に幾つも曲がる新町の七曲り。

N

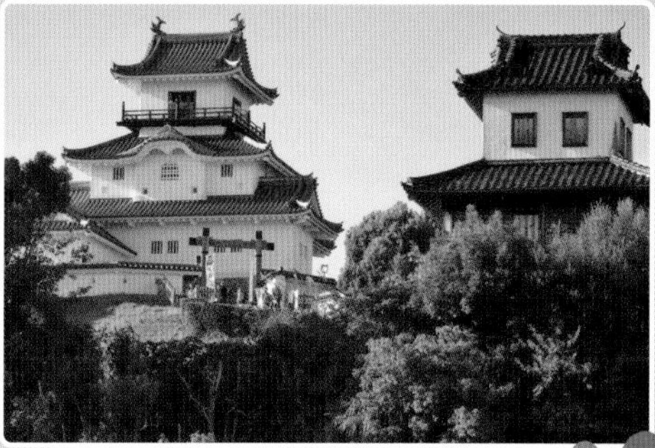

掛川城

東海の名城といわれた天守閣は平成６年に日本初の本格木造天守閣として復元されました。京都聚楽第や大坂城天守閣にならったといわれます。写真手前は太鼓櫓。

振袖餅（もちや）

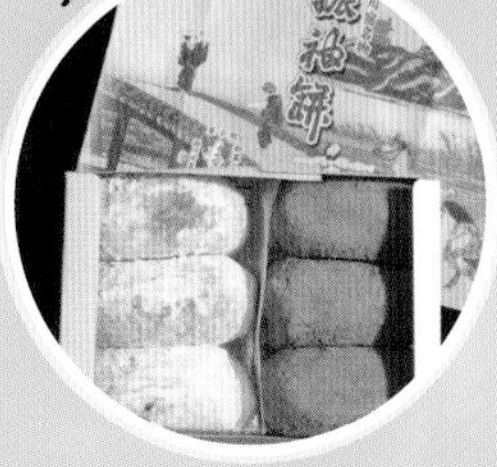

十返舎一九も買ったという名物。「もちや」の振袖餅は大福餅をのばしたような形で粒餡たっぷり。

伊達方一里塚跡

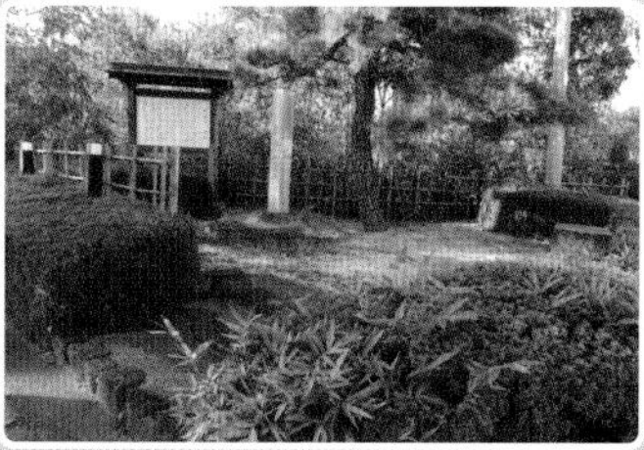

伊達方地区の旧道には江戸～明治の俳人伊藤嵐牛や嵐牛に和歌を教えた石川依平の出生地碑が立ち、伊達方一里塚跡があります。江戸より 57 番目の塚。

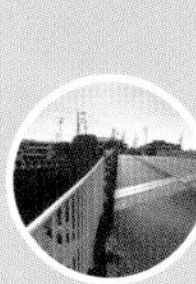

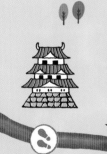

逆川の馬喰橋

葛川（くずかわ）一里塚跡

掛川宿の東の入口、欄干に馬の顔をデザインした馬喰橋を渡るとすぐ左手に葛川一里塚跡と秋葉常夜燈。日本橋から 58 番目。

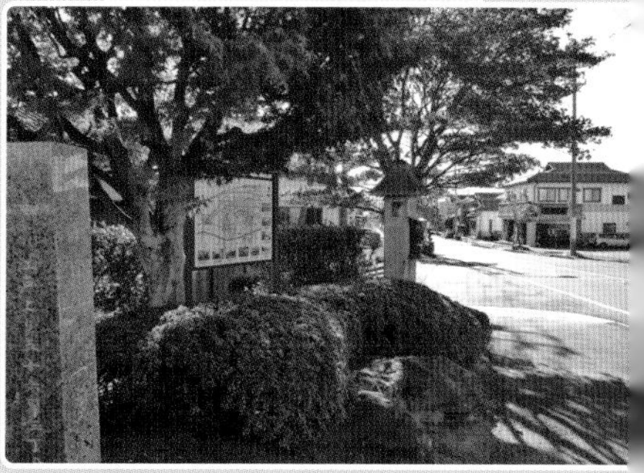

掛川宿

到達日

月　　日

丁葛（桂花園）

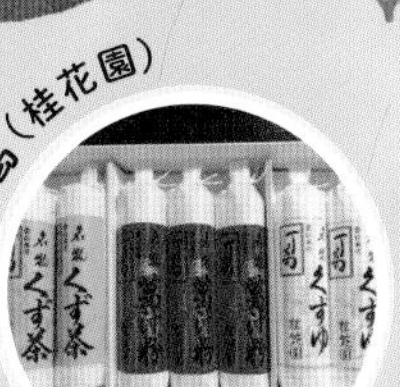

手作業で作られる葛湯。本葛を使用し伝統の味を守っています。

掛川〜袋井宿

袋井は五十三次中間点の宿場

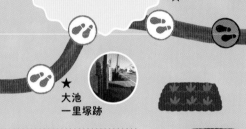

㉗ 袋井宿（ふくろい）

袋井は東の掛川と西の見附間の距離が長かったため、他の宿場より15年遅れて新設された宿場で、その後、東西交通の要衝として賑わいました。宿の東入口付近には街道時代の美しい松並木が残っています。とくに江戸からも京からも27番目に当たることから、「東海道五十三次どまん中の宿場」をキャッチフレーズに町を盛り上げています。

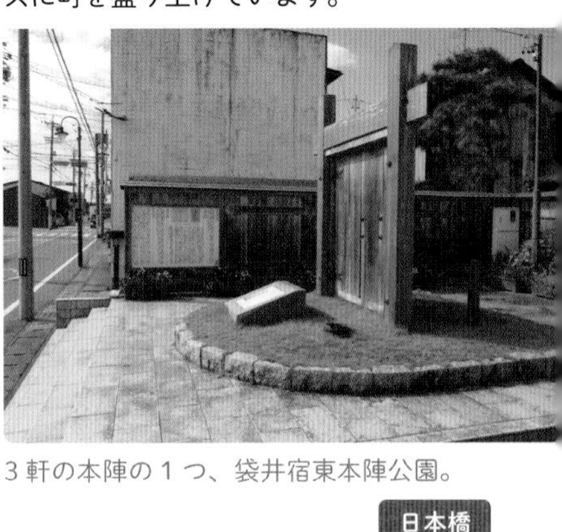

3軒の本陣の1つ、袋井宿東本陣公園。

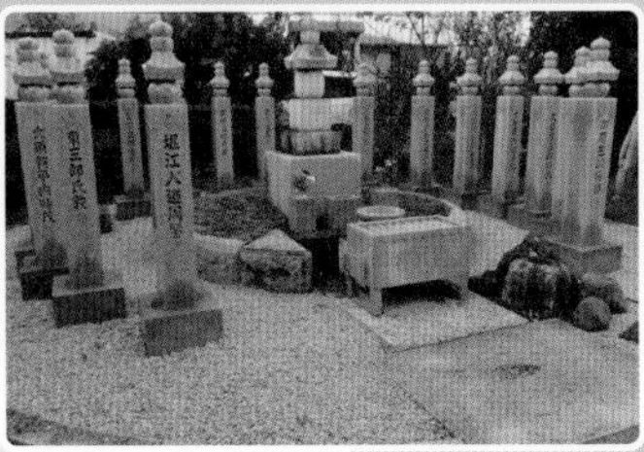

平将門十九首塚

藤原秀郷が平将門一門19名を討伐してその首を弔った塚と伝わっています。将門を取り囲むようにして18基の首塚が並びます。

★

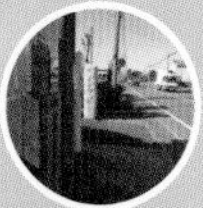

★ 大池一里塚跡

仲道（ちゅうどう）寺

東名高速道をくぐり、善光寺橋を渡ると「東京京都中間地点」の看板が建つ仲道寺。東海道の中間点に位置したため、仲道寺とも呼ばれるようになったそうです。

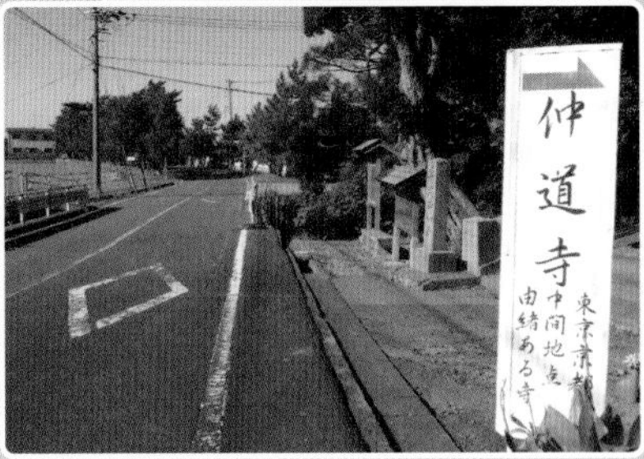

N

からだナビ

トラブル対処法❷ 脚のけいれん

脚がけいれんする(つる)原因には、体内のミネラルの不足、筋肉の硬さや疲労、脚の冷えなどが考えられます。歩行中に起きたら、ペースを落としておさまるのを待ちます。立ち止まってゆっくりとアキレス腱を伸ばしたり、膝まわりの腱を伸ばしたりして様子を見ます。そのまま歩き続けると繰り返すこともあるので、無理せず休むことも大切です。

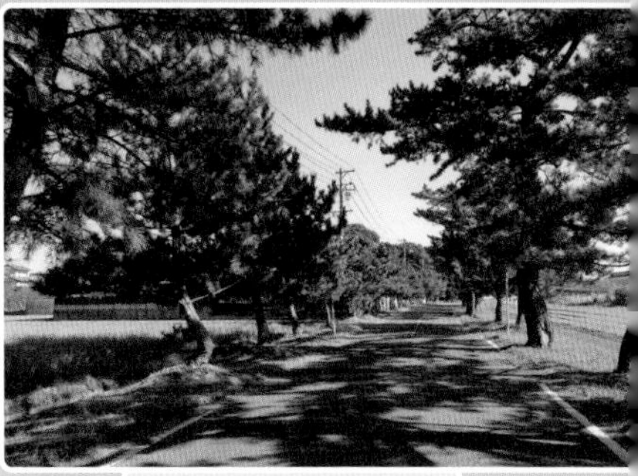

原川の松並木

仲道寺辺りから原川の松並木が始まります。街道は原川集落の突き当たりで地下道をくぐり、階段を上って同心橋へ。間の宿・原川は静かな集落ですが旅館や料理屋などもあります。

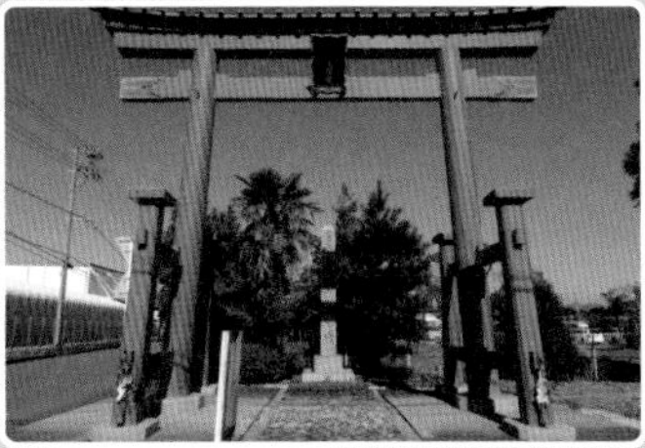

富士浅間宮 赤鳥居

江戸時代には木々の間に社殿を見通すことができたそうです。東海道の松並木には浮世絵の案内板が付いています。

名栗花莫蓙(はなござ)公園

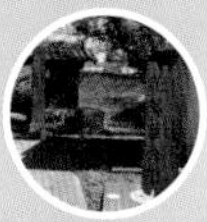

東海道 どまん中茶屋

袋井宿の東の入口は天橋で、渡ると枡形に東海道どまん中茶屋があります。いかにも茶屋といったたたずまいの休憩所です。

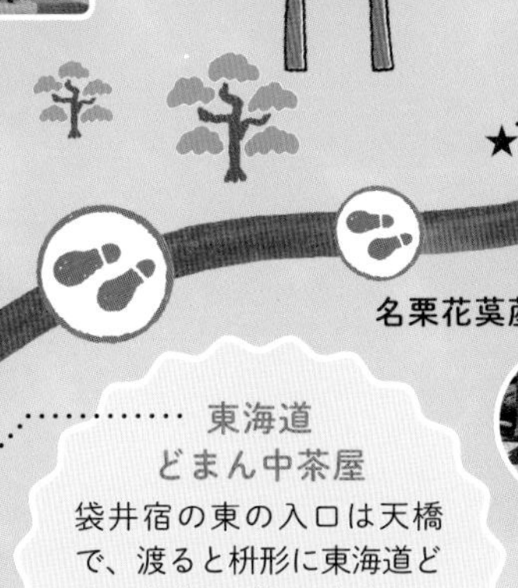

たまごふわふわ

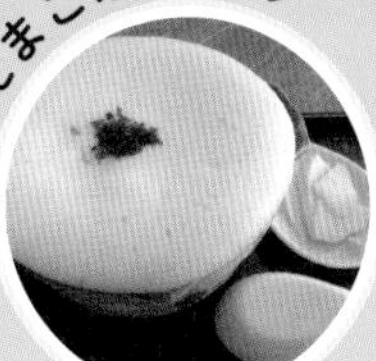

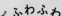

江戸時代の高級料理。材料は卵と出汁のみで口の中で消えてしまうといわれる食感です。

袋井宿

到達日

月　　日

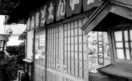

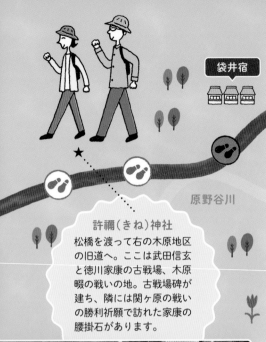

袋井〜見付宿

姫街道の追分。旧見付学校は必見

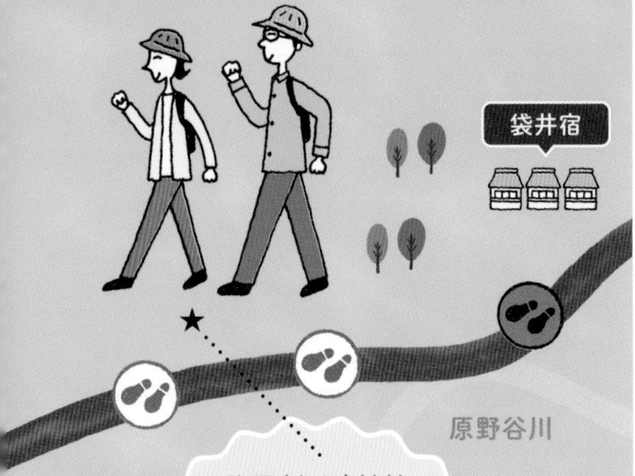

許禰（きね）神社

松橋を渡って右の木原地区の旧道へ。ここは武田信玄と徳川家康の古戦場、木原畷の戦いの地。古戦場碑が建ち、隣には関ヶ原の戦いの勝利祈願で訪れた家康の腰掛石があります。

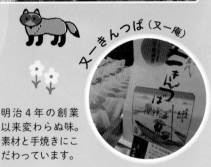

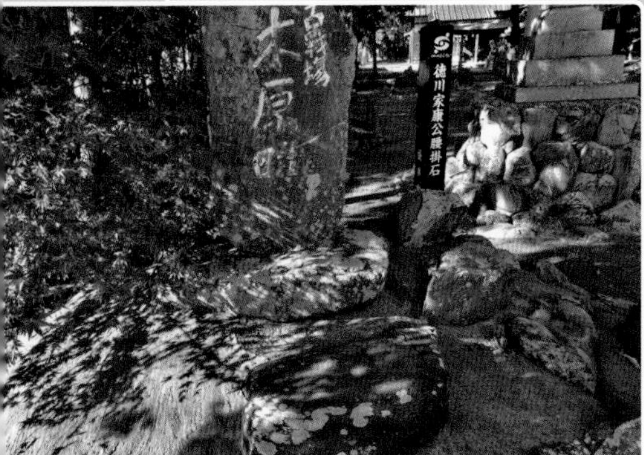

ヌーきんつば（ヌー庵）

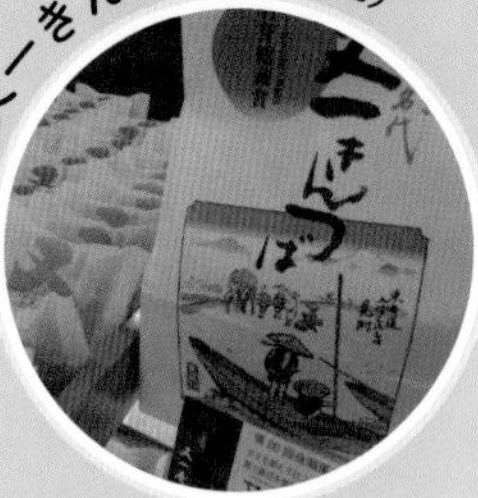

明治４年の創業以来変わらぬ味。素材と手焼きにこだわっています。

㉘ 見付宿（みつけ）

見付は奈良時代には遠江の国府が置かれるなど、古くから栄えた町です。江戸時代には姫街道との追分に当たる宿場として賑わいました。「見付」の名は京から来た旅人が初めて富士山を目にしたことに由来するといわれています。宿の中心で一際目を引く洋館風の木造校舎は旧見付学校。必見です。大通りを外れると古い家並みも残っています。

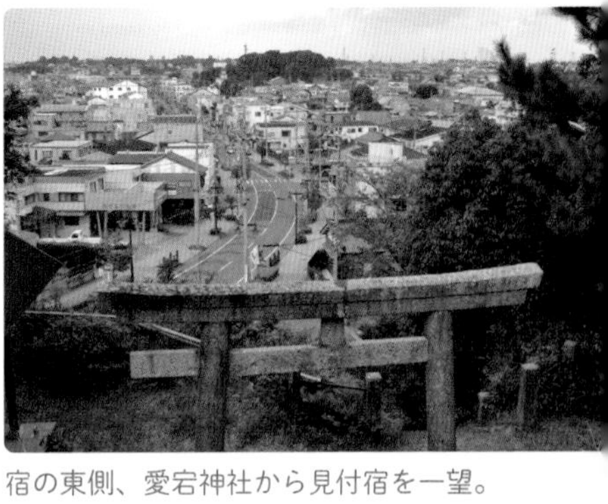

宿の東側、愛宕神社から見付宿を一望。

日本橋

N

からだナビ

トラブル対処法❸ 熱中症

高温多湿の日は熱中症を引き起こしやすいので、ウォーキングは控えましょう。

もし、歩行中に軽いけいれんや疲労感を感じたら、軽度の熱中症かもしれません。すぐに涼しい場所に移動して水分を補給し、首の後ろ、脇の下、太ももの付け根を冷やします。処置を怠れば命の危険にもさらされるので、落ち着いたら念のため病院へ行きましょう。

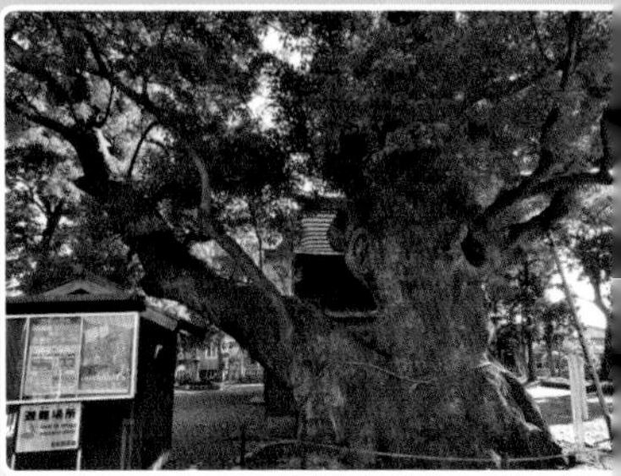

須賀神社の大楠

磐田市と袋井市の市境幹周9.5m、樹高15m、枝張り25mの推定樹齢500年という大楠。圧巻の存在感で、地域の守り神です。

見付宿

到達日

年　月　日

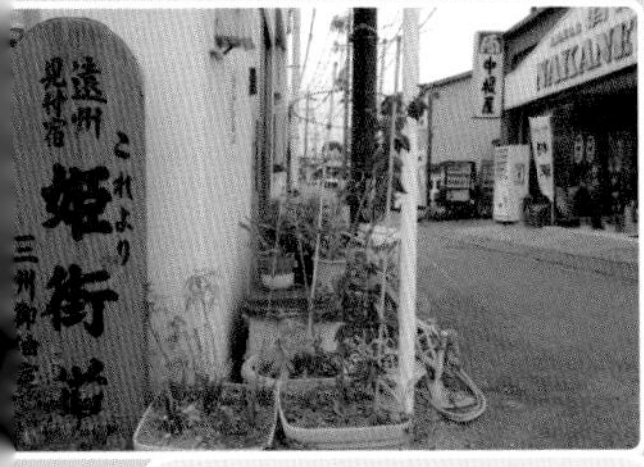

姫街道追分

浜名湖の北を通って御油宿へ向かう脇往還の道標。今切(いまぎれ)の渡しを嫌った女性が多く利用したことから「姫街道」の名が。

三ヶ野橋

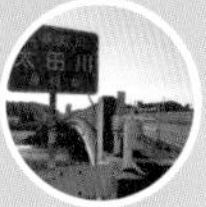

太田川

250km達成！

旧見付学校

明治8年(1875)建築。現存する日本最古の木造擬洋風小学校校舎で国の史跡指定。明治時代の教科書や学用品も多数展示されています。

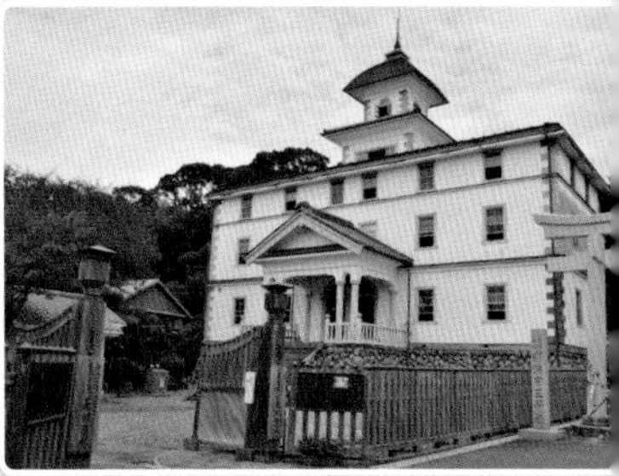

遠江国分寺跡

東海道は左手に天平元年(729)建立の府八幡宮、右手に遠江国分寺跡を見ながら進みます。国分寺は奈良時代、聖武天皇が諸国に建立を命じた寺。

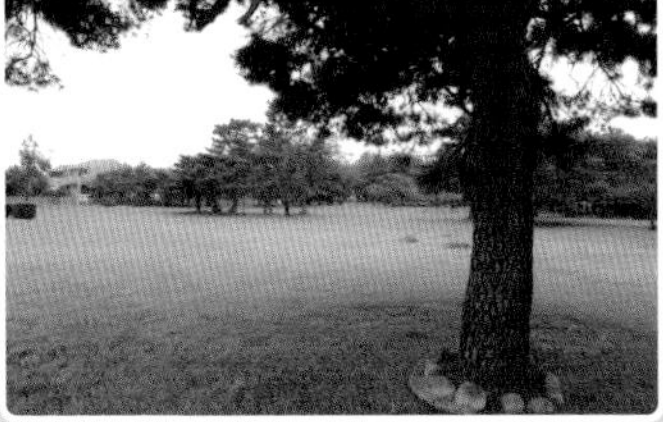

三条大橋

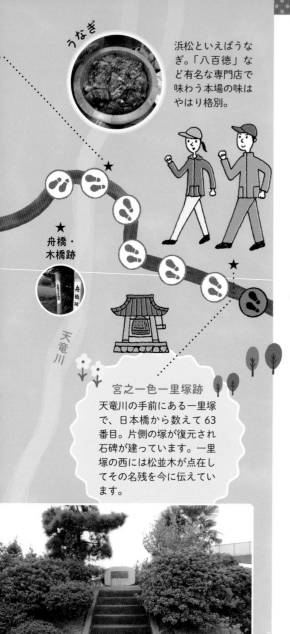

暴れ天竜を渡って浜松へ入る

見付～浜松宿

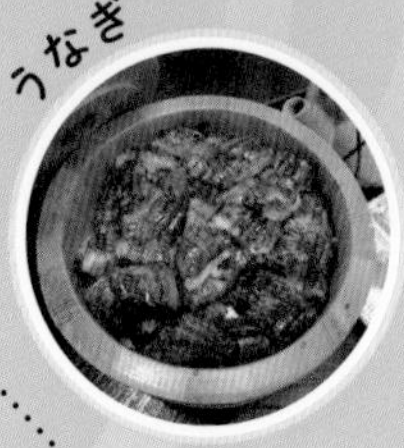
うなぎ

浜松といえばうなぎ。「八百徳」など有名な専門店で味わう本場の味はやはり格別。

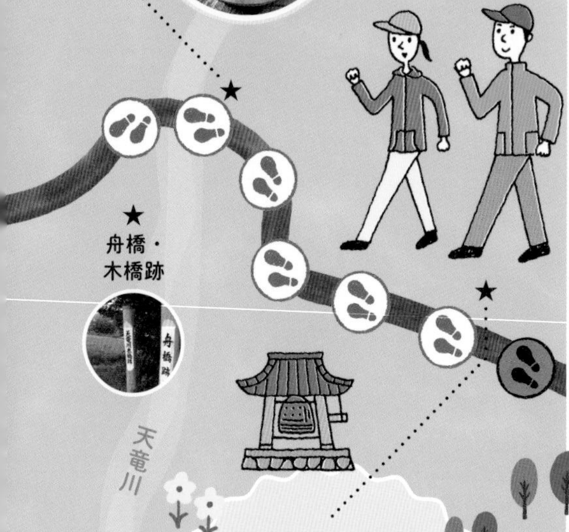
舟橋・
木橋跡
舟橋跡
天竜川

宮之一色一里塚跡

天竜川の手前にある一里塚で、日本橋から数えて63番目。片側の塚が復元され石碑が建っています。一里塚の西には松並木が点在してその名残を今に伝えています。

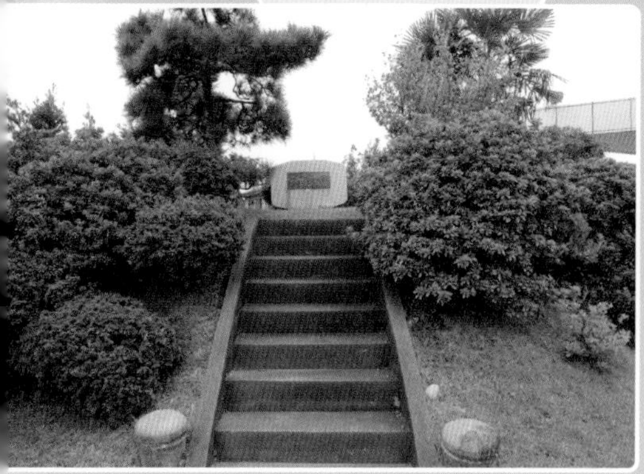

㉙ 浜松宿（はままつ）

徳川家康と関わりの深い浜松城の城下町。宿場の中心は連尺交差点から次の伝馬町交差点辺りまでで、６軒の本陣が軒を連ねるほどの大きな宿場でした。町は太平洋戦争で徹底的に攻撃されたため、往時の遺構は残っていません。宿場町の面影はないものの、丁寧な説明板が至る所に設置され、本陣や高札場があったことを知ることはできます。

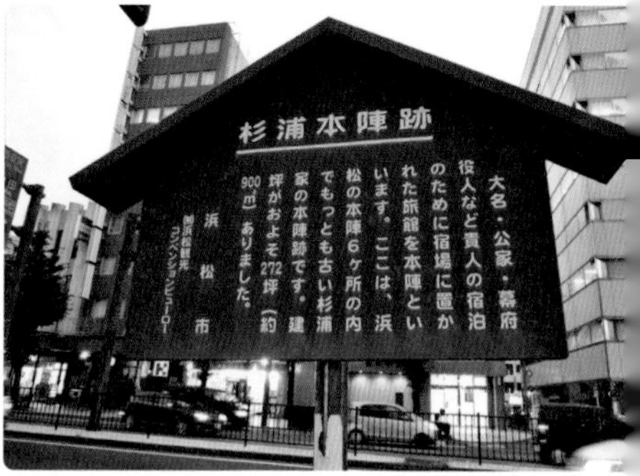
杉浦本陣跡
大名・公家・幕府役人など貴人の宿泊のために宿場に置かれた旅館を本陣といいます。ここは、浜松の本陣６ヶ所の内でもっとも古い杉浦家の本陣跡です。建坪がおよそ272坪（約900㎡）ありました。
浜松市
浜松観光コンベンションビューロー

市内随所に説明板が。

N

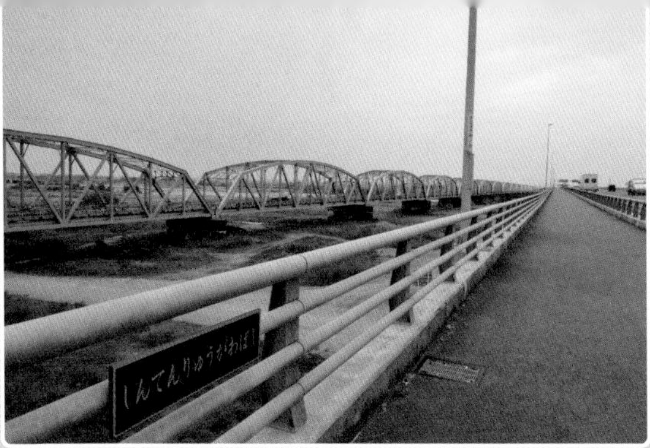

新天竜川橋

長さ 912 mの新天竜川橋に整備された歩道は幅 4 m。かつての難所も今は安全です。橋を渡り左に進むと六所神社があり、裏手にかつての舟橋跡があります。

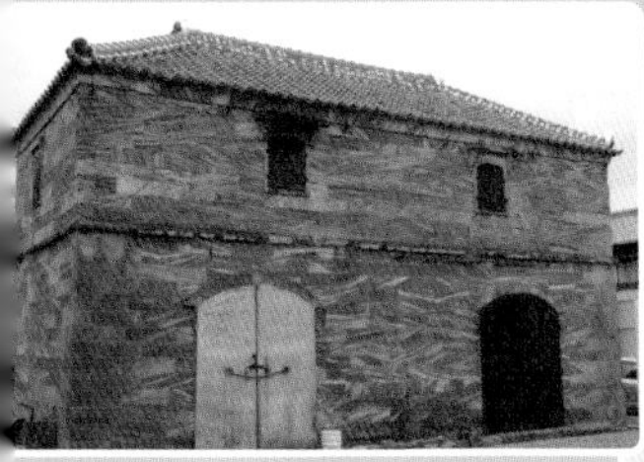

伊豆石の蔵

天竜川から浜松にかけては、石造りの蔵群を多く見かけます。これは伊豆半島で切り出された「伊豆石」の蔵で、火に強いため廻船問屋の蔵として建造。

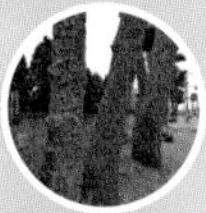

松並木 ★

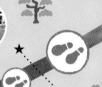

金原明善翁生家

何度も大洪水を引き起こしていた天竜川の治水事業に生涯をかけて取り組んだ金原明善翁の生家。築 200 年以上の屋敷を修復。

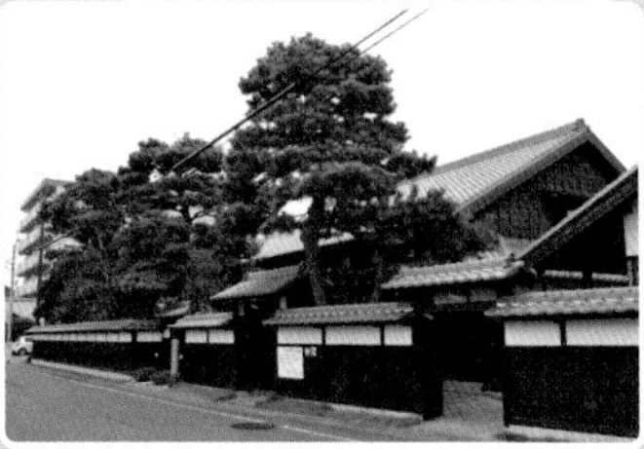

高札場跡 ★
（連尺）

浜松宿

到達日

年

月　日

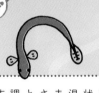

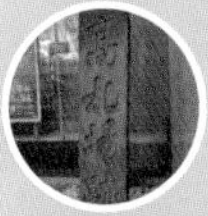

からだナビ

トラブル対処法❹ 低体温

体温は36～37℃に保たれていますが、35℃になると低体温の状態。そのまま放置すると低体温症を引き起こす可能性があります。汗で濡れた服が風にさらされると急激に体温が下がることもあるので、重ね着など体温調節しやすい服装で対策を。寒すぎると感じたら暖かい場所に移動し、乾いたウエアに着替え、脇の下や脚の付け根などを温めて体温を上げてください。

浜納豆

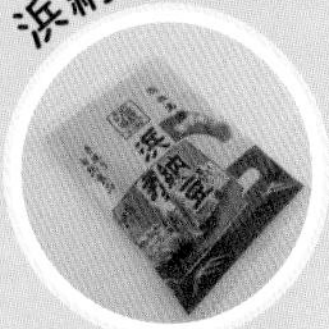

家康も愛したという浜松の伝統食品。多少クセはありますが珍味としてもいけます。

三条大橋

浜松〜舞坂宿

美しい松並木を抜けると浜名湖

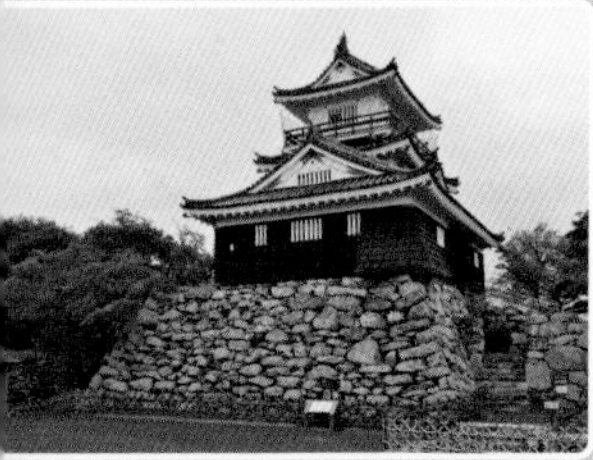

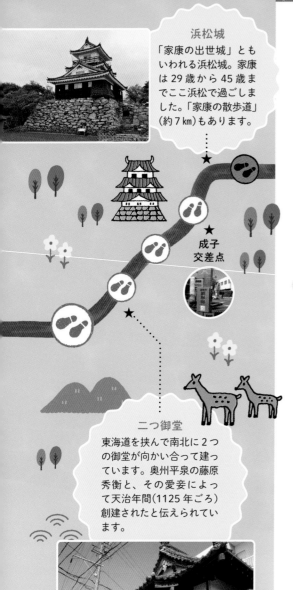

浜松城

「家康の出世城」ともいわれる浜松城。家康は29歳から45歳までここ浜松で過ごしました。「家康の散歩道」(約7㎞)もあります。

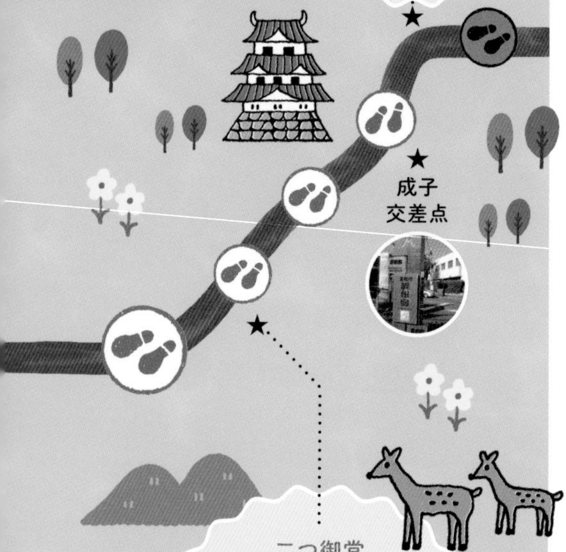

二つ御堂

東海道を挟んで南北に2つの御堂が向かい合って建っています。奥州平泉の藤原秀衡と、その愛妾によって天治年間(1125年ごろ)創建されたと伝えられています。

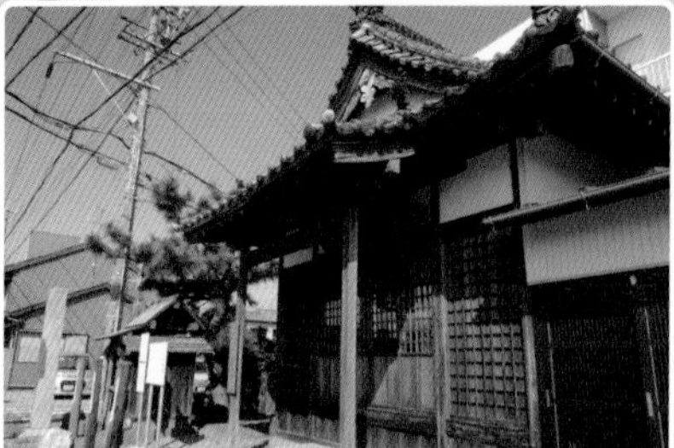

㉚ 舞坂宿（まいさか）

浜名湖はかつて閉じた淡水湖でしたが、室町時代の大地震によって、湖と海とを分けていた陸地部分が切れて外海と繋がりました。そのためこの辺りを「今切」と呼ぶようになり、海上一里十八町（約 6km）を船で渡ることになったのです。今切の渡しを控える舞坂宿は渡船場として大いに賑わいました。以来、浜名湖は東海道の名所の１つになったのです。

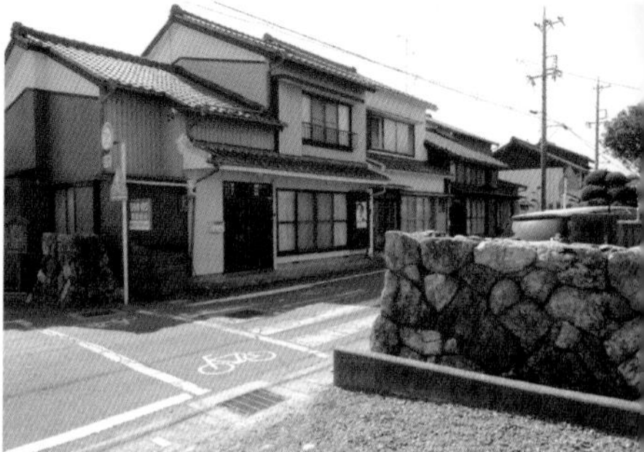

江戸時代中頃に作られたという見附石垣。ここから先が舞坂の宿内。

北雁木跡

今切の渡しには、一般に「がんげ」と呼ばれる階段状の渡船場が3ヶ所ありましたが、そのうち北雁木だけが現存。幅十間（約18 m）の石畳が水際まで敷きつめられています。

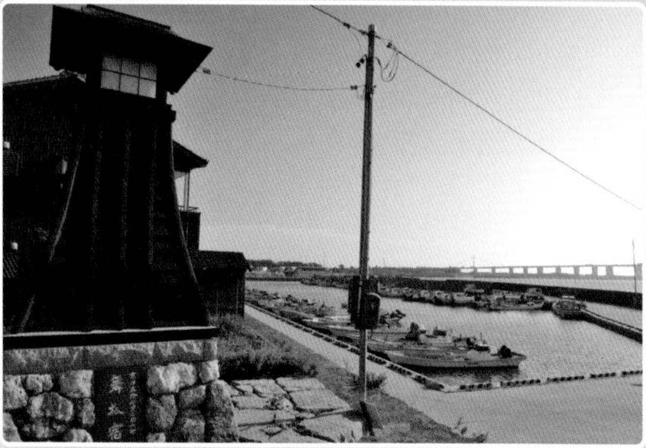

浜名湖

佐鳴湖

舞坂宿

到達日

年

月　　日

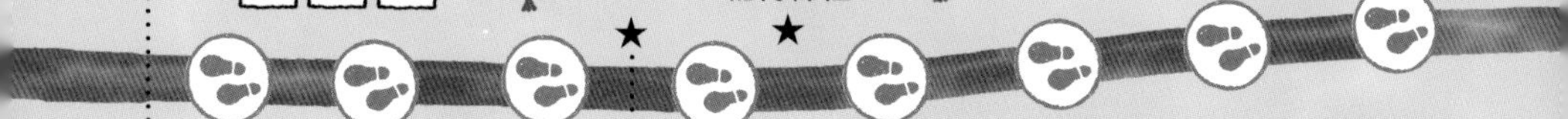

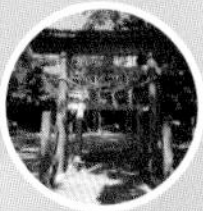

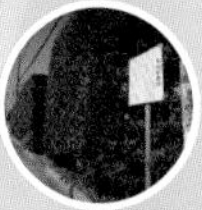

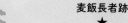

浪小僧

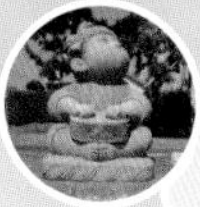

舞阪の松並木

JR舞阪駅の近くからはじまる松並木は340本の立派な松が街道の両側に700 mも続きます。江戸の旅人気分になって歩けます。

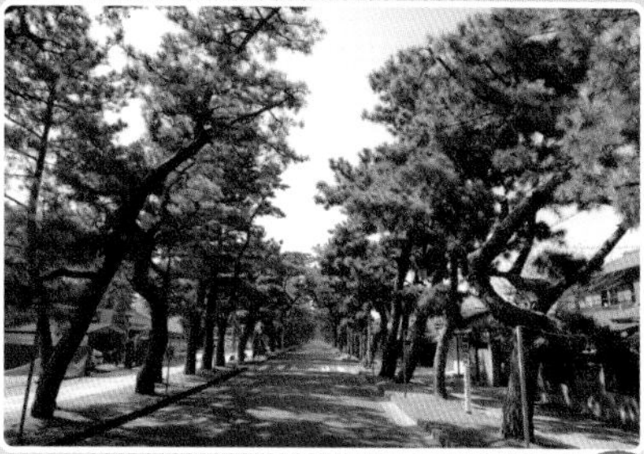

遠州灘

舞坂宿脇本陣

東海道に唯一現存する脇本陣の遺構で、天保9年（1838）に建てられた茗荷屋脇本陣の書院棟を復元した舞坂宿で必見の建物。大正時代は役場として利用されていました。

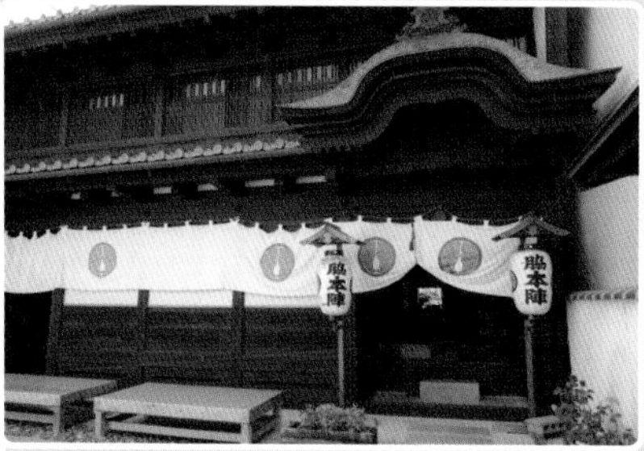

ぶち海苔

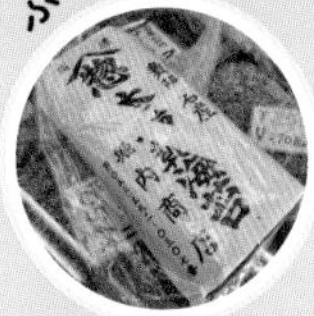

青海苔と黒海苔を混ぜた浜名湖名物。炙ると香りが増して美味しいです。

舞坂〜新居宿

浜名湖の先に待ち受ける新居関

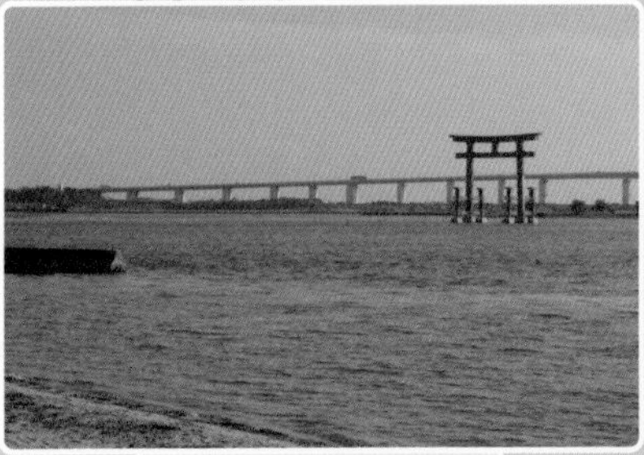

浜名湖

弁天島海浜公園

天然の干潟「いかり瀬」に建つシンボルの赤い鳥居と、青い海を見渡せる立地にある海浜公園。東海道歩きを楽しんでいる人にとっても格好の休憩場所として利用されています。

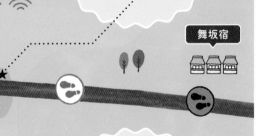

舞坂宿

西浜名橋

中浜名橋、西浜名橋は、いずれも自動車用と、自転車・歩行者専用の橋に分かれているので、安全で景色も良好。新幹線や東海道線を眺めながら歩くのも貴重な経験です。

遠州灘

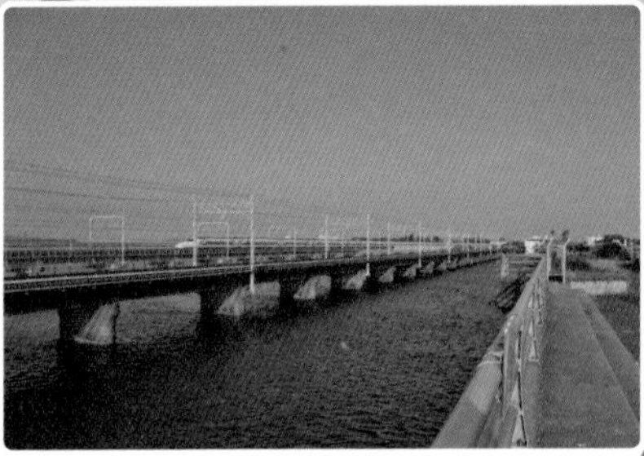

㉛ 新居宿(あらい)

浜名湖を渡り終えると新居宿で、厳しい新居関所が待ち受けていました。関所は地震や津波の被害を受けて3度も移転、現在の場所になったのは宝永5年(1708)からです。現在の遺構は安政2年(1855)のもので、関所の建物が残っているのはここだけです。隣接して「新居関所資料館」があります。宿内には現在、本陣跡などの標柱が整備されています。

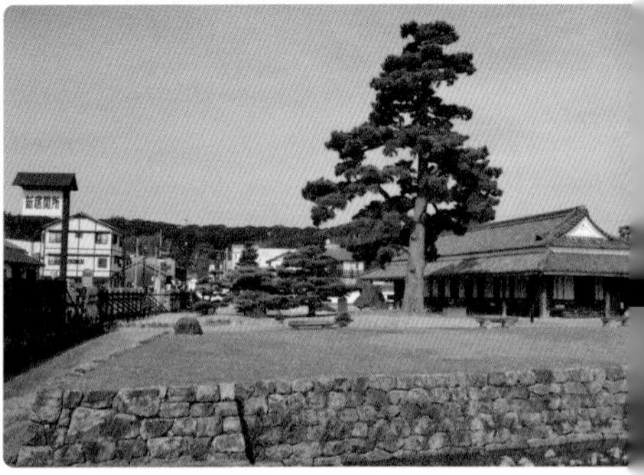

関所の横には舞坂からの船が着いた渡船場が発掘・復元。

日本橋

N

あと引せんべい（あと引製菓）

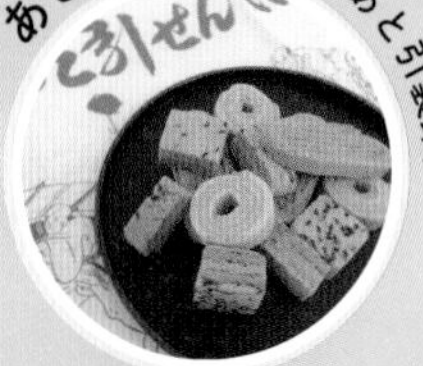

新居関所の西側のあと引製菓の菓子。何層にも重ねたり丸めたりして切る手の込んだ製法。

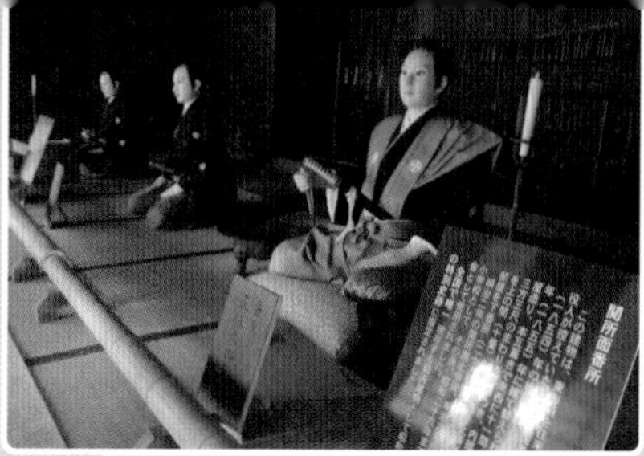

新居宿

到達日

年

月　日

新居関所

浜名橋

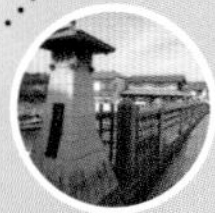

新居町駅駅前（遠州新居手筒花火像）

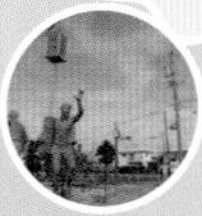

中浜名橋辺り

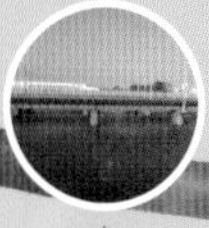

新居関所

現在の遺構は幕末の安政5年（1858）にかけて再建された、江戸時代の関所の建物が残っているのは全国でもここだけです。面番所や女改長屋が公開され、史料館も併設。

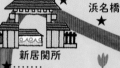

旅籠 紀伊国屋資料館

元禄年間創業の紀州藩の御用宿で、25軒あった旅籠の中で最大でした。現在は資料館として公開。往時の旅籠の様子がうかがえます。

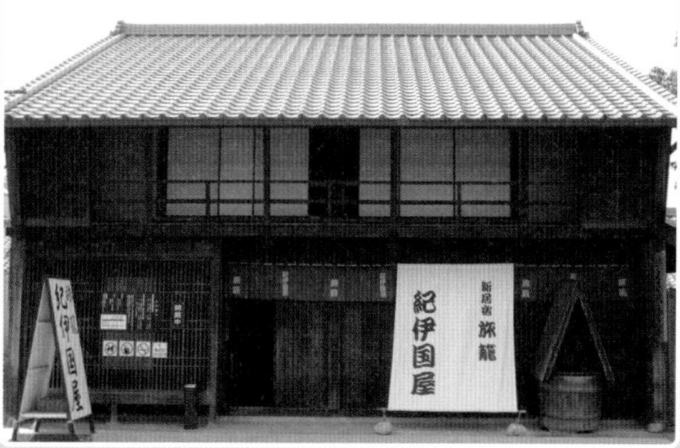

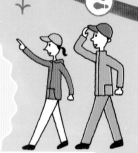

うず巻（卯月園）

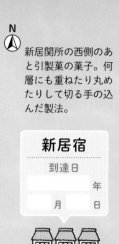

新居町名物うず巻は黒糖の香りともっちりした食感の素朴なおいしさ。

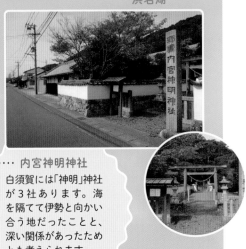

長かった静岡県最後の宿
新居～白須賀宿

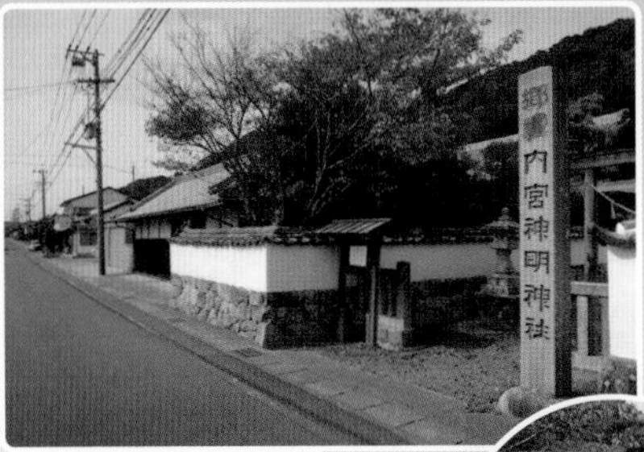

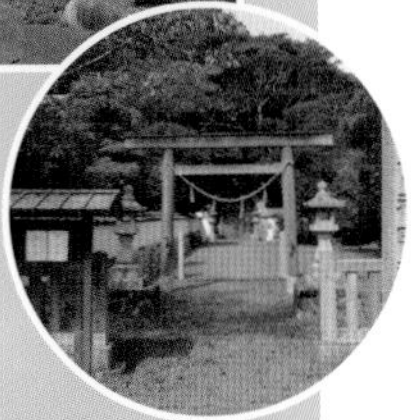

内宮神明神社

白須賀には「神明」神社が3社あります。海を隔てて伊勢と向かい合う地だったことと、深い関係があったためとも考えられます。

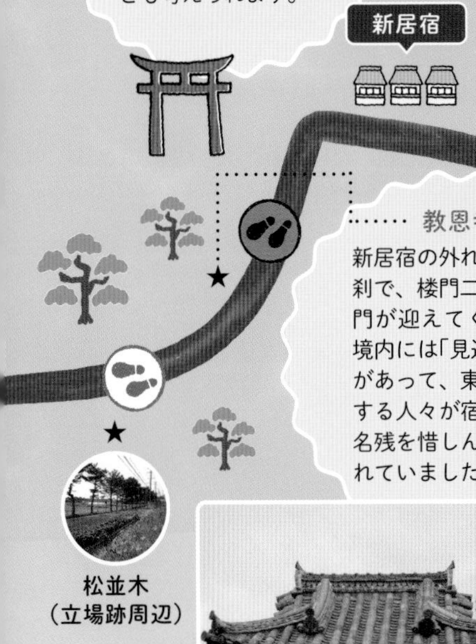

教恩寺

新居宿の外れにある古刹で、楼門二階建の山門が迎えてくれます。境内には「見返りの松」があって、東海道を旅する人々が宿を離れて名残を惜しんだ松とされていました。

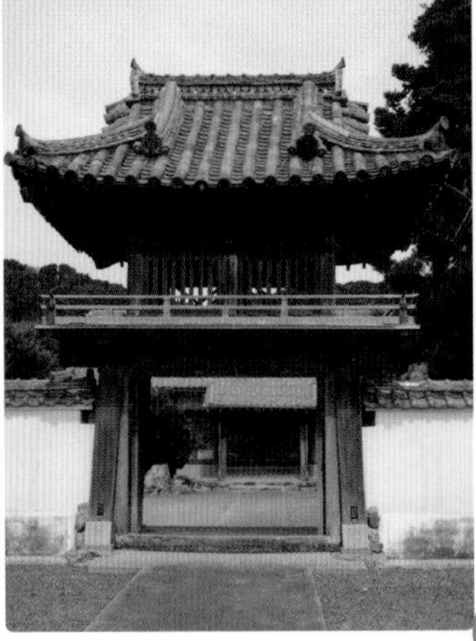

㉜ 白須賀宿（しらすか）

白須賀宿はかつて潮見坂下の海岸沿いにありましたが、宝永4年（1707）の大地震による津波で大被害を受け、現在の坂上に移ったといわれます。宿内には枡形に折れ曲がった曲尺手（かねんて）などがありますが、往時の遺構はほとんど残っていません。道沿いにわずかに残る槙の木は、火事の延焼を防ぐために植えられたものです。

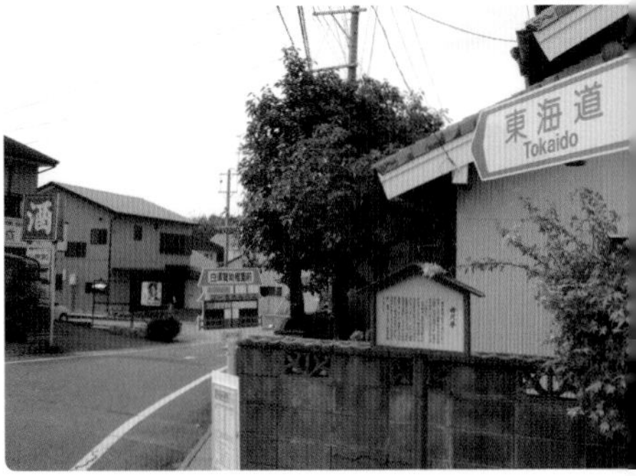

駿河・遠州路（静岡県）の最後の宿です。

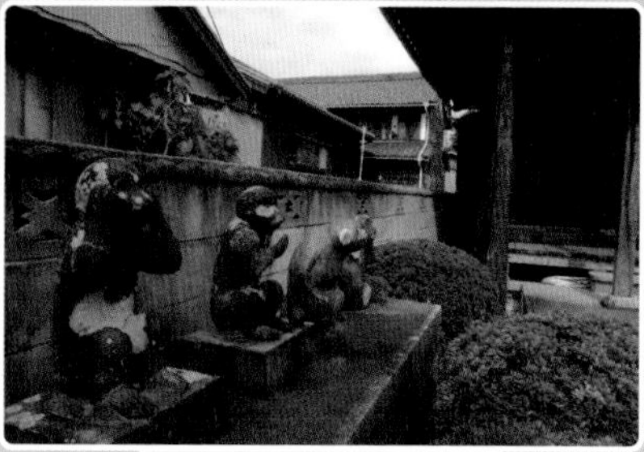

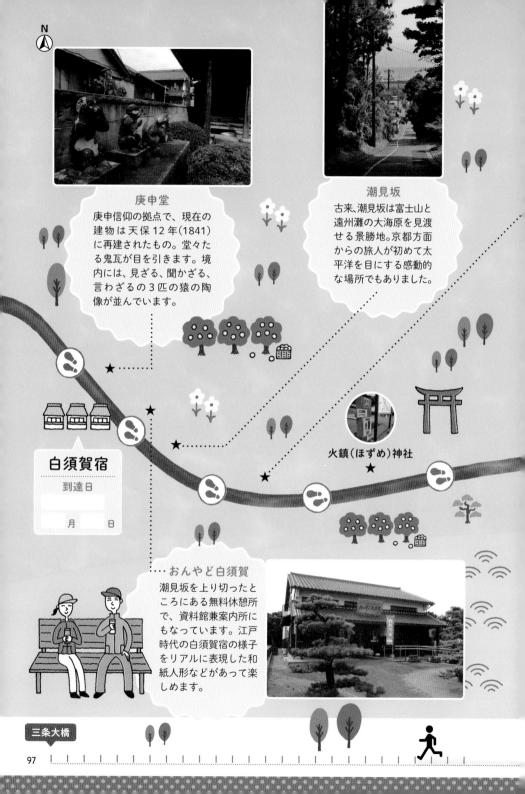

庚申堂

庚申信仰の拠点で、現在の建物は天保12年(1841)に再建されたもの。堂々たる鬼瓦が目を引きます。境内には、見ざる、聞かざる、言わざるの3匹の猿の陶像が並んでいます。

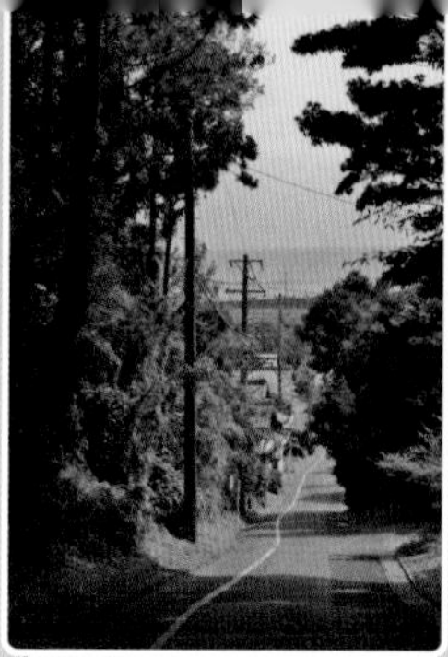

潮見坂

古来、潮見坂は富士山と遠州灘の大海原を見渡せる景勝地。京都方面からの旅人が初めて太平洋を目にする感動的な場所でもありました。

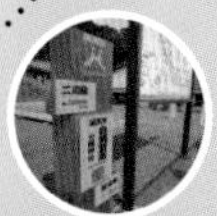

火鎮（ほずめ）神社

白須賀宿

到達日

月　日

おんやど白須賀

潮見坂を上り切ったところにある無料休憩所で、資料館兼案内所にもなっています。江戸時代の白須賀宿の様子をリアルに表現した和紙人形などがあって楽しめます。

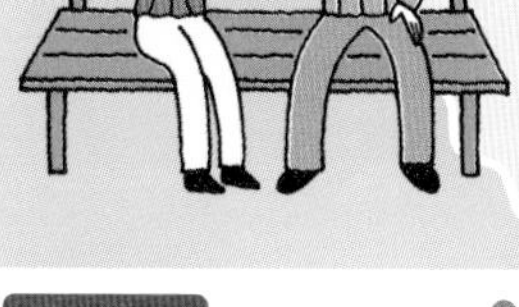

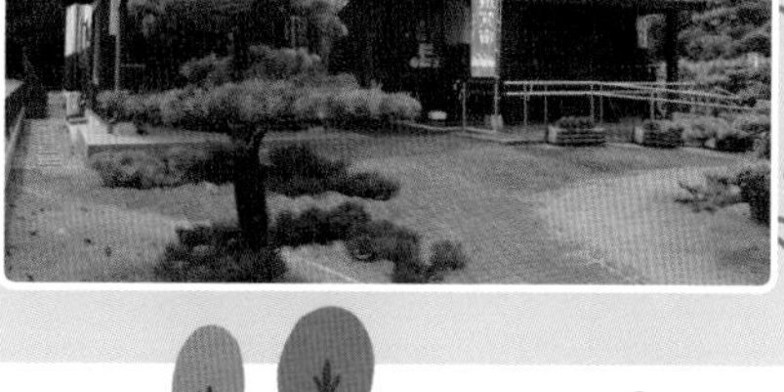

三条大橋

Memo

ウォーキングであなたが気になったことをメモしておきましょう。
体の不調やウォーキングでの痛みなどを書き留めておくとよいでしょう。
食事のことなどをメモしておくのもよいかもしれません。

月　日

月　日

月　日

月　日

月　日

月　日

月　日

月　日

月　日

月　日

月　日

月　日

月　日

月　日

月　日

月　日

\\ column 2 //

正しい靴選び

“最適サイズを知ろう！ キビキビと歩くにはまず靴選びから”

快適なウォーキングのために、靴選びのポイントを紹介します。

- かかとがしっかりと固定される

  かかとのつくりがしっかりしていると足首が安定します。
- つま先に1 cm ～1.5cm のゆとり（親指を軽く曲げられる程度）がある
- 靴ひもや面ファスナーで固定できる

  足の甲のフィット感を調整できるタイプがおすすめです。
- 蹴り出しに合わせてつま先が柔軟に曲がる

  足長だけなく足幅やつま先の形によって靴のフィット感が違いますから、シューフィッターのいるお店で選ぶのもおすすめです。

自分のつま先のタイプはどれ？

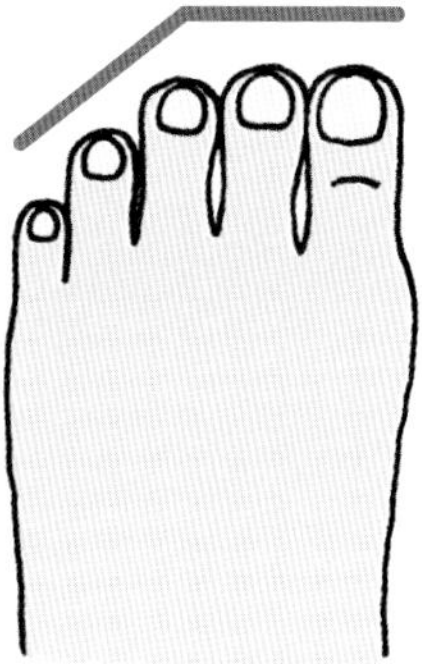

スクエア型

親指と人さし指の長さがほぼ同じ。つま先がフラットに作られている靴がおすすめ。

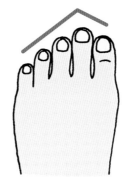

ギリシャ型

人さし指が親指よりも長いタイプ。人さし指に合わせて靴のつま先に余裕が必要。

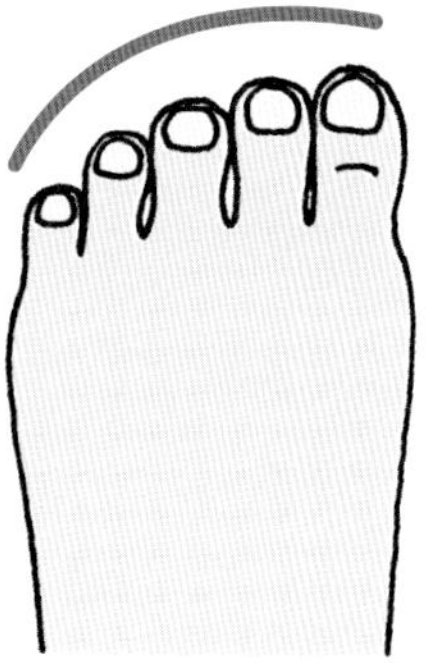

エジプト型

親指が一番長く、小指にかけてカーブを描くタイプ。靴の先が広すぎると親指以外の指がすべってしまうことも。

三河・尾張路

三河路に入って最初の二川宿では往時の本陣が公開されています。
松並木が美しい御油・赤坂・藤川は遊興の地としても栄えた宿場町。
一転して家康の出生した岡崎は、二十七曲がりのある厳格な城下町でした。
尾張路に入ると桶狭間合戦など戦国時代の史跡が多く残っています。
旅人の人気の的だった絞りの町、有松を通って熱田神宮の門前町・宮宿へ。
東海道はここから「七里の渡し」で海上を桑名宿へと向かいます。

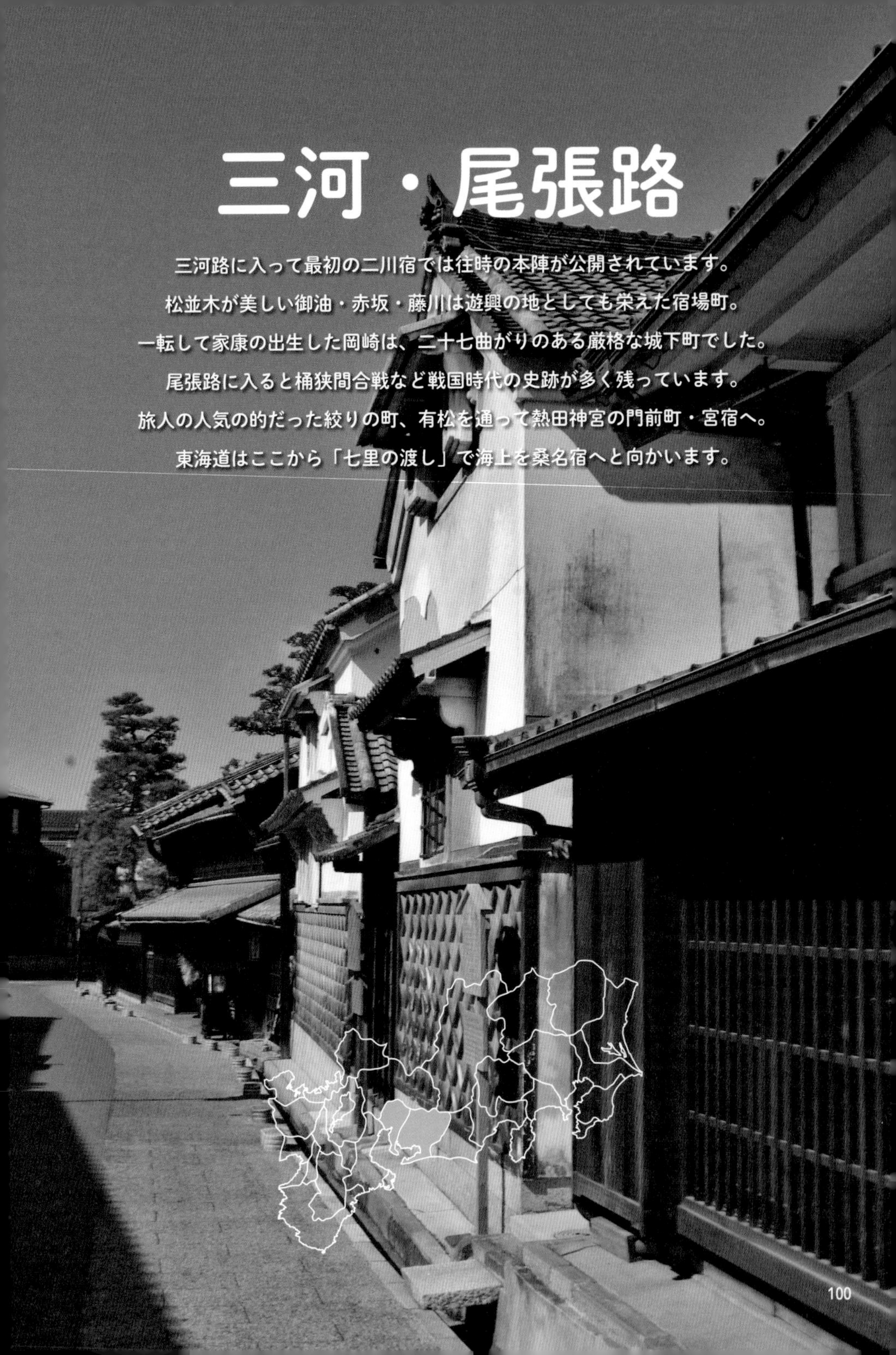

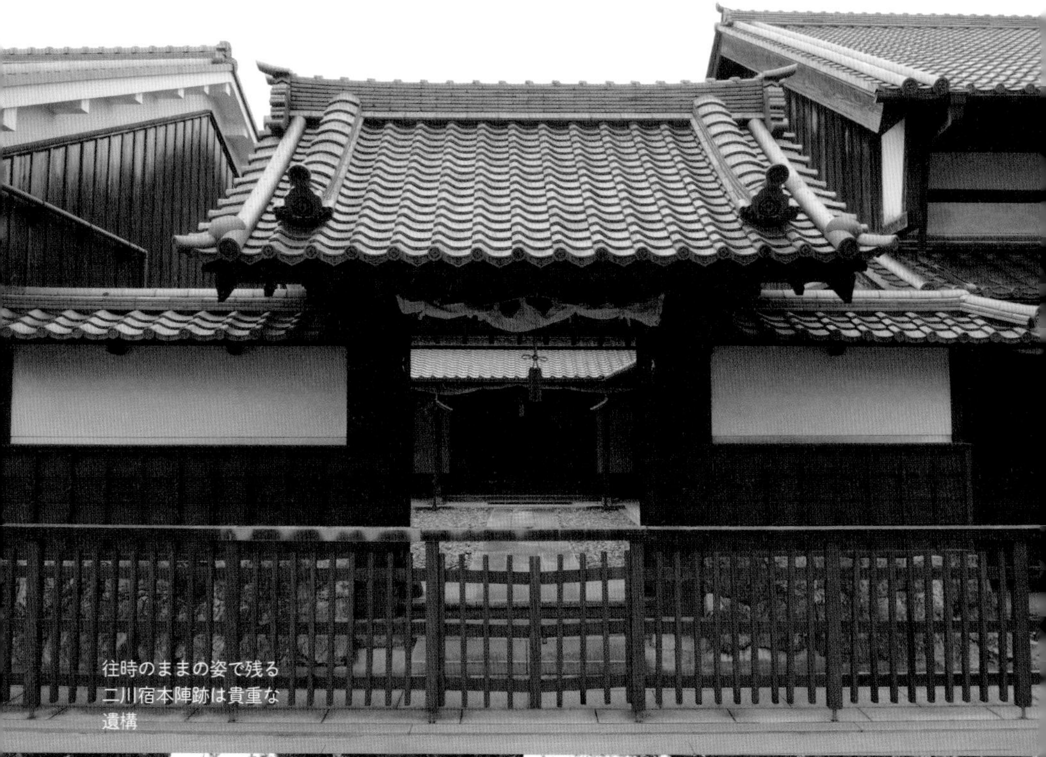

往時のままの姿で残る二川宿本陣跡は貴重な遺構

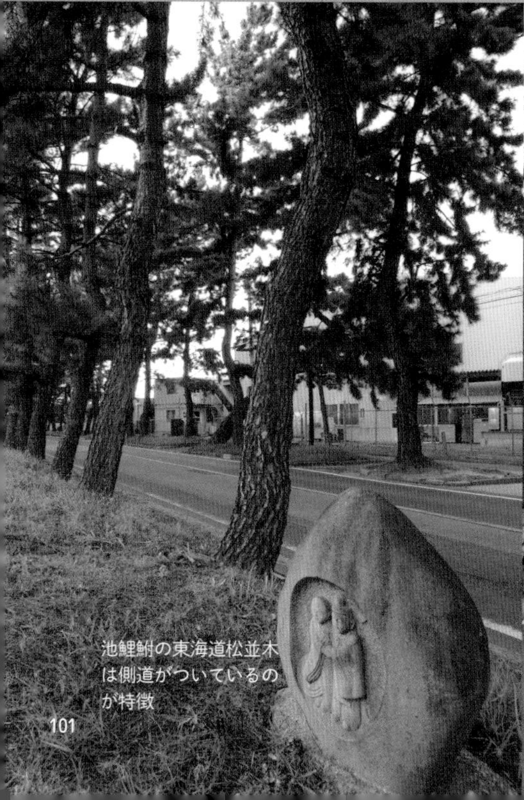

池鯉鮒の東海道松並木は側道がついているのが特徴

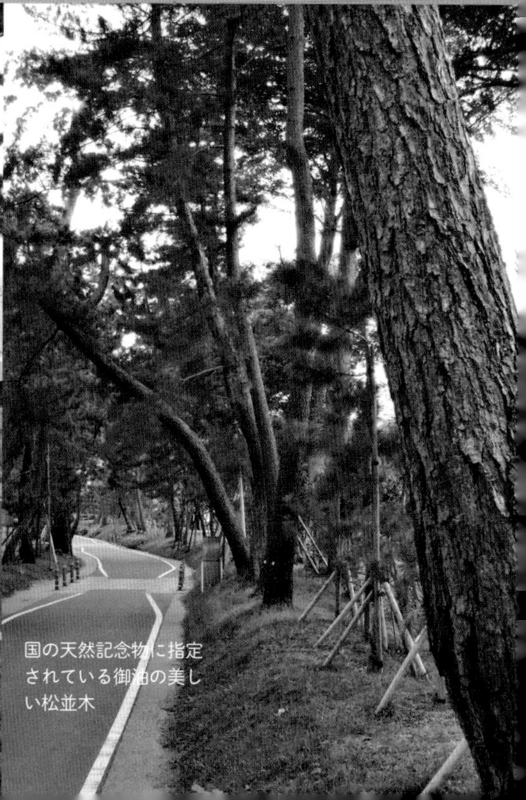

国の天然記念物に指定されている御油の美しい松並木

三河路最初の宿は本陣が必見
白須賀〜二川宿

㉝ 二川宿（ふたがわ）

二川宿は現在も町割りや道路幅が往時とあまり変わっておらず、宿場らしい雰囲気を保っています。そんな古い町家が残る宿場に堂々たる本陣が公開されています。文化４年(1807)から本陣職を勤めた馬場家の建物を整備したのが、豊橋市二川宿本陣資料館です。草津宿と並び、東海道に２ヶ所しか現存していない本陣の１つで見応え充分です。

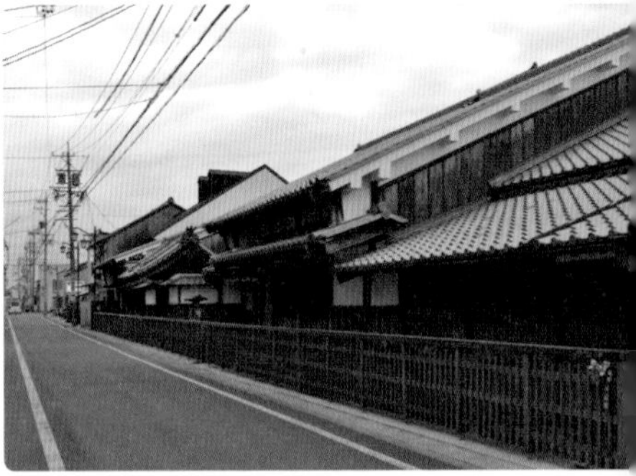

間口が狭く奥行きの深い家屋が残り、宿場らしい雰囲気。

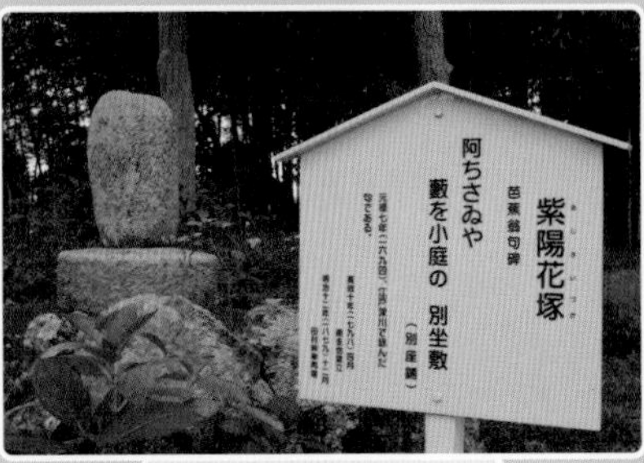

妙泉寺

二川宿の東端に位置する日蓮宗の寺院。境内には松尾芭蕉の句碑「阿ちさゐや藪を小庭の別坐敷　芭蕉翁」と記された自然石の碑が建ち、地元では紫陽花塚として親しまれています。

境川

白須賀宿を出ると境川という小川を渡りますが、ここで遠江国から三河国に入ります。現在でも愛知・静岡の県境になっていて、土も黒土から赤土に変わるといわれます。

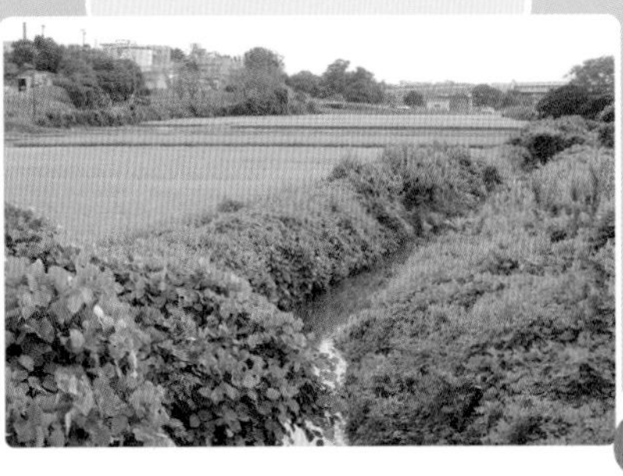

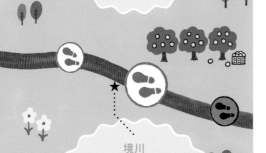

二川宿

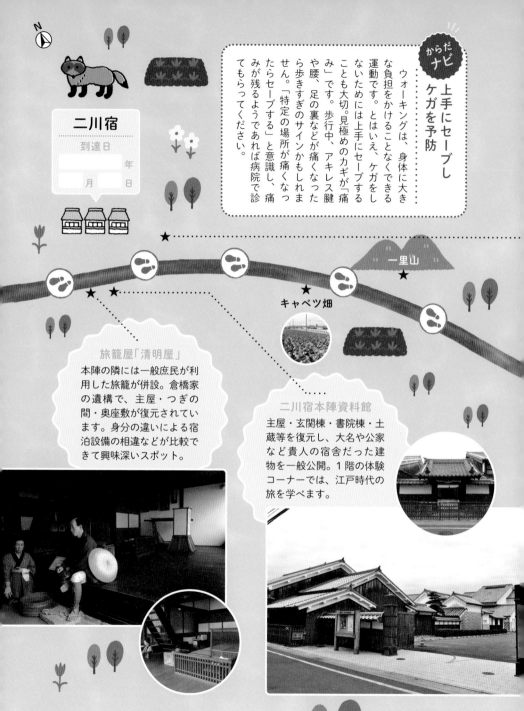

到達日

年　月　日

一里山

キャベツ畑

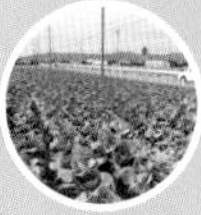

からだナビ

上手にセーブしケガを予防

ウォーキングは、身体に大きな負担をかけることなくできる運動です。とはいえ、ケガをしないためには上手にセーブすることも大切。見極めのカギが「痛み」です。歩行中、アキレス腱や腰、足の裏などが痛くなったら歩きすぎのサインかもしれません。「特定の場所が痛くなったらセーブする」と意識し、痛みが残るようであれば病院で診てもらってください。

旅籠屋「清明屋」

本陣の隣には一般庶民が利用した旅籠が併設。倉橋家の遺構で、主屋・つぎの間・奥座敷が復元されています。身分の違いによる宿泊設備の相違などが比較できて興味深いスポット。

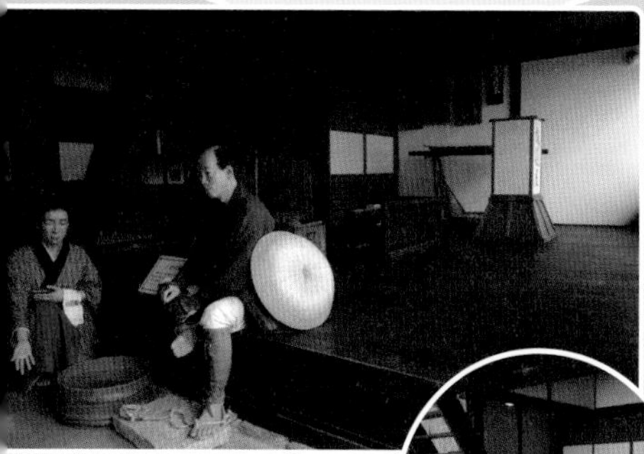

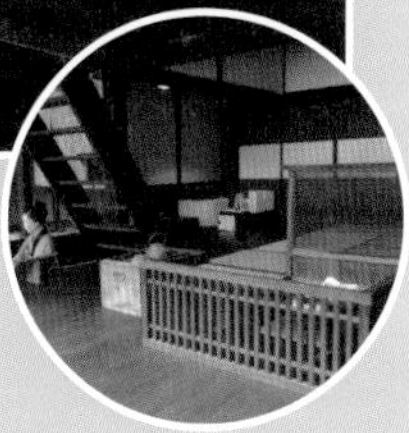

二川宿本陣資料館

主屋・玄関棟・書院棟・土蔵等を復元し、大名や公家など貴人の宿舎だった建物を一般公開。1階の体験コーナーでは、江戸時代の旅を学べます。

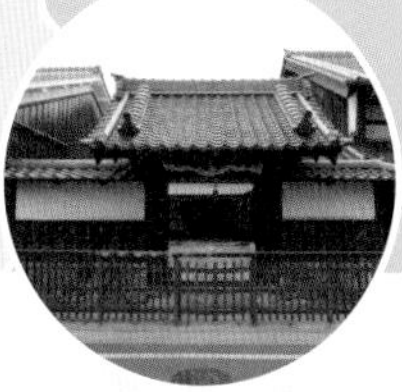

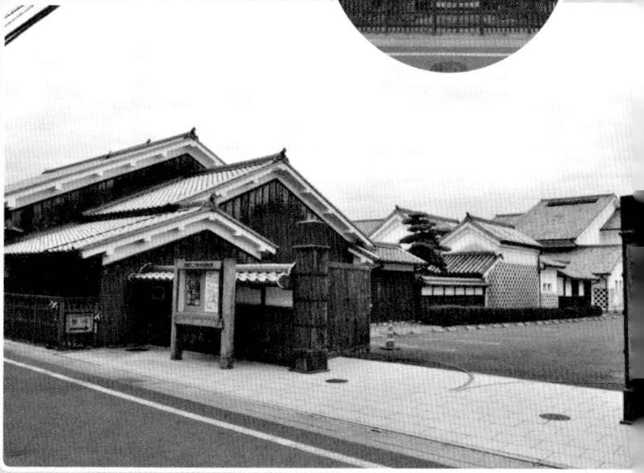

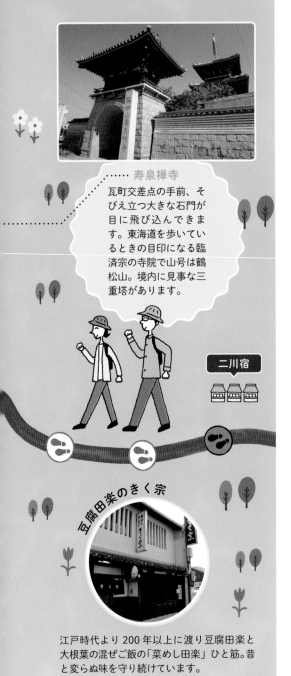

二川〜吉田宿

大都市・豊橋へと変貌した宿

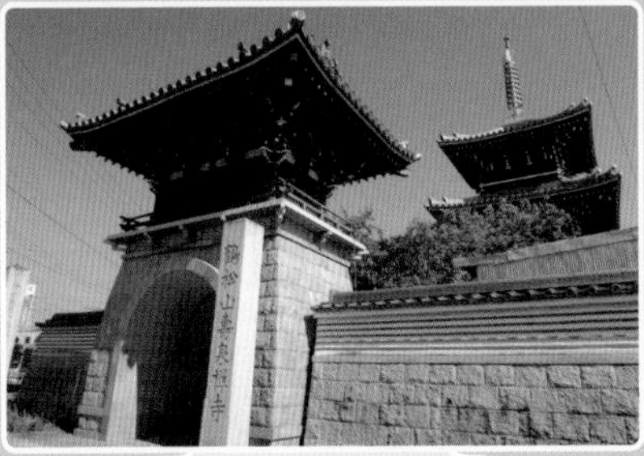

寿泉禅寺

瓦町交差点の手前、そびえ立つ大きな石門が目に飛び込んできます。東海道を歩いているときの目印になる臨済宗の寺院で山号は鶴松山。境内に見事な三重塔があります。

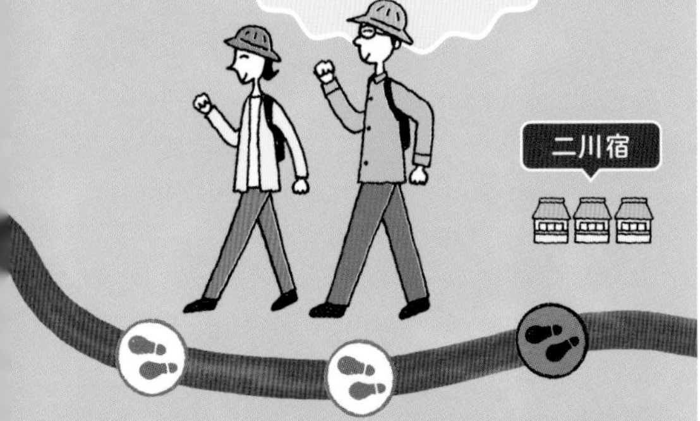

豆腐田楽のきく宗

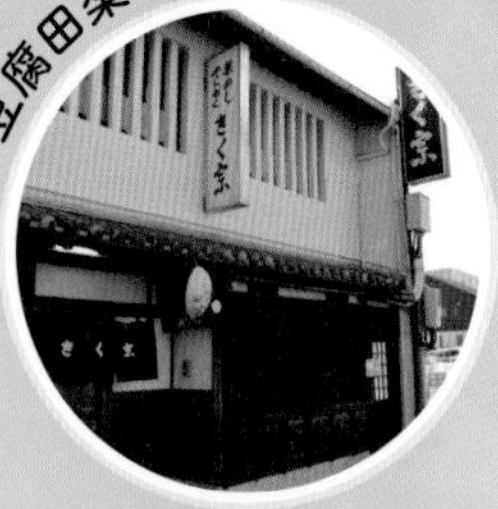

江戸時代より200年以上に渡り豆腐田楽と大根葉の混ぜご飯の「菜めし田楽」ひと筋。昔と変らぬ味を守り続けています。

㉞ 吉田宿（よしだ）

現在の豊橋市のほぼ中心部と重なる吉田宿は、江戸時代も大きな宿場でしたが、現在もこの地方の中心地として栄えています。宿場の遺構はほとんど残っていませんが、復元された吉田城が町のシンボルとして市民に愛されています。宿の中心は札木町交差点の辺りだったようで、本陣跡碑や問屋場跡碑などの標柱が立っています。

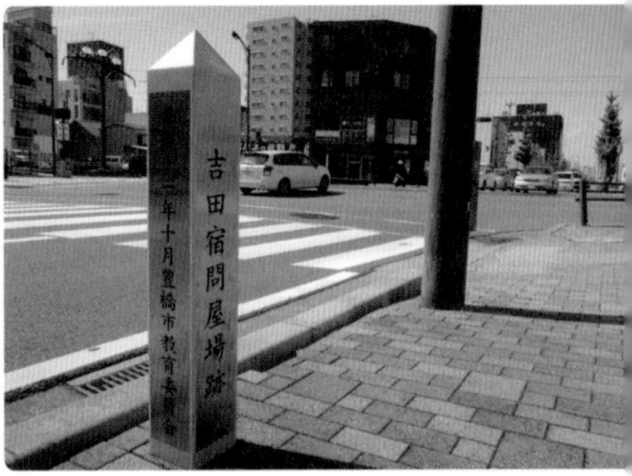

町中に建てられた標柱を頼りに歩いてみましょう。

日本橋

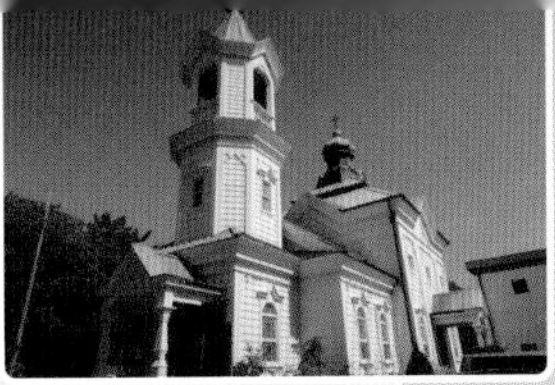

豊川

豊橋ハリストス正教会

豊橋公園の南側にあり、大正２年建築のマトフェイ聖堂は国の重要文化財に指定。現在、全面的補修工事中。

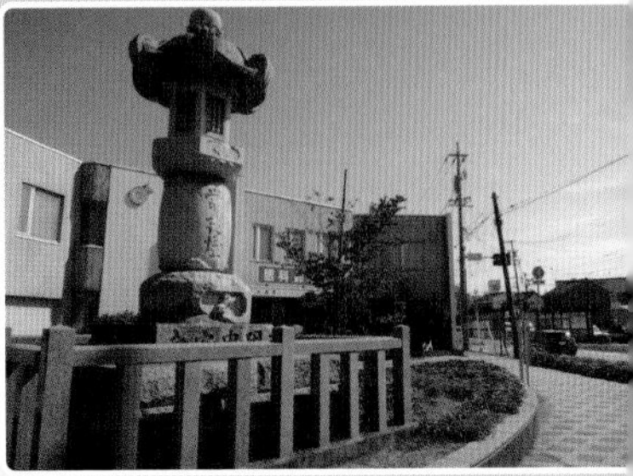

東八町交差点の秋葉山常夜灯

吉田宿の東入口は現在の東八丁交差点辺り。歩道橋の上に立つと北東側場に大きな秋葉山常夜灯が目に止まり、西南角に東惣門が復元。

★ 飯村一里塚跡

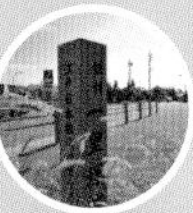

300km 達成！

吉田宿

到達日

月　日

ヤマサちくわ

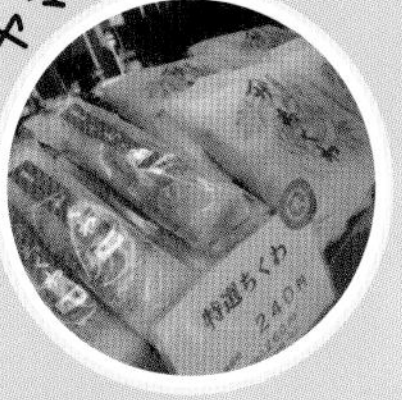

職人が石臼ですりあげる特選ちくわは逸品。豊橋を代表する江戸時代からの味です。

★ 岩屋緑地

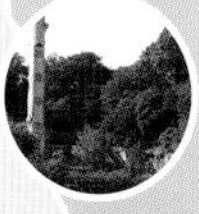

吉田城跡

吉田城跡は豊橋公園として整備され、市民のシンボル的存在になっています。本丸には隅櫓が再建されていて、美術博物館、三の丸会館と文化施設も充実。

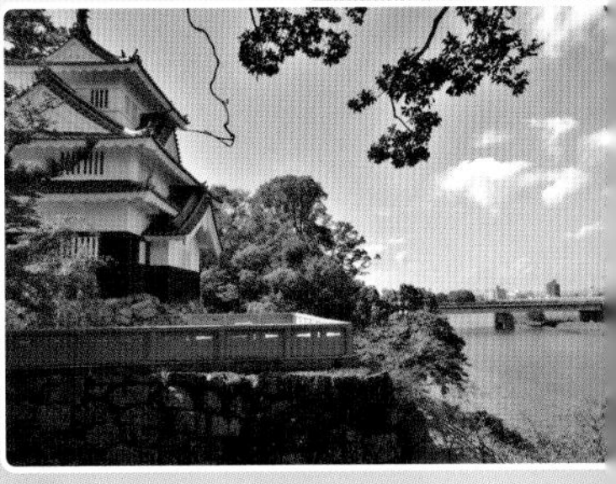

からだナビ

「骨盤を立てる」感覚のつかみ方

歩行中の姿勢を保つには、「骨盤立てる」のがポイント。この感覚がわかりにくいという方は、次の方法を試してみてください。

❶いすに腰を掛け、骨盤の両側に手を当てます。

❷自然に背筋を伸ばします。

これが「骨盤が垂直に立っている」状態。背筋を丸くしたり、反り腰にしたりすると骨盤が動くのがわかります。骨盤を垂直に保ったまま、踏み出します。

三条大橋

吉田～御油宿

ここは国道歩きの多い我慢の道

㉟ 御油宿（ごゆ）

御油は小さな宿場ですが、旅籠が60軒以上もありました。住人は女性のほうが多く、広重の絵にもあるように飯盛り女が多かったといわれます。「御油や赤坂　吉田がなくば何のよしみで江戸通い」という当時の俗謡が物語っています。町並は当時からあまり変わっていないようですが、連子格子(れんじこうし)の古い家屋が散見される程度です。

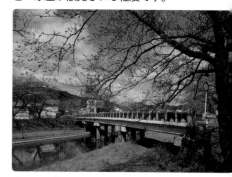

音羽川に架かる御油橋を渡ると御油宿に入ります。

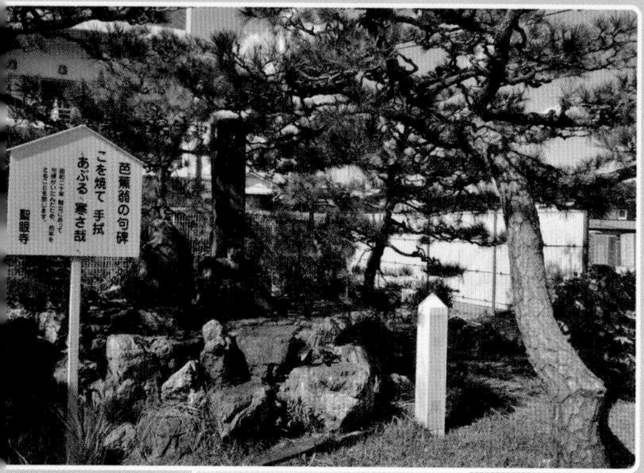

聖眼(しょうげん)寺

境内にある松葉塚に芭蕉句碑が2つ建っています。貞享4年(1687)、芭蕉が愛弟子・杜国の身を心配して渥美郡保見を訪れる途中、当寺に立寄り詠んだものといわれています。

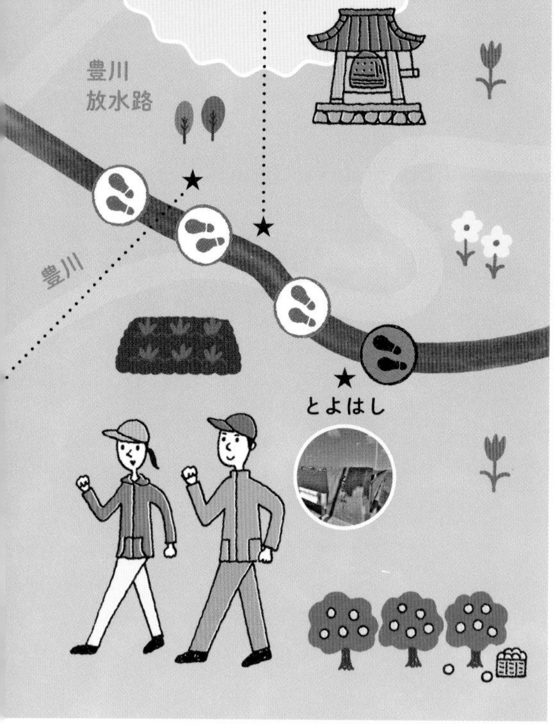

御油宿

到達日

年　月　日

姫街道追分道標

大社神社の長い白壁の横を進むと、秋葉山常夜灯とともに追分道標にぶつかります。見付宿で見送った姫街道がここで合流です。

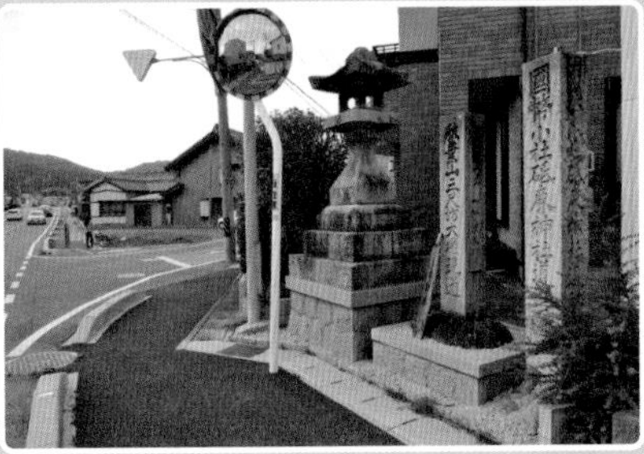

★ 国府町薮下交差点

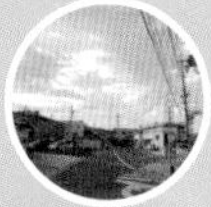

大社神社

名鉄国府駅方面から歩いてくると、大社神社にぶつかります。東海道は神社の長い白壁の横を進むと、すぐに御油一里塚碑があります。江戸から76番目。

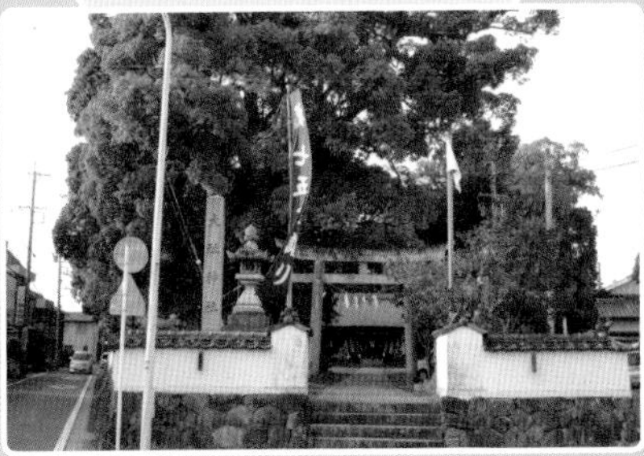

★ 茶屋本陣跡

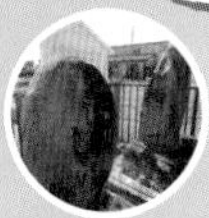

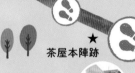

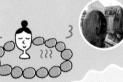

瓜郷遺跡

弥生時代の竪穴住居が復元されており、東海道はすぐ横を通っています。唐古遺跡（奈良）・登呂遺跡（静岡）とともに弥生時代の低地にある遺跡として貴重だといわれます。

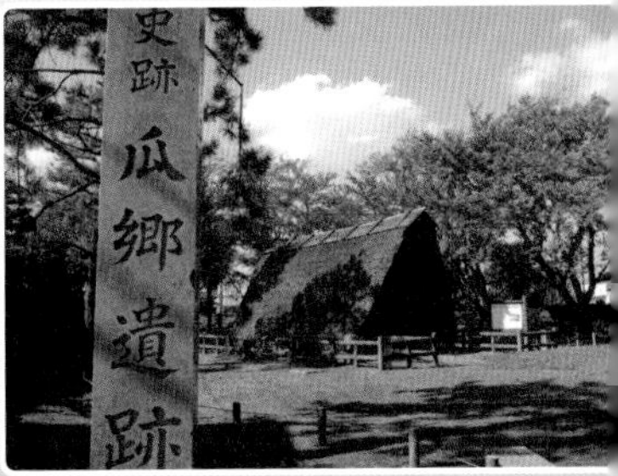

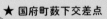

三河湾

からだナビ ジョギングは少し骨盤を前傾

軽くジョギングをしたくなったら、骨盤を少し前傾させると踏み出しやすくなります。骨盤を立てた状態から下腹部の奥の筋肉に力を入れるイメージで、骨盤を前に傾けます。また、脚はみぞおちから出ているとイメージすると、1歩が広くなります。ただし無理に歩幅を広げる必要はありません。大事なのは、自分にとってラクなフォームを見つけることです。

街道風情を湛える松並木

御油〜赤坂宿〜岡崎市本宿

㊱ 赤坂宿（あかさか）

御油〜赤坂は 1.7kmと東海道の宿駅間では最も短く、松並木で繋がっています。ちなみに、『東海道中膝栗毛』の弥次郎兵衛が狐に化かされる話の舞台はここ。赤坂宿も遊興地としての色合いが濃く、風景が多い広重の絵の中にあっても旅の風俗が生き生きと描かれています。旅籠の様子も詳細に描いており、女性も多く旅をしていたことがうかがえます。

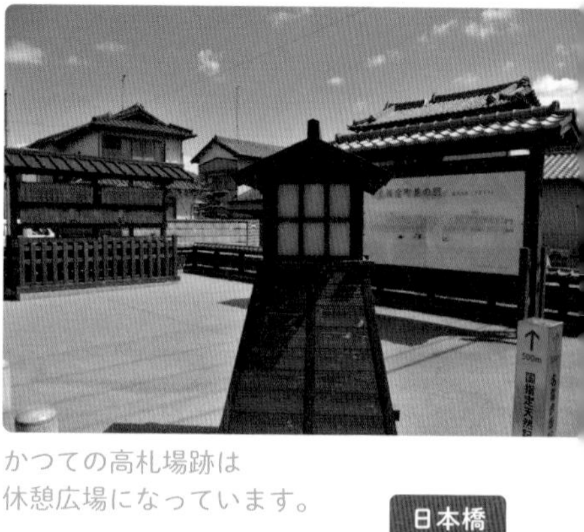

かつての高札場跡は休憩広場になっています。

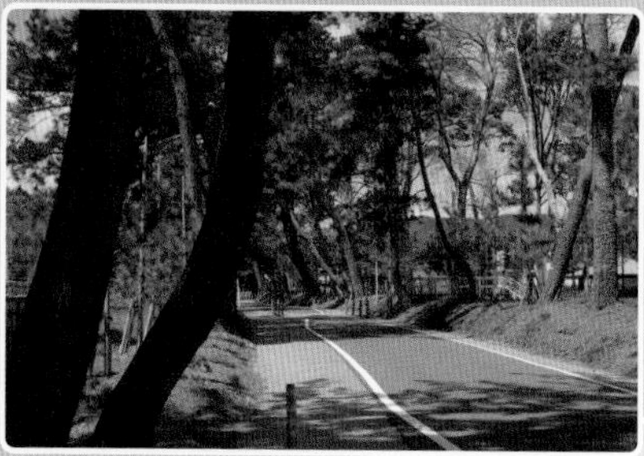

御油の松並木

樹齢100年を超える古木約90本を含め、350本ほどの松が600mにわたり立ち並び圧巻。国の天然記念物指定で、手前に松並木資料館もあります。

赤坂宿

到達日

年　月　日

松並木資料館

御油宿

浄泉寺

広重が「東海道五十三次」の中に描いたソテツは境内に移動されて今も現存。推定樹齢は270年以上。

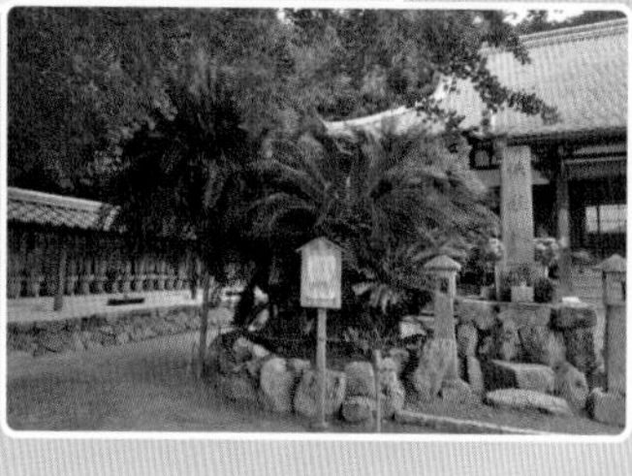

N

からだナビ

歩いた日は入念に足裏ケア

ウォーキング中は靴の中が高温多湿になります。その状態で長時間歩いた足はダメージを受けているので、念入りにケアしてください。

❶しっかりと洗う

足指の間もよく洗い、水気を拭き取ります。

❷保湿する

足指の間を避けて足裏にクリームを塗ります。市販のハンドクリームで構いません。

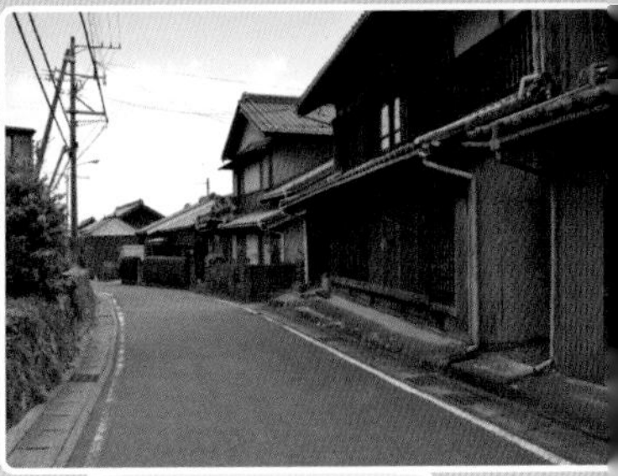

長沢の町並み

赤坂宿を出て国道1号と合流する手前の長沢集落には、古い家屋が何軒も見られ、いかにも街道らしい雰囲気が漂います。長沢一里塚跡碑も建っています。

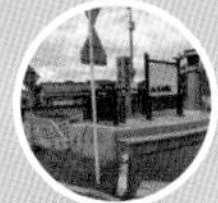

★本宿道標

法蔵寺

家康が幼少期を過ごしたと伝わる寺です。新撰組隊長・近藤勇の首塚と胸像も立っていて、京の三条河原に晒された近藤勇の首を同志が持ち出しここに葬ったと伝わっています。

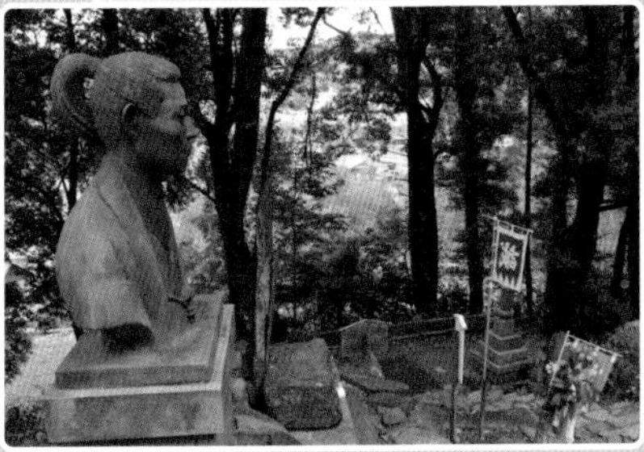

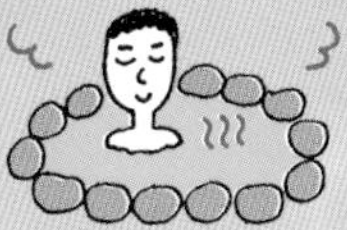

休憩所 よらまいかん

江戸当時の建築様式を再現した「よらまいかん」は無料休憩所。裏手の音羽図書館の2階には赤坂宿場資料室があり、貴重な資料が展示されています。

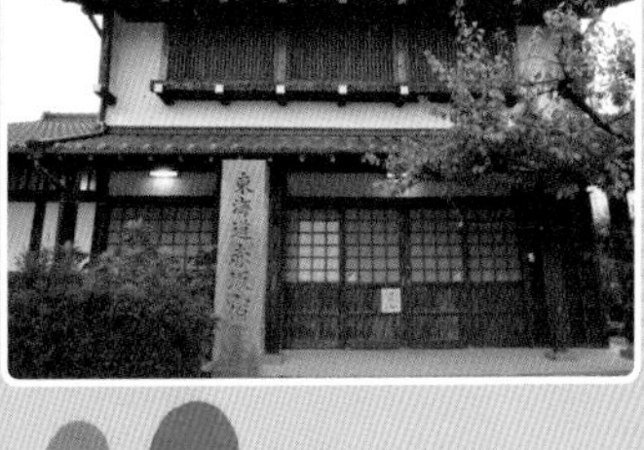

黒松

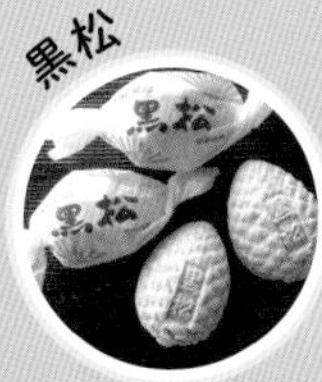

松並木にちなんだ松ぼっくり形の最中「黒松」は御油名物。

三条大橋

家康ゆかりの寺社がそこここに

岡崎市本宿〜藤川宿〜岡崎

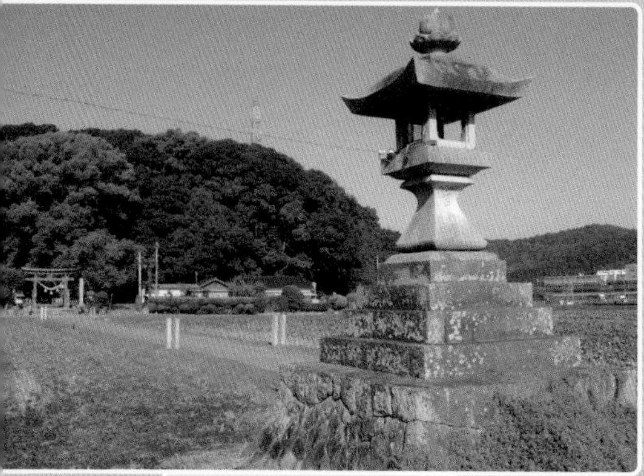

山中八幡宮

家康ゆかりの山中八幡宮。敷地内にある鳩ヶ窟と呼ばれる洞窟は、家康が一向一揆で門徒に追われた際に身を隠し命拾いしたことで知られています。

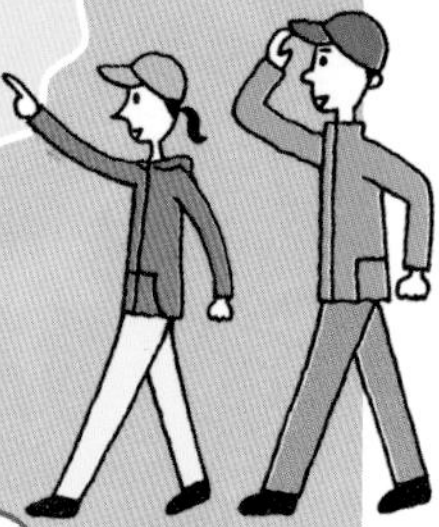

東棒鼻跡

藤川宿の東端には東棒鼻が復元されています。「棒鼻」とは宿場の出入口のことで、西棒鼻もあります。藤川の棒鼻は広重の描いた「棒鼻ノ図」を再現したもの。

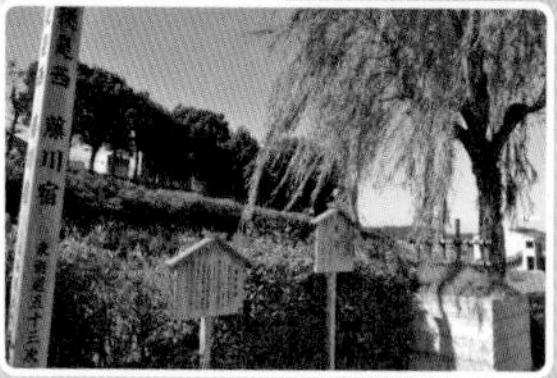

37 藤川宿（ふじかわ）

お隣に厳格な岡崎のご城下が控えていたためでしょうか、藤川宿も遊興地として大いに賑わったようです。宿場に入り、一直線に伸びる街道をしばらく行くと、本陣跡の新しい冠木(かぶき)門が建っています。宿内には古い建物も散見されますが、公開はされていません。本陣跡の隣が脇本陣跡で、今は藤川宿資料館になっています。

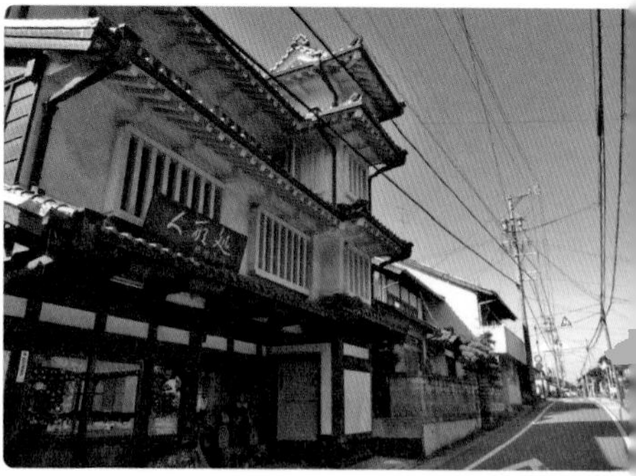

栗生(あおう)人形店を見ながら街道の坂道を進みます。

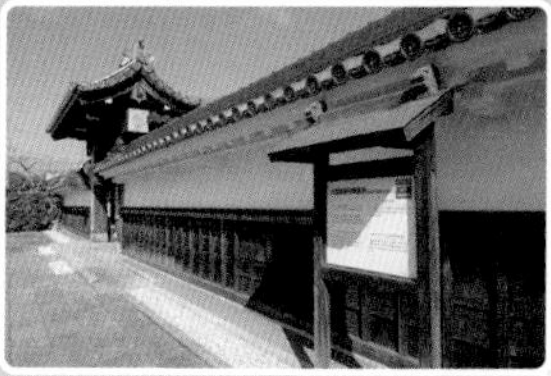

大岡越前守藩陣屋跡

江戸の名奉行として有名な大岡越前守は、後に三河・大平藩１万石の大名となりました。屋敷塀と門が復元。

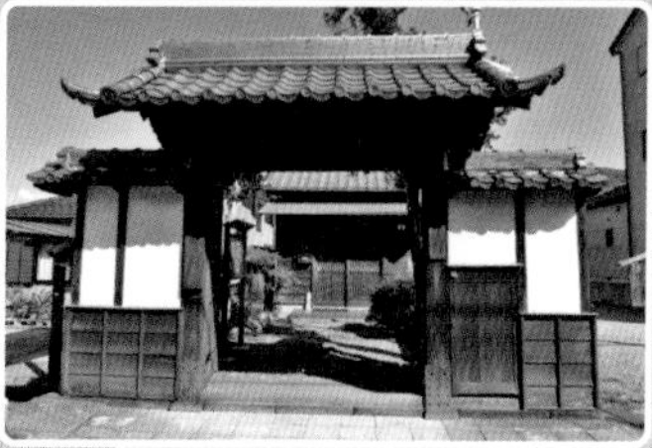

岡崎宿

岡崎二十七曲りの冠木門 ★

乙川

藤川宿資料館

脇本陣の門は当時の貴重な遺構で、現在は資料館の一部として開放。資料館には宿場の模型や街道関係の資料などが展示されています。

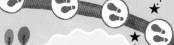

大平一里塚跡

南側の塚のみが残り、高さ2.4m、底部縦7.6m、横8.5mとなっています。塚の中央には榎が植えられ、往時の風情をよく保っているといわれています。

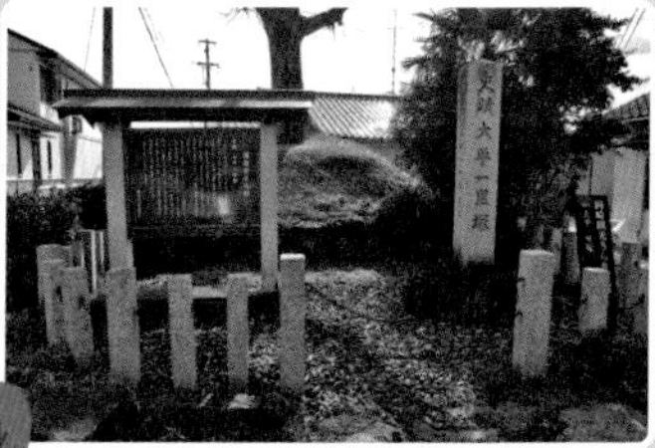

藤川の松並木 ★

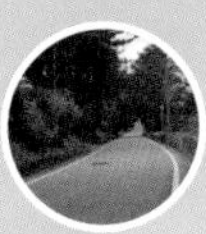

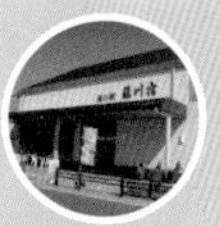

道の駅・藤川宿 ★

★ 吉良道道標

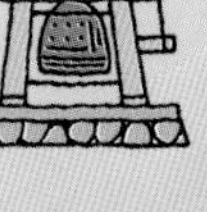

本陣跡 ★

藤川宿

到達日

月　日

からだナビ　足の病気❶ タコ

タコは、特定の場所に圧力や摩擦がかかることで、皮膚が厚く隆起する症状です。例えば外反母趾は親指の内側、内反小趾は小指の外側下の骨の辺りなど、できやすい場所があります。

軽度であれば自分で削ることもできます。できるだけ目の細かいやすりで、出血しないように注意して削り、皮膚を保湿します。大きくなったタコは、病院で削ってもらいましょう。

むらさき麦　鬼まんじゅう

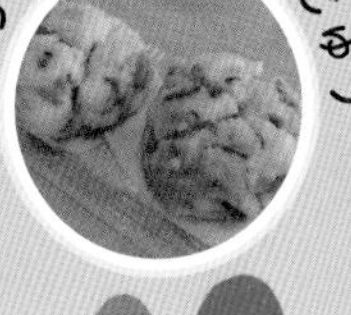

藤川名物のむらさき麦を使った鬼まんじゅうは道の駅・藤川宿で販売。

岡崎宿〜安城市今本町

岡崎城と名物・八丁味噌の郷

38 岡崎宿（おかざき）

岡崎は「神君出生(しんくんしゅっせい)の城」と呼ばれた岡崎城の城下町。江戸時代は大きな宿場でしたが、太平洋戦争で戦災に遭ったため往時の面影はあまりありません。しかし、城下町らしい二十七曲がりが残っていて、曲がり角のほとんどに標石があるため、それを頼りに辿ることができます。東海道の中で最も曲がりくねった道です。

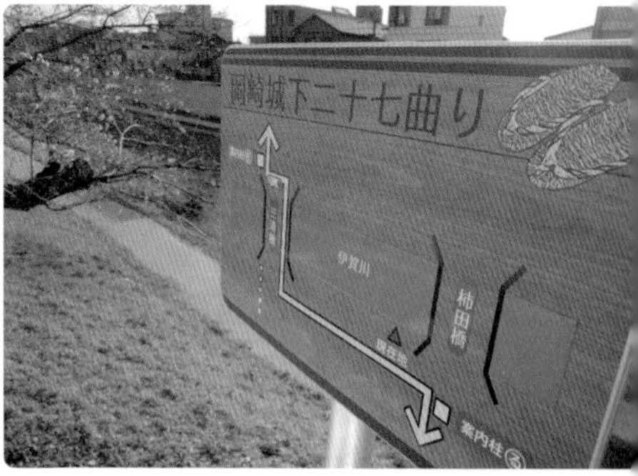

城の防衛のために整備された二十七曲がり。

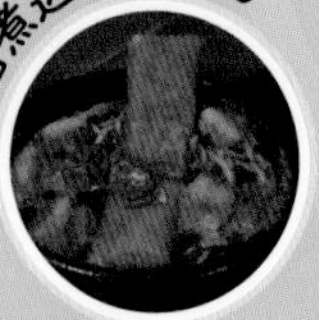

味噌煮込みうどん

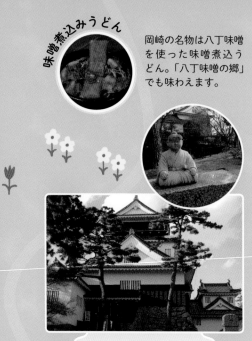

岡崎の名物は八丁味噌を使った味噌煮込うどん。「八丁味噌の郷」でも味わえます。

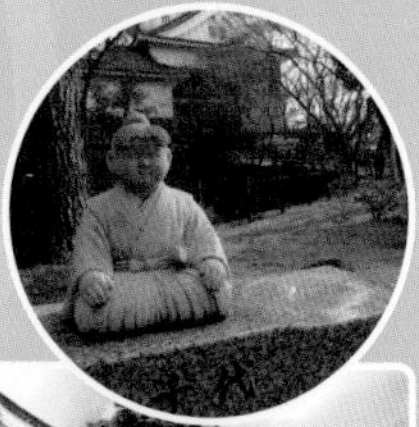

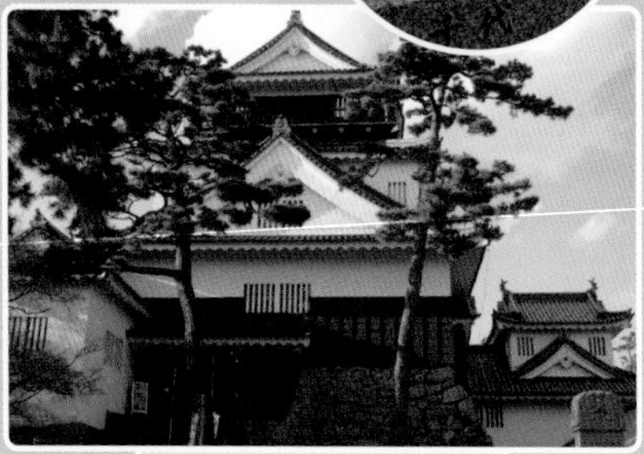

岡崎城

家康は天文 11 年(1543)、この城で生まれました。その後今川氏の人質になりましたが、桶狭間の戦いを機に独立、三河を統一しました。現在の天守閣は昭和 34 年の復元。

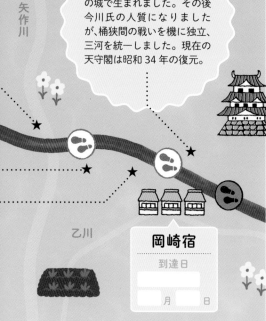

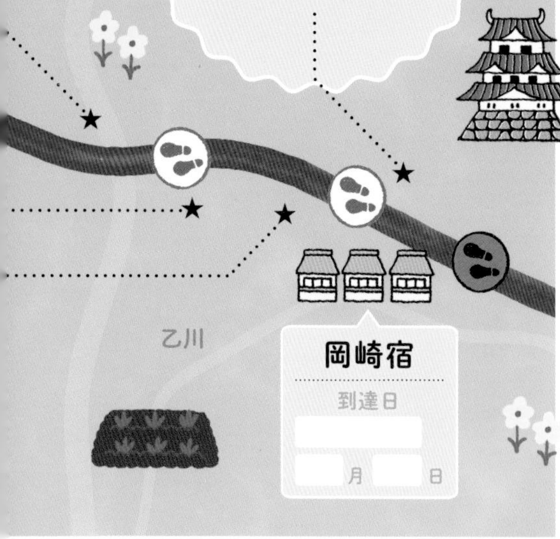

岡崎宿

到達日

月 日

N

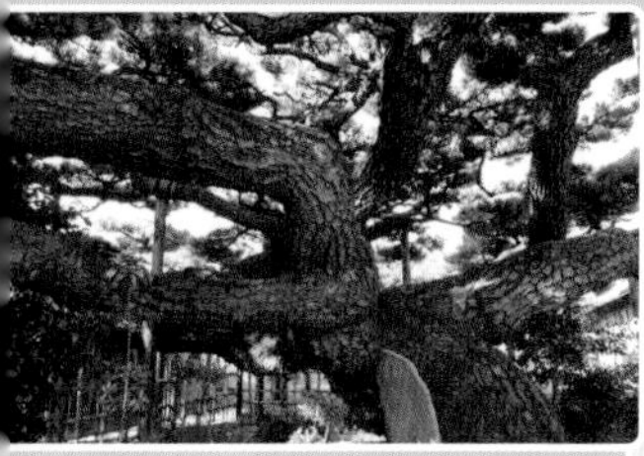

永安寺

岡崎市から安城市に入り国道1号と分かれると、古木の多い立派な松並木が現れて1㎞以上続きます。とりわけ、永安寺の推定樹齢300年の「雲龍の松」は見逃せません。

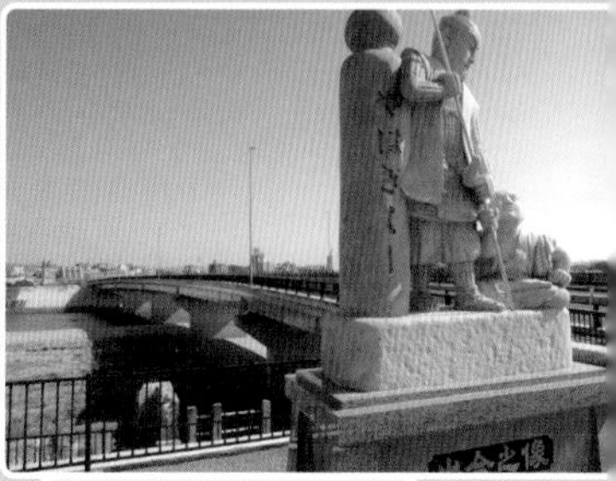

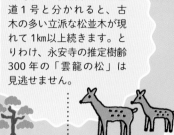

矢作橋出合之像

矢作橋の西詰め北側に、日吉丸(豊臣秀吉)と蜂須賀小六の「出合之像」が建っています。戦国史に名を刻んだ二人が出会った時のエピソードを表現した石像。

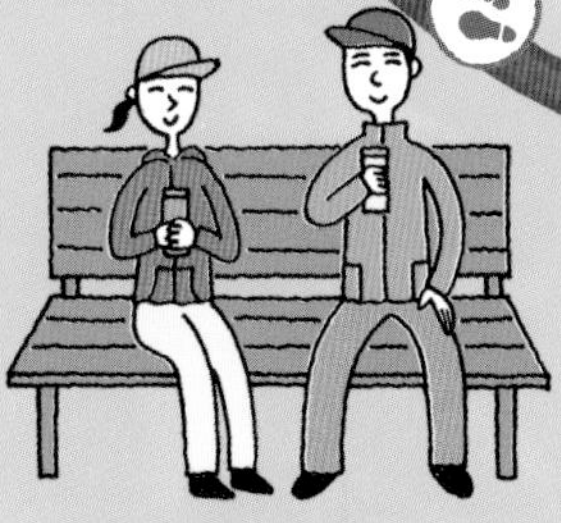

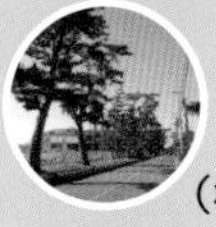

★尾崎東
（松林が始まる）

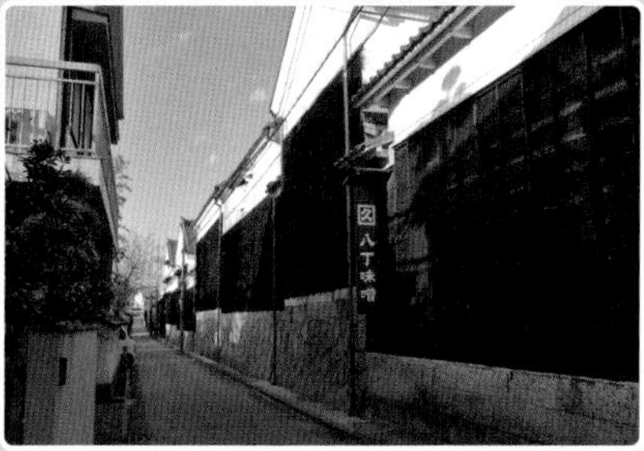

味噌蔵通り

カクキュウ八丁味噌の裏手、旧東海道から国道1号に通じる道沿いに味噌蔵が並び立って、風情ある路地が続いています。二十七曲がりの続きで歩いてみたい場所です。

淡雪（備前屋）

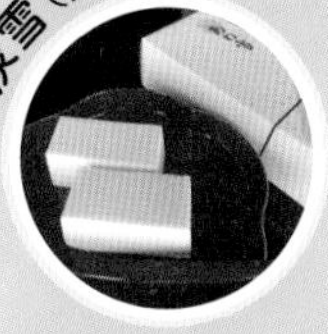

創業天明2年(1782)の備前屋の銘菓はまろやかな味わい。古くからの岡崎名物です。

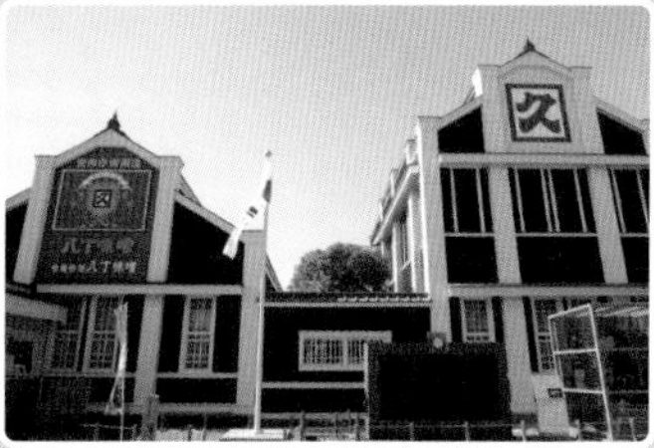

八丁味噌の郷

正保2年(1645)創業のカクキュウ八丁味噌の建物は登録文化財に指定。八丁味噌は家康も好んだ健康食。工場見学はオススメ。

見事な松並木に迎えられ知立へ

安城市今本町～池鯉鮒宿～豊明市栄町

〈知立〉

39 池鯉鮒宿（ちりゅう）

国道１号を過ぎ、山町交差点までくると右手に「馬市の碑」が建つ慈眼寺があります。その先、中町交差点辺りが宿場の中心だったようですが、遺構は残っていません。池鯉鮒は馬市や木綿市で栄えた宿です。広重の絵にも登場しているように、昔から馬の生産が盛んだったようで、知立の松並木には400頭も繋がれていたといわれますから驚きます。

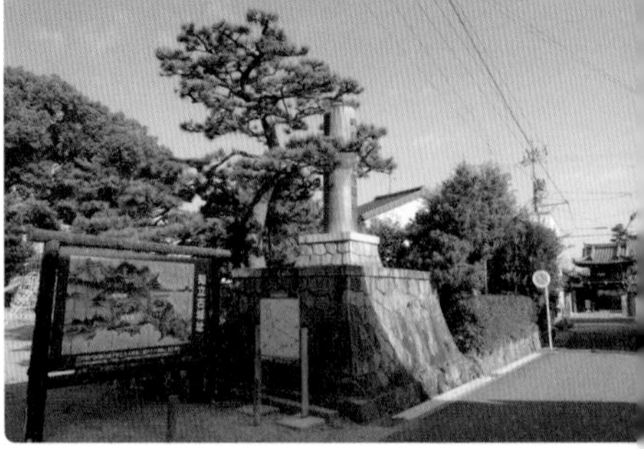

桶狭間の合戦で落城した知立古城址。

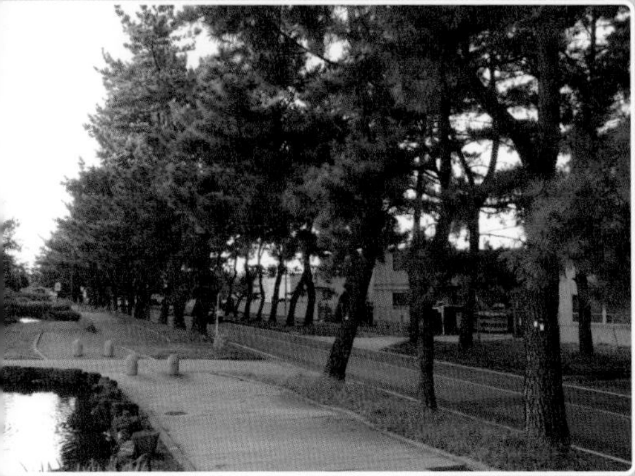

知立の松並木

新田北交差点辺りから松並木が始まります。大変美しい並木で、約500 mの間に170本ほどの松が連なります。側道があるのが特徴で、馬市の時に馬をつなぐためといわれています。

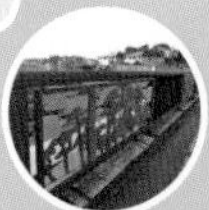

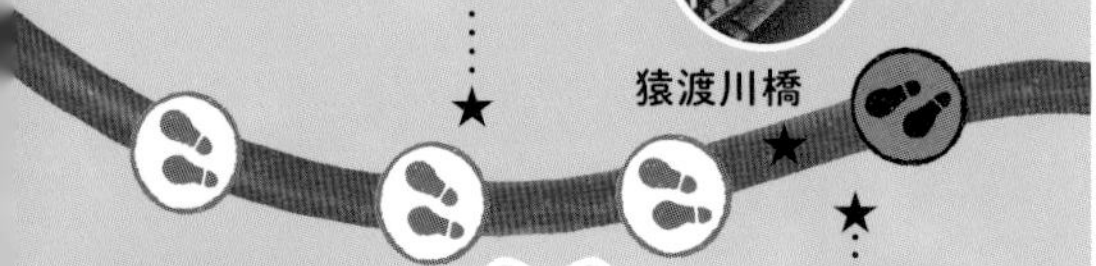

来迎(らいごう)寺一里塚

猿渡川右岸の来迎寺の集落を通る街道の左右に設けられた一里塚で、珍しく両方とも当時の塚が現存。原形をよく保っているといわれ、塚上には黒松が。

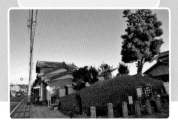

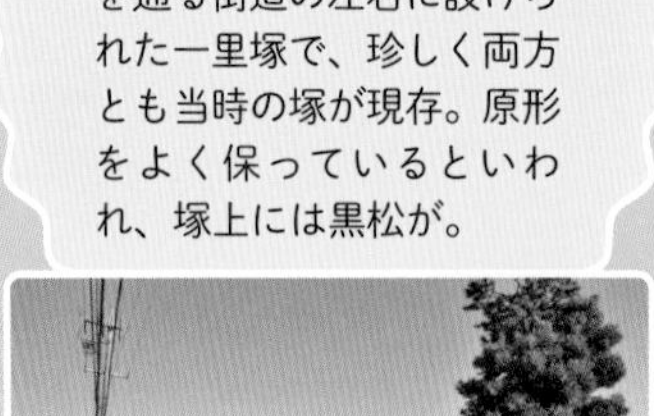

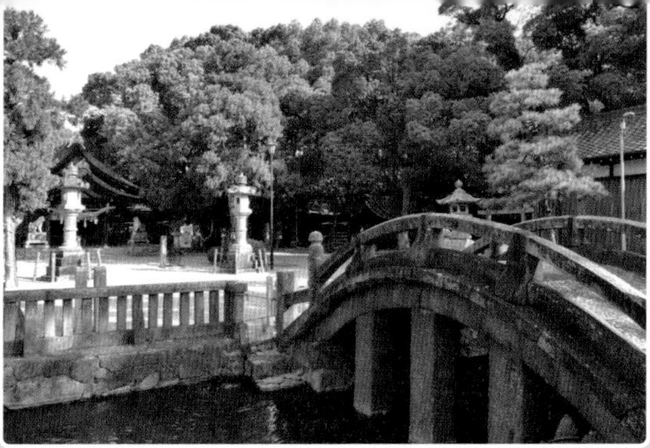

知立神社

三河屈指の神社で、多宝塔(二重塔)は国の重文に指定。参道脇に「不断たつ池鯉鮒の宿の木綿市」の芭蕉句碑が建っています。隣の知立公園は6月のハナショウブの名所。

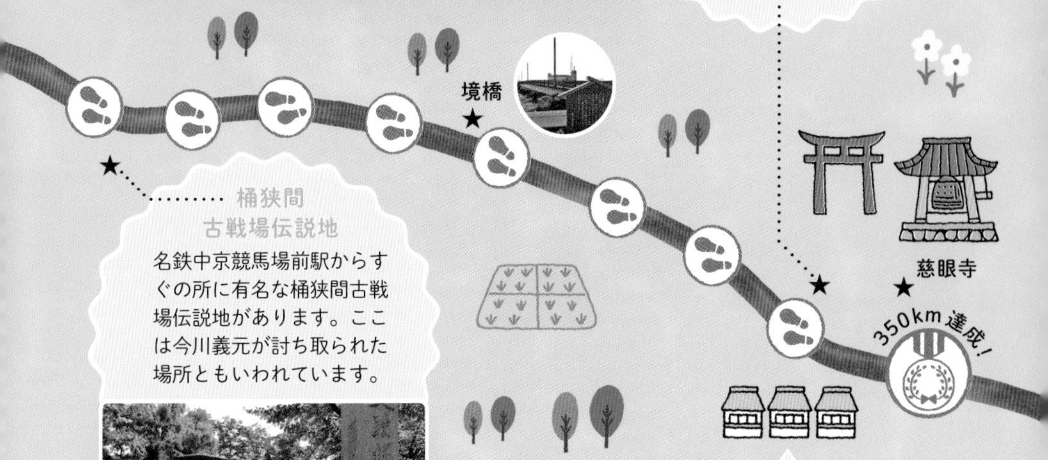

桶狭間古戦場伝説地

名鉄中京競馬場前駅からすぐの所に有名な桶狭間古戦場伝説地があります。ここは今川義元が討ち取られた場所ともいわれています。

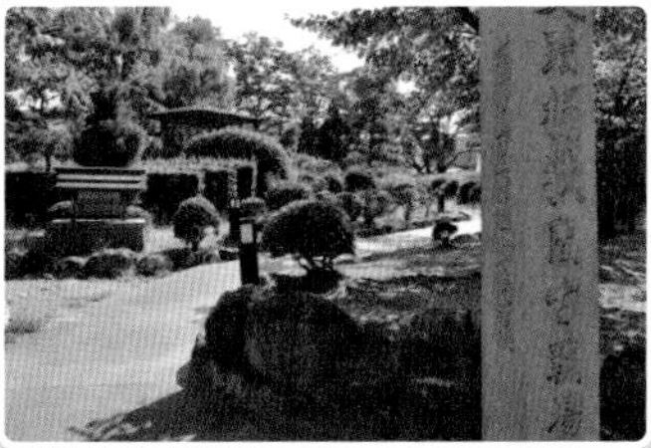

池鯉鮒宿

到達日

月　日

あんまき(小松屋本家)

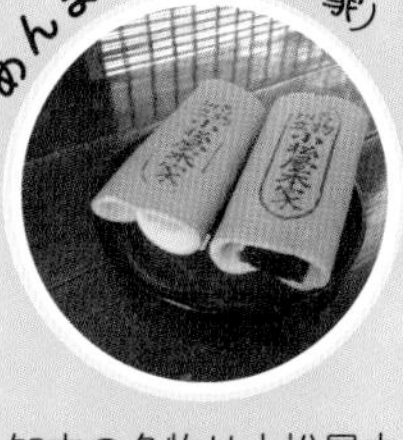

知立の名物は小松屋本家の「あんまき」。素朴な焼菓子で黒餡と白餡があります。

からだナビ

足の病気❷ ウオノメ

ウオノメは1点に集中して圧力がかかることで皮膚の内側が硬くなり芯ができる症状です。外側に盛り上がるタコとは、構造が違います。市販の保護パッドを使うと痛みがやわらぎますが、痛みが強い場合は病院で治療してもらうなど早めの対策を。タコと同様、過剰な圧がかかり続けることでできるので、根本的な解決のためには専門医に診てもらうのをおすすめします。

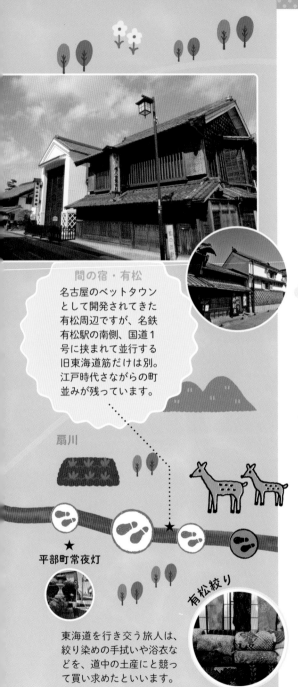

豊明市栄町〜鳴海宿〜宮

絞り染めの町を通り七里の渡しへ

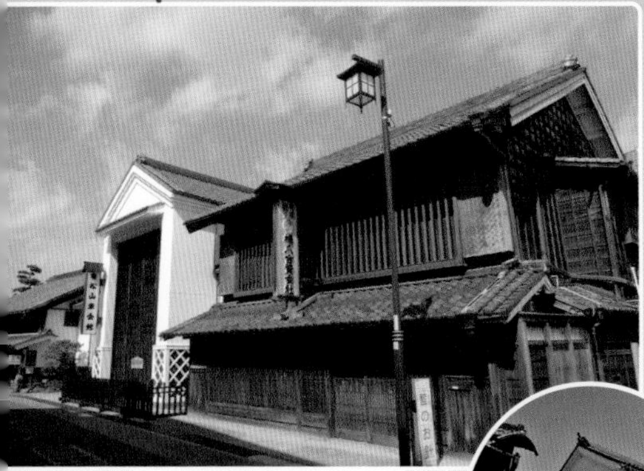

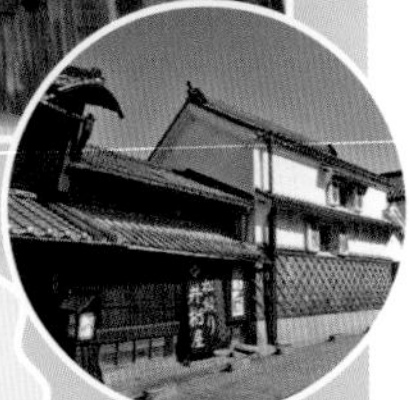

間の宿・有松

名古屋のベットタウンとして開発されてきた有松周辺ですが、名鉄有松駅の南側、国道1号に挟まれて並行する旧東海道筋だけは別。江戸時代さながらの町並みが残っています。

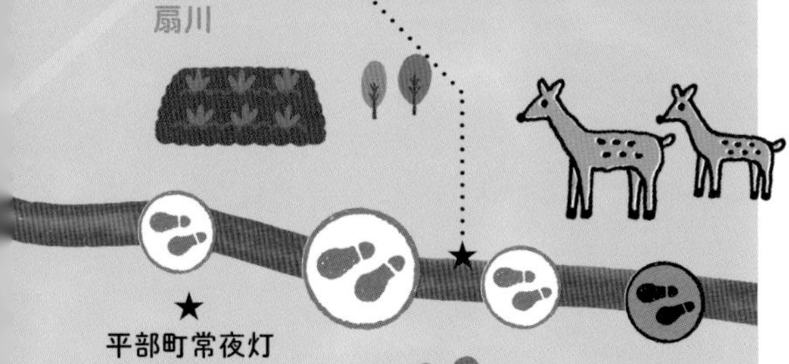

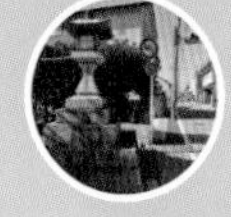

東海道を行き交う旅人は、絞り染めの手拭いや浴衣などを、道中の土産にと競って買い求めたといいます。

有松絞り

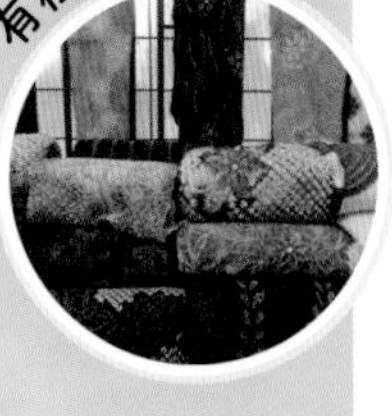

㊵ 鳴海宿（なるみ）

鳴海は有松と距離も近く、有松絞りの販売を鳴海でも行い、「有松・鳴海絞り」とも呼ばれました。しかし、宿場としては有松の繁栄に比べ、鳴海は地味な存在でした。遺構もほとんど残っていません。宿の東と西にある平部町常夜灯と丹下町常夜灯の両方が往時を偲ばせるくらいです。ただし、数多い社寺は昔のまま変わらず、いまも「寺の町」です。

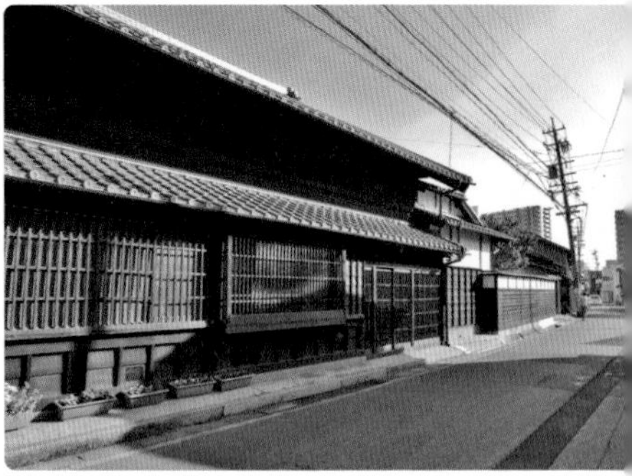

鳴海城跡公園からは鳴海宿が一望。

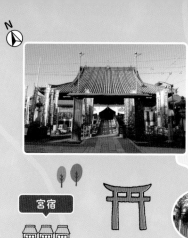

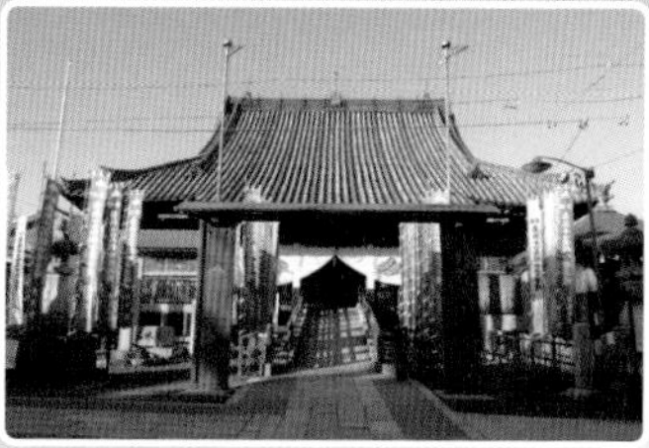

笠寺観音

尾張四観音の１つとして知られる笠覆(りゅうふく)寺。東海道筋にあり、通称「笠寺観音」の名で親しまれ、玉照姫にあやかり縁結びの寺としても知られます。

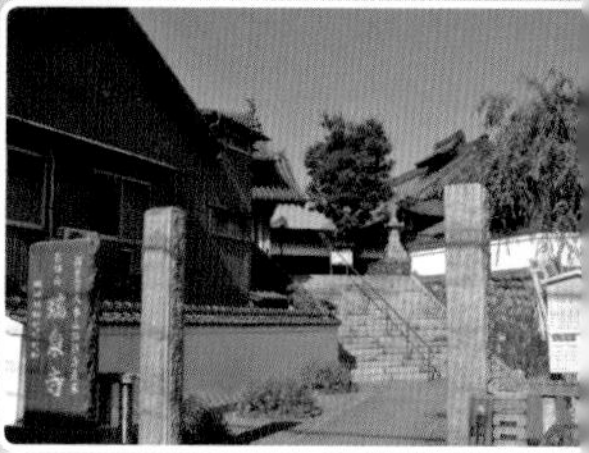

瑞泉寺

鳴海の町中にある瑞泉寺は曹洞宗の寺院。京都・宇治の黄檗山萬福寺の総門を模したという中国風の山門が印象的。有形文化財に指定されています。

宮宿

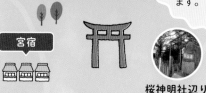

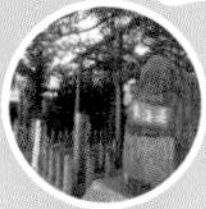

桜神明社辺り

松田橋遺構

旧東海道と国道１号が合流する松田橋交差点北西角にある八丁畷(はっちょうなわて)公園内に松田橋遺構が復元されています。

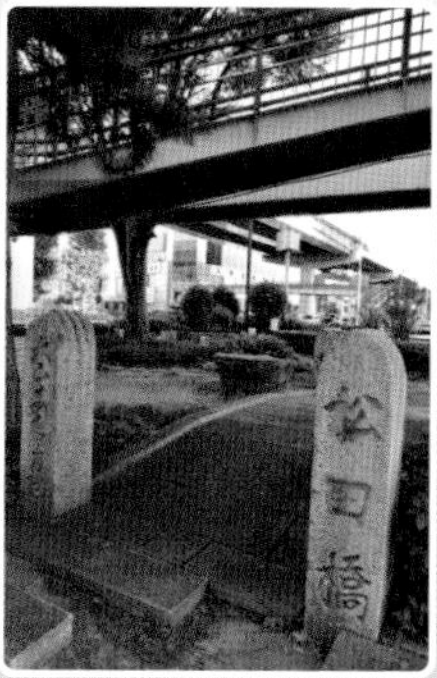

堀川

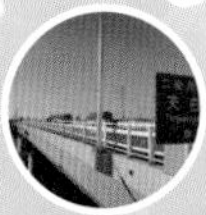

天白橋

丹下町常夜灯

天白川

笠寺一里塚跡

天白橋を渡ってしばらく行くと榎の大木を乗せた笠寺一里塚があります。現存するのは東側の塚だけですが、立派な一里塚です。

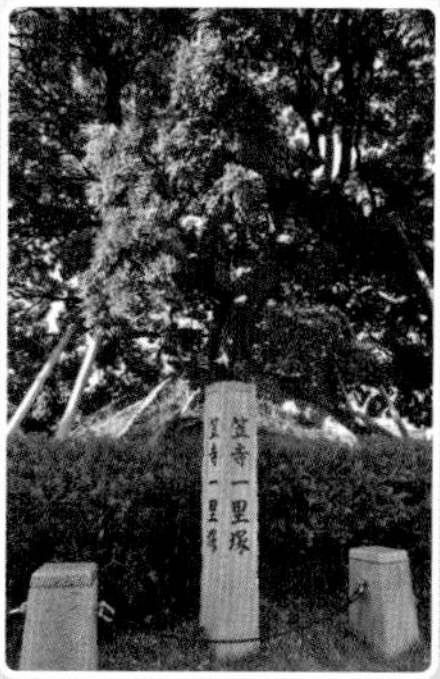

鳴海宿

到達日

月　日

利休まんじゅう(菊屋茂富)

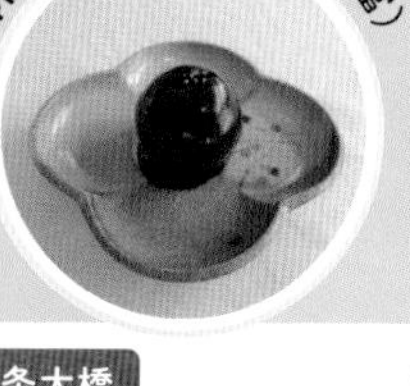

安政４年(1857)創業という鳴海の老舗菊屋茂富の名物菓子。

三条大橋

宮宿〜桑名

文字通り、海上七里の船旅だった

㊶ 宮宿（みや）

東海道五十三次 41 番目の宿場で、現在の名古屋市熱田区にあたります。もともと熱田神宮の門前町として賑わっていましたが、海上七里の渡しを控えていたため、悪天候で船が欠航した際の船待ち客や、夕方4時出航の最終便に乗り遅れた旅人で賑わいました。天保14 年（1843）には約 250 軒の旅籠屋が軒を連ね、東海道でも最大の宿場でした。

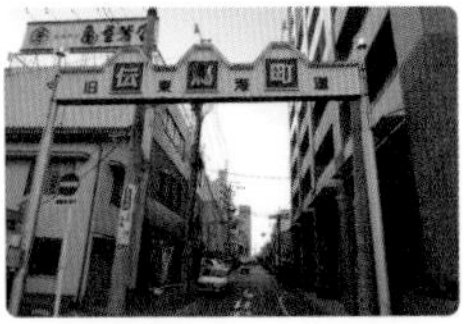

伝馬町を抜けて
七里の渡しへ。

宮宿
到達日
年
月　日

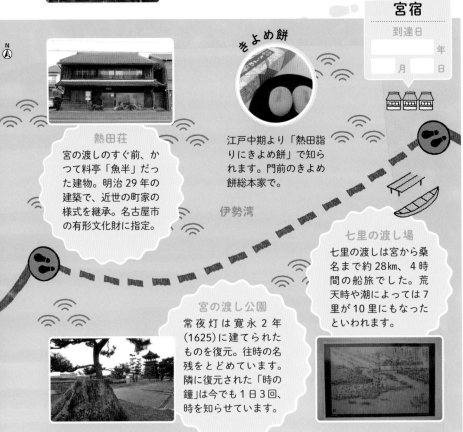

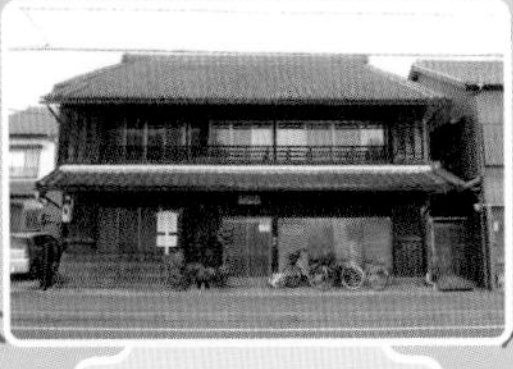

熱田荘

宮の渡しのすぐ前、かつて料亭「魚半」だった建物。明治 29 年の建築で、近世の町家の様式を継承。名古屋市の有形文化財に指定。

きよめ餅

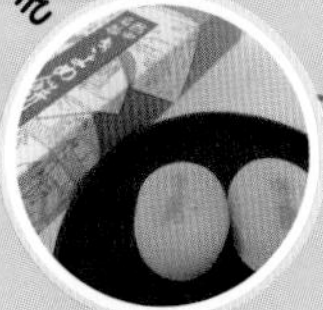

江戸中期より「熱田詣りにきよめ餅」で知られます。門前のきよめ餅総本家で。

伊勢湾

七里の渡し場

七里の渡しは宮から桑名まで約 28km、4 時間の船旅でした。荒天時や潮によっては 7 里が 10 里にもなったといわれます。

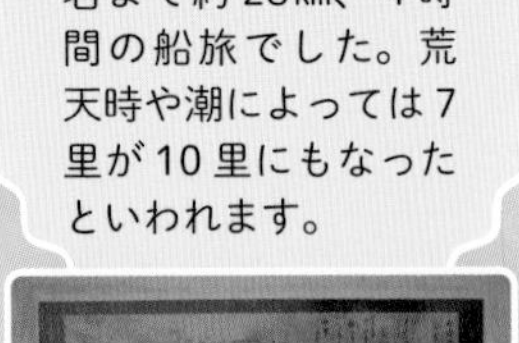

宮の渡し公園

常夜灯は寛永 2 年（1625）に建てられたものを復元。往時の名残をとどめています。隣に復元された「時の鐘」は今でも 1 日 3 回、時を知らせています。

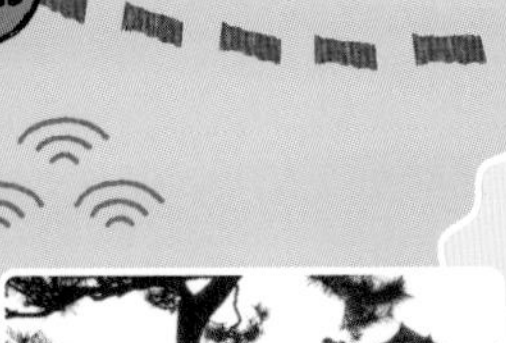

※宮宿から桑名宿への約 28kmの間は海上の渡しでした。
海上交通になるので、実際に歩く必要はありません。

桑名への船がでていた七里の渡しの跡。

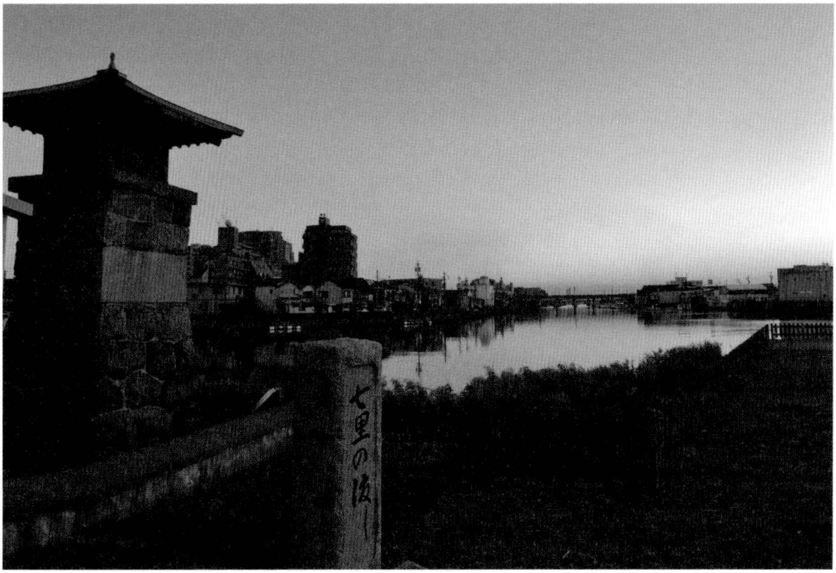

川越と渡し

東海道には難所も多く、心臓破りの急坂がある箱根峠や、山賊も出没した鈴鹿越えなど、今でも往時の旅人の苦労を慮れる場所がいくつもあります。

特に困難だったのが、「越すに越されぬ大井川」の言葉があるように、大井川に代表される川渡りでした。徳川幕府は、東海道の河川に橋を架けることを禁じていました。それは江戸に容易に上がらせないようにする防衛措置だったのですが、これが旅人にとっては悩みの種でした。興津川、酒匂川、安倍川、大井川は、渡し船もない徒渡しで、川越人足に担がれて渡りました。雨で増水でもすれば、川留めになりました。それればかりか、川越人足に足もとを見られ、ぼったくられることも日常茶飯事。それでも曲亭馬琴は、旅の心得として「銭を惜しんで、みずから川を渡ることべからず」と忠告しています。不案内の旅人が無理に渡って、命を落とした事故が絶えることなくあったからです。

また、六郷川（神奈川）、天竜川（静岡）などでは、船による渡しが行われていました。

このほか、東海道中には、舞坂一新居の「今切の渡し」と、宮一桑名の「七里の渡し」の２ヶ所の海上航路もありました。渡し船は船会所の管理下に置かれていました。

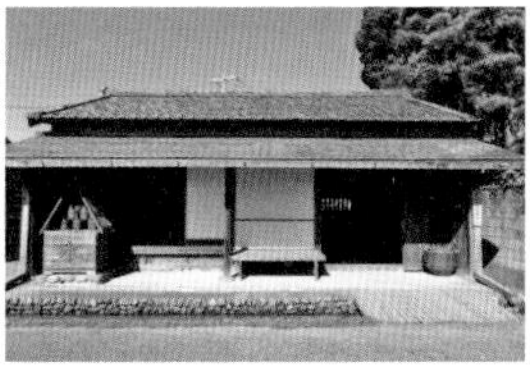

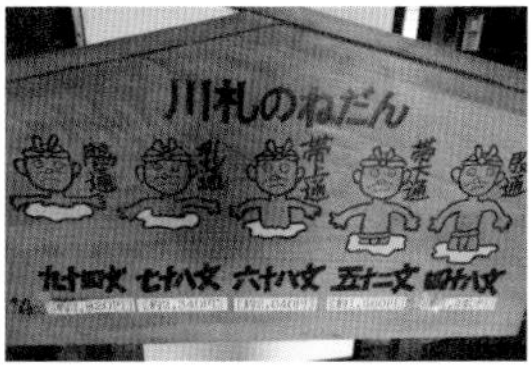

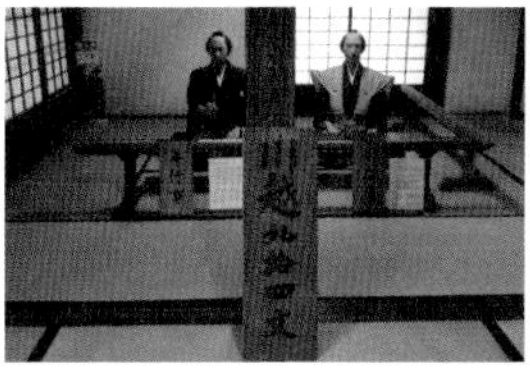

大井川の川越遺跡跡には、人足たちの番屋や川会所などが復元されています。

Memo

ウォーキングであなたが気になったことをメモしておきましょう。
体の不調やウォーキングでの痛みなどを書き留めておくとよいでしょう。
食事のことなどをメモしておくのもよいかもしれません。

月　日

月　日

月　日

月　日

月　日

月　日

月　日

月　日

月　日

月　日

月　日

月　日

月　日

月　日

月　日

月　日

\\ column 3 //

歩く力をつける筋トレ

“大きな筋肉を鍛えれば歩きがラクに！お尻の筋肉を強化する筋トレ”

ウォーキングに特別な筋トレは必要ありませんが、大腿四頭筋や大殿筋、脊柱起立筋など大きな筋肉を日頃から鍛えておいたほうがいいでしょう。これらの筋肉には身体をまっすぐに支える役割があるので、歩行中の姿勢が安定します。

フロントランジ

歩くときに必要なバランス力も養える筋トレ。身体がぐらつかないように。左右5～10回×２～３セット。

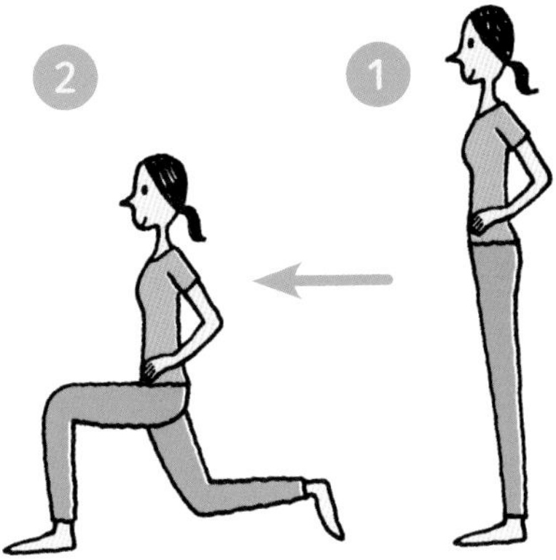

❶ 背筋を伸ばして立ち、両手を腰に当てる。
❷ 片足を大きく踏み出し、太ももが床と水平になるくらいまで腰を落とす。踏み出した足を元に戻す。左右交互に行う。フロントランジがきつい場合はハーフスクワットでもOK。

ヒップリフト

寝た状態でお尻を持ち上げます。持ち上げる際に身体がぐらつかないように注意。左右１回ずつ×２セット。

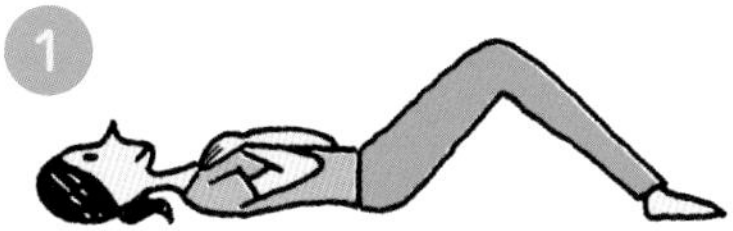

仰向けに寝て胸の上で腕を組む。ひざを曲げ、片足だけ伸ばす。

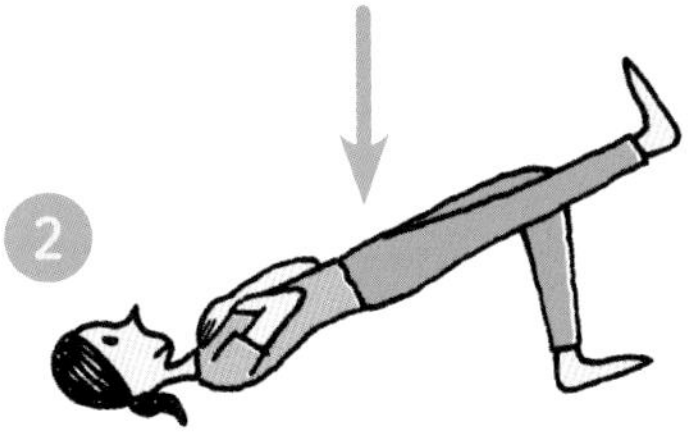

おなかに力を入れてお尻を上げ、10秒キープ。この時、つま先は上向きのままで。上体から脚までが一直線になるように意識。お尻をおろして脚を替えて同様に行う。
片足で行うのが難しければ、両足で支えてもOK。

伊勢・近江路

海を渡った東海道は、伊勢路・近江路へと進んで行きます。
「一生に一度の伊勢参り」は往時の旅人の憬れでした。
石薬師、庄野など旧街道の風情を残す宿場もあります。
江戸時代さながらの家並みが続く関宿は東海道のハイライトです。
鈴鹿峠を越えて近江平野を進めば、中山道と合流する草津宿。
瀬田の唐橋を渡り、逢坂関を越えると京の都はすぐそこです。

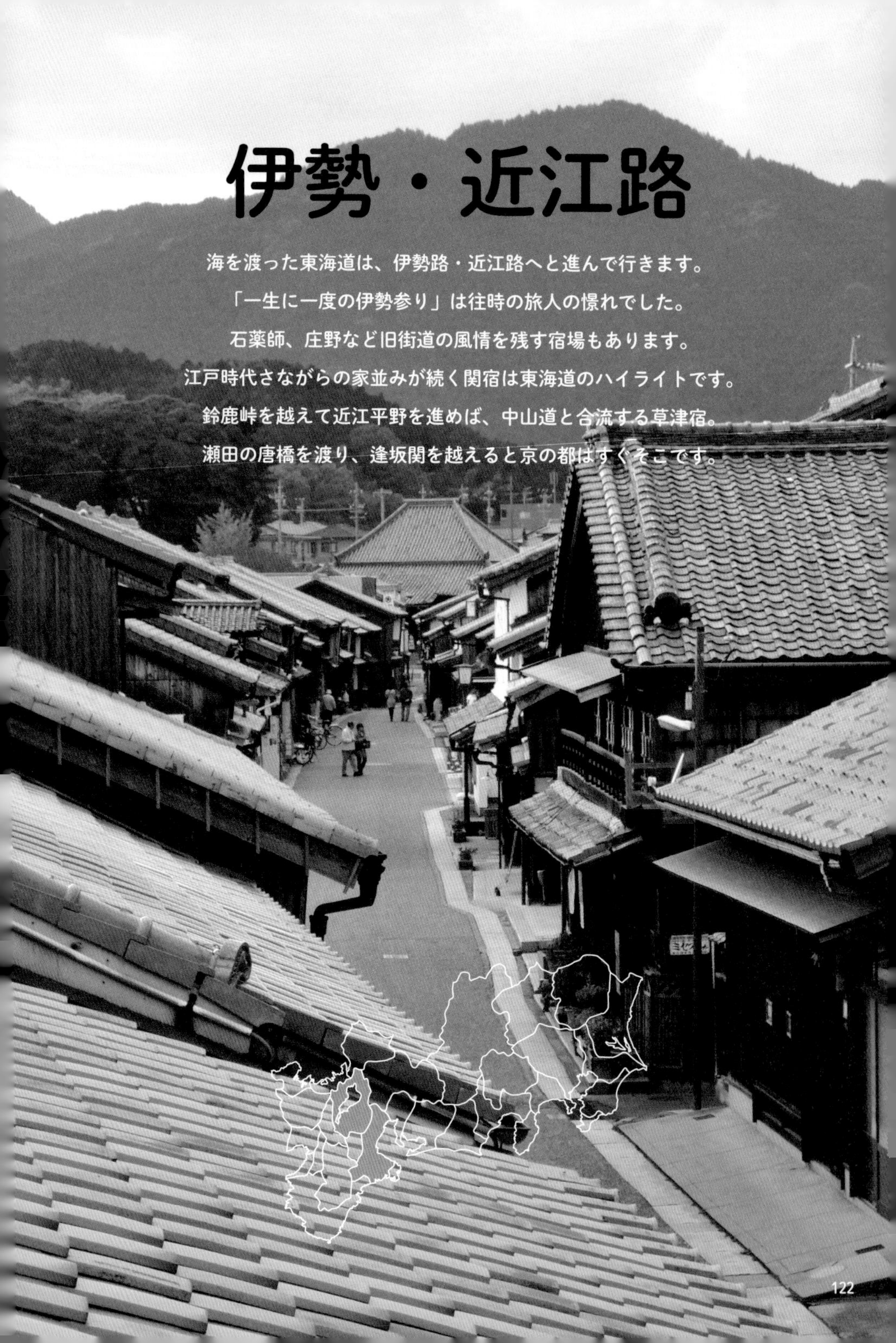

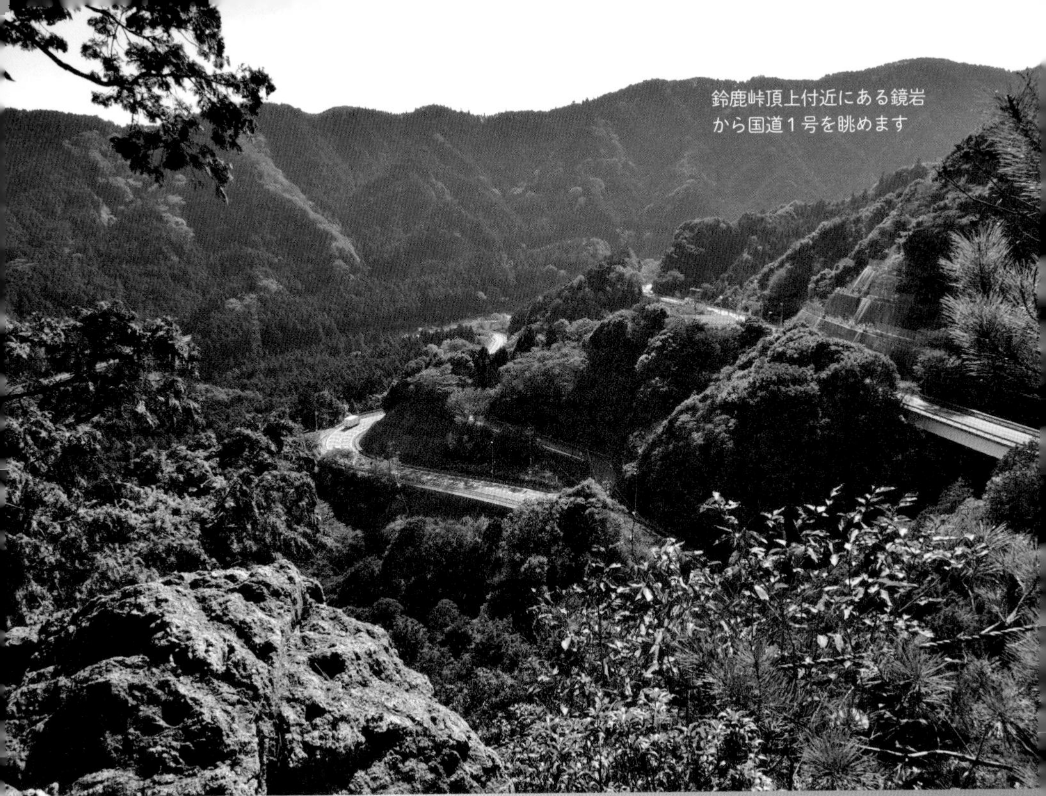

鈴鹿峠頂上付近にある鏡岩から国道１号を眺めます

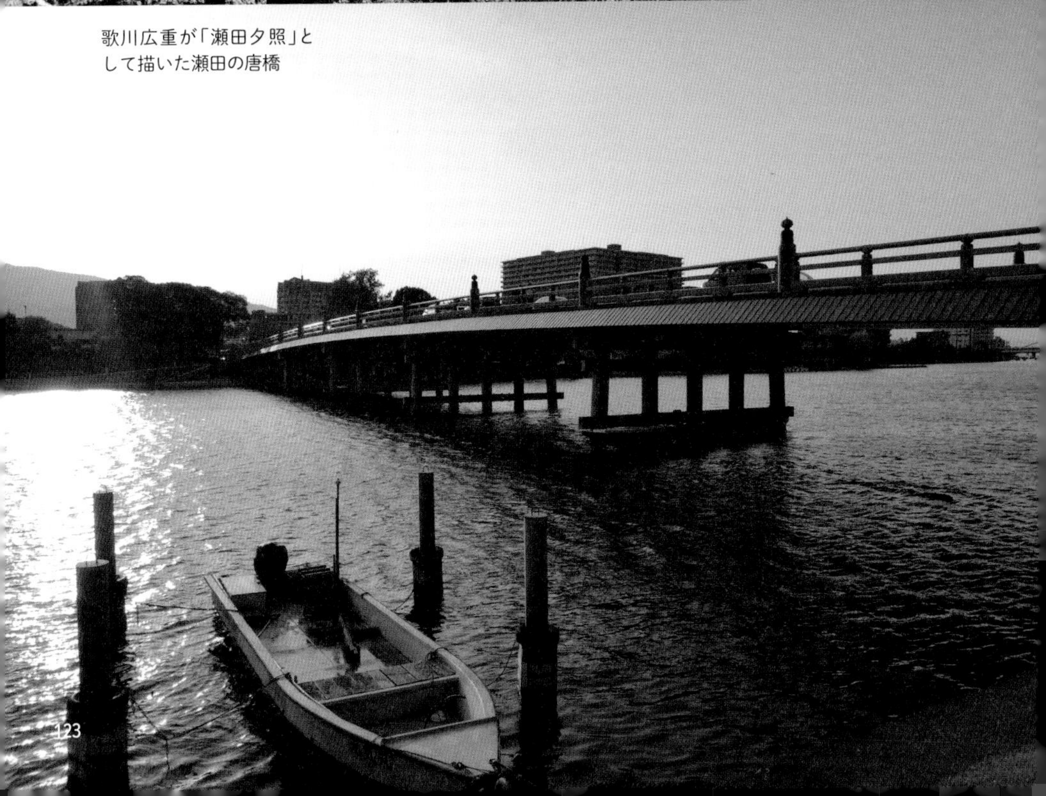

歌川広重が「瀬田夕照」として描いた瀬田の唐橋

桑名から再び陸上で京を目指す

桑名宿〜四日市茂福町

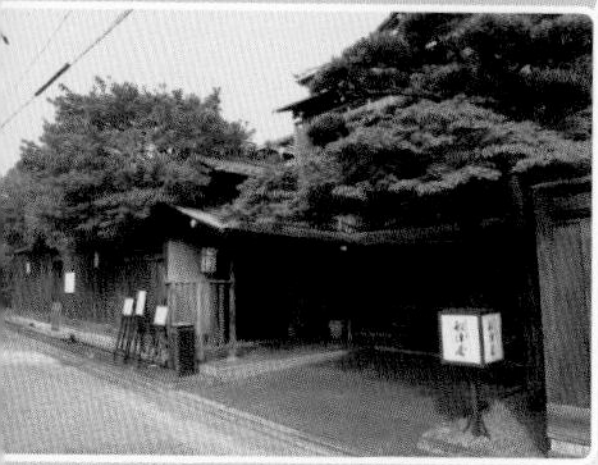

大塚本陣跡

揖斐(いび)川の堤防から宿場の中心へと向かうと、町並みの中に大塚本陣跡に船津屋があり、当時は裏庭から直接乗船できたといわれます。現在は料亭になっています。

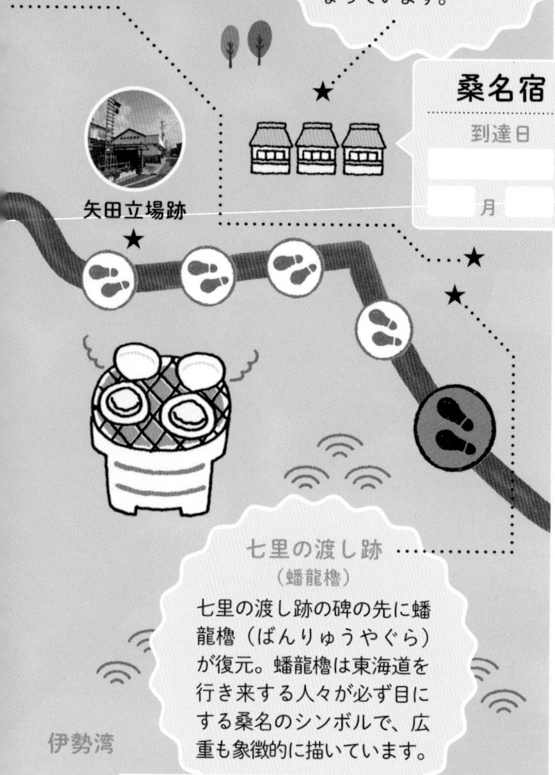

七里の渡し跡
（蟠龍櫓）

七里の渡し跡の碑の先に蟠龍櫓（ばんりゅうやぐら）が復元。蟠龍櫓は東海道を行き来する人々が必ず目にする桑名のシンボルで、広重も象徴的に描いています。

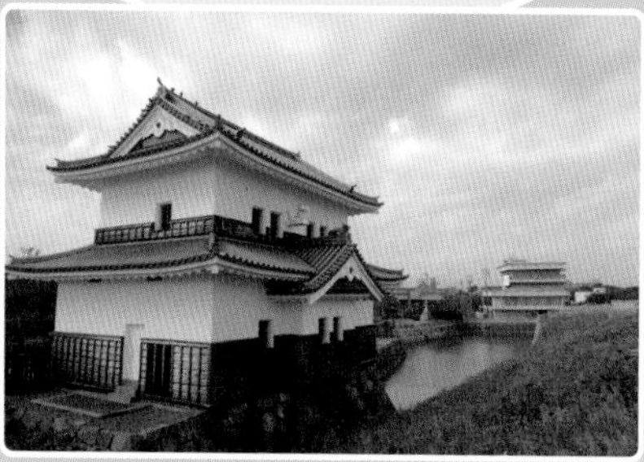

㊷ 桑名宿（くわな）

桑名宿は宮宿と同様に、七里の渡しの渡船場として栄える賑やかな宿場でした。ここは慶長６年(1601)に藩主となった徳川家康の重臣本多忠勝が整備した城下町です。城下町特有の枡形を多用しているため本来は歩きにくい街道です。現在、旧東海道の道筋はカラー舗装になっているので、道を間違えることがありません。

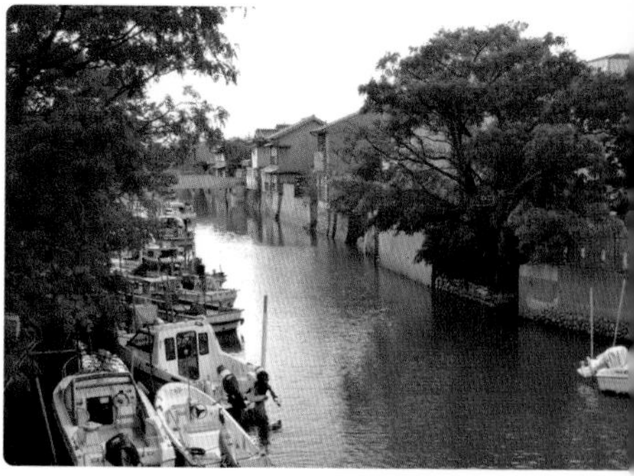

七里の渡し跡付近に残る船だまり。

からだナビ

足の病気③ イボ

イボは、イボウイルスによる感染症で、裸足で歩く場所で感染することがあります。外からの圧力によってできるタコやウオノメとは原因が異なります。
タコやウオノメと似ていますが、判別がつかないなら決して削らないように。タコだと思って削ったら出血したというケースもあります。足裏にできると治りにくいので、早めに専門医に診てもらいましょう。

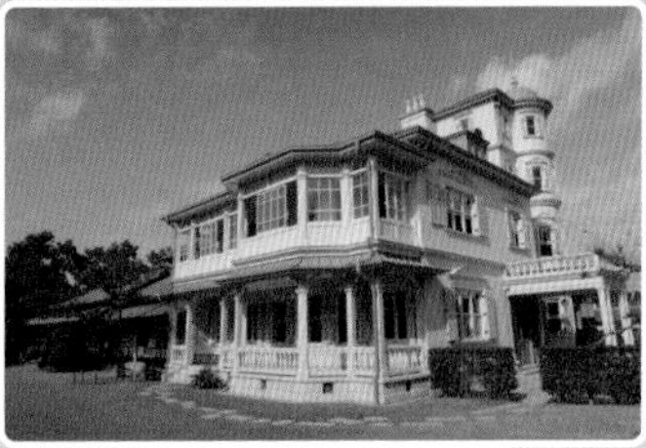

六華苑

洋と和が見事に調和した明治〜大正初期を代表する建物。洋館・和館と池泉回遊式庭園は必見。国の重要文化財に指定。

員弁（いなべ）川

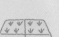

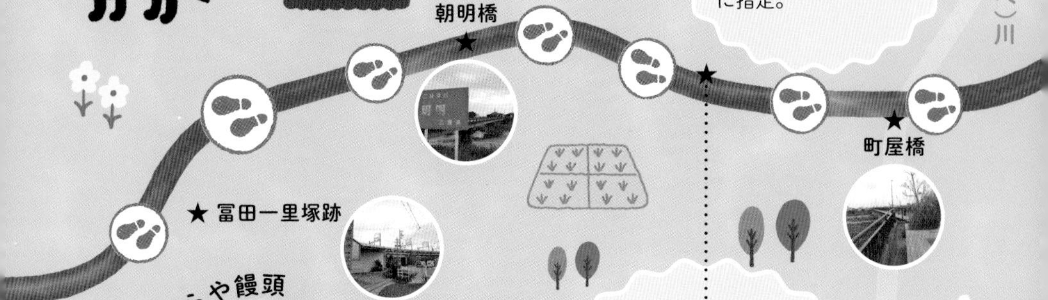

とらや饅頭

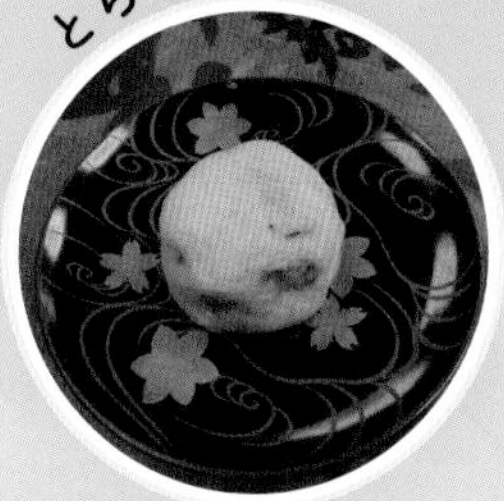

宝永元年（1704 年）の創業以来、昔ながらの製法で作られる酒素饅頭は桑名の銘菓。

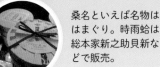

浄泉坊

門や瓦に徳川家の三ツ葉葵が見られるように、徳川家にゆかりのある寺院。東海道の道筋にあるため、参勤交代の大名は駕籠を降りて一礼したとも伝わっています。

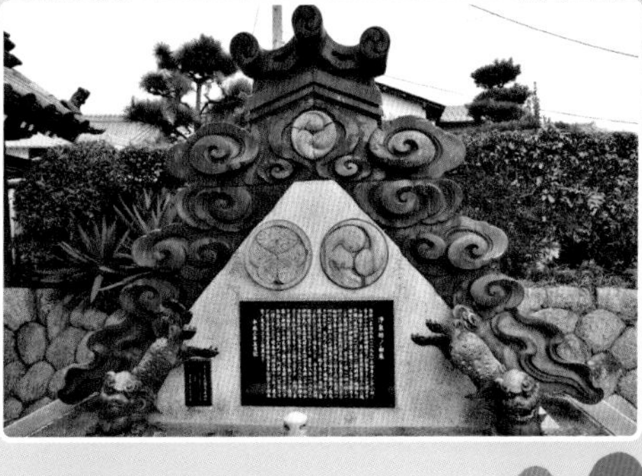

時雨蛤

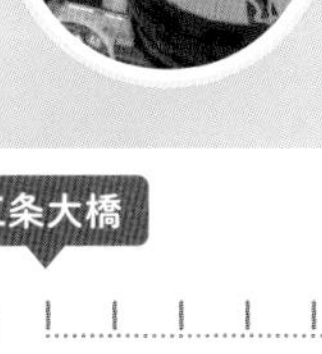

桑名といえば名物ははまぐり。時雨蛤は総本家新之助貝新などで販売。

日永追分で伊勢路とお別れ

四日市茂福町～四日市宿～四日市追分

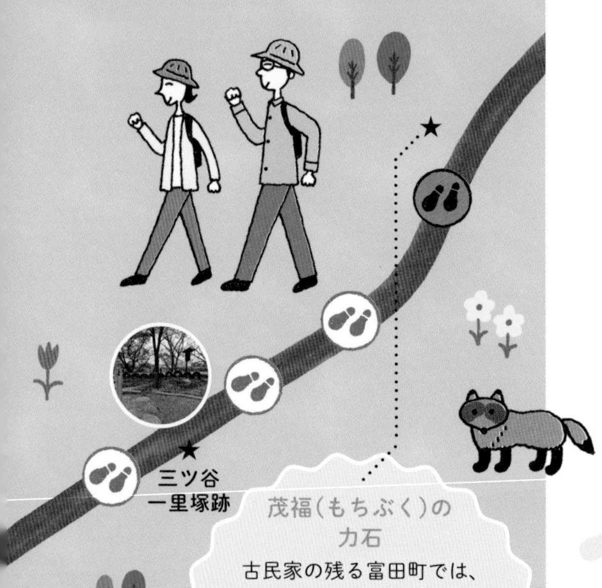

三ツ谷一里塚跡
海蔵川

茂福（もちぶく）の力石

古民家の残る富田町では、八幡神社の前に若者が力比べをした力石があります。力石は寺院の建設用の石を使ったもの。しばらく行った常照寺の先にも力石が並んでいます。

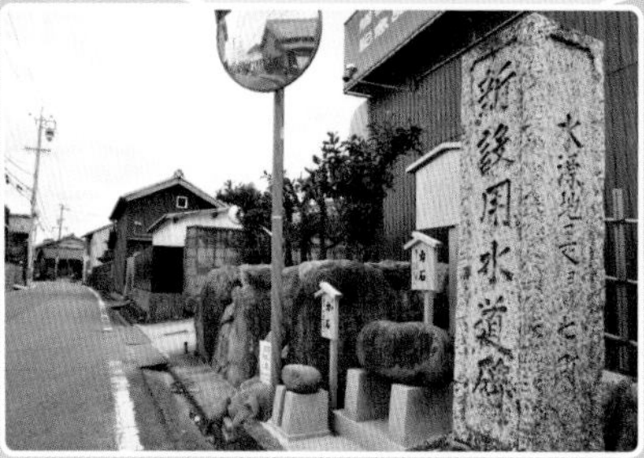

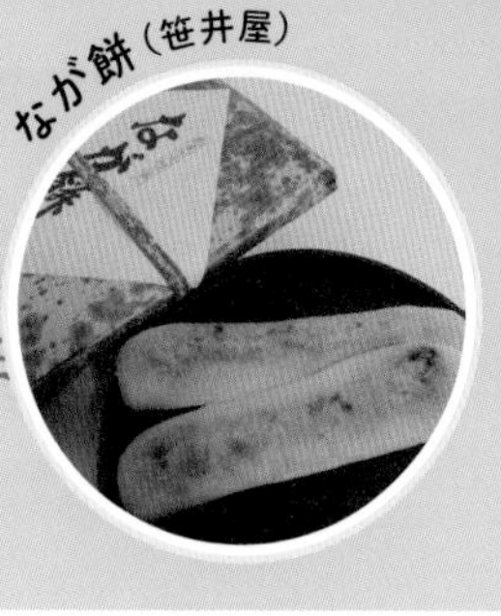

なが餅（笹井屋）

三滝橋のたもとの笹井屋は「日永のなが餅」で有名。天文19年(1550)創業という老舗で、参勤交代の際に藤堂高虎がいつも立ち寄っていたという逸話も残っています。

43 四日市宿（よっかいち）

桑名と同様に海運業で栄え、伊勢へ向かう参宮街道の追分を控えていたため、旅人の往来の多い大きな宿場でした。宿の中心は諏訪神社の界隈でしたが、戦後は工業都市として発展したため賑やかな商店街へと変貌しました。現在、宿場の面影はほとんど残っていませんが、旧道沿いを丹念に見ていくと、時折古い商家を見かけることもあります。

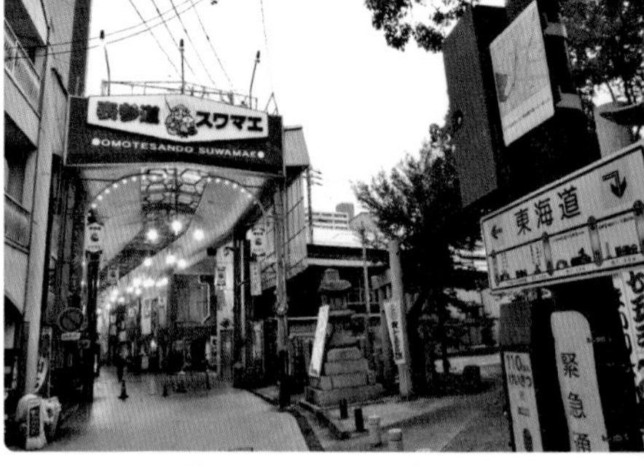

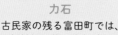

表参道スワマエ
OMOTESANDO SUWAMAE
東海道

アーケードで続いている部分が東海道。

からだナビ

足の病気❹ 水虫

水虫は白癬菌という真菌による感染症。足の裏や足指の間にできる足白癬、爪に起こる爪白癬の2種類があります。白癬菌が皮膚内に侵入してしまうまで24時間かかります。広げないために大切なのは、プールなど感染リスクの高いところを裸足で歩いたら、24時間以内に足をきれいに洗うこと。ただし、ごしごしと強くこすって角質を傷つけないように注意しましょう。

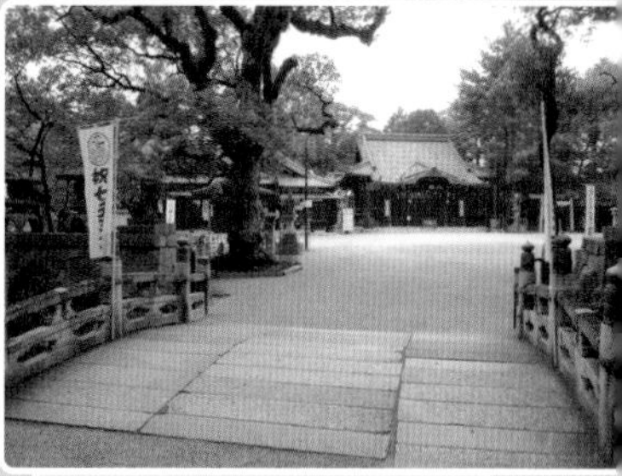

諏訪神社

旧街道の右手には諏訪神社が。鎌倉時代の創建で、東海道沿いにあるため旅人が多く参詣したといわれ、「東海道名所図会」にも登場。

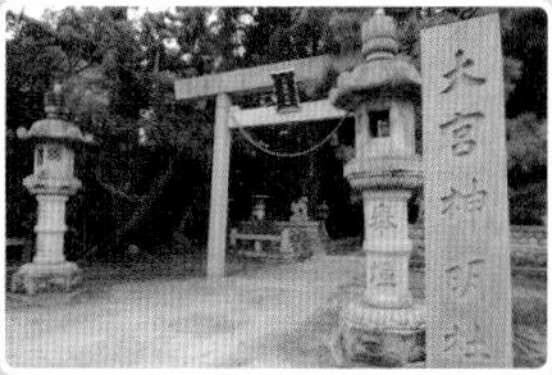

大宮神明社

街道を四日市あすなろう鉄道内部線と国道1号に沿うように歩むとある大宮神明社は、輪くぐり神事で知られています。

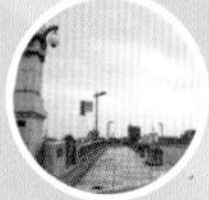

三滝橋

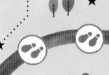

三滝川

四日市宿

到達日

月　日

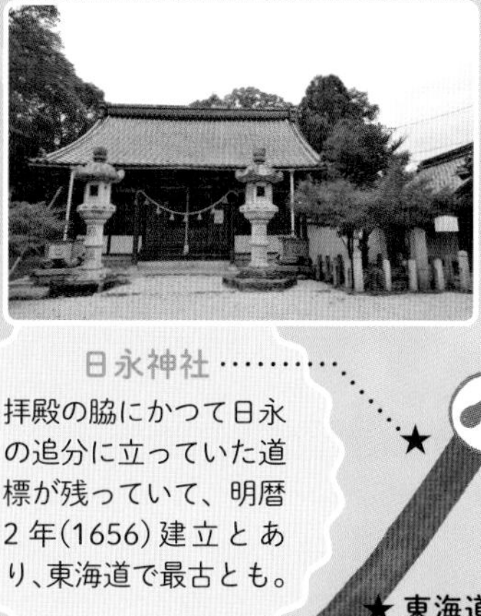

日永神社

拝殿の脇にかつて日永の追分に立っていた道標が残っていて、明暦2年(1656)建立とあり、東海道で最古とも。

東海道名残の一本松

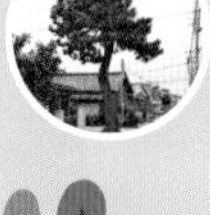

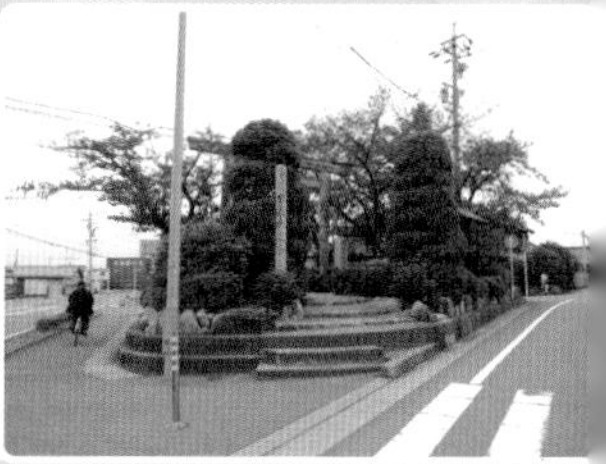

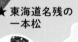

日永の追分

伊勢参宮道(左)と東海道が分かれる日永の追分。小さな緑地に道標や常夜灯が置かれ、今も往時の面影を残しています。

三条大橋

四日市追分～石薬師宿～庄野

芭蕉も馬から落ちたという杖衝坂

采女の杖衝（菊屋本店）

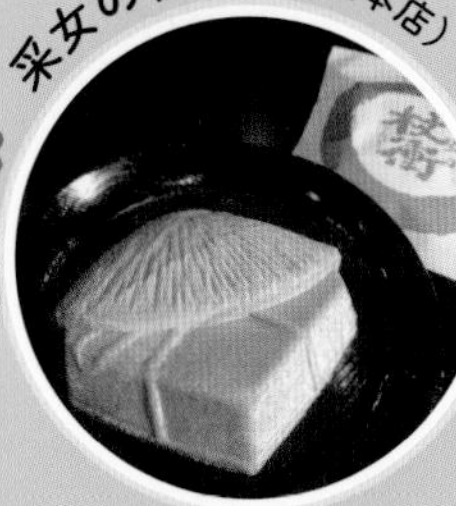

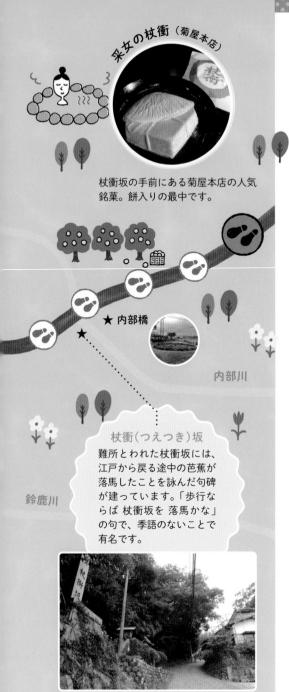

杖衝坂の手前にある菊屋本店の人気銘菓。餅入りの最中です。

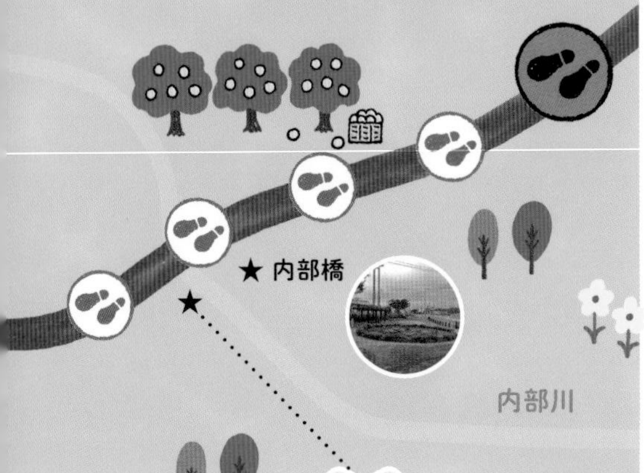

鈴鹿川

杖衝（つえつき）坂

難所とわれた杖衝坂には、江戸から戻る途中の芭蕉が落馬したことを詠んだ句碑が建っています。「歩行ならば 杖衝坂を 落馬かな」の句で、季語のないことで有名です。

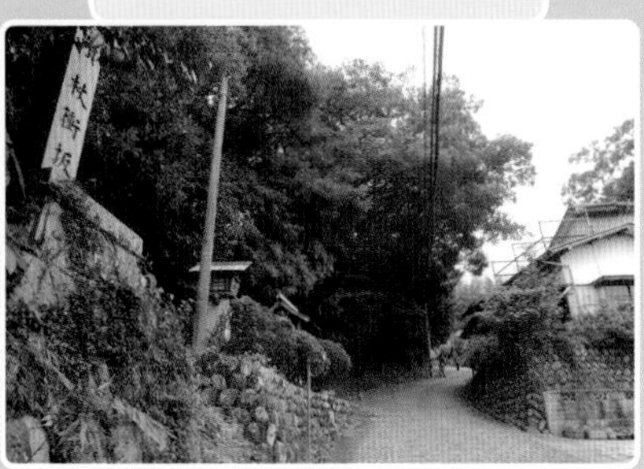

㊹ 石薬師宿（いしやくし）

石薬師宿は元和２年(1616)、四日市と亀山の宿間が長すぎるため新設されました。本陣３軒、旅籠15軒の小さな宿場でした。遺構こそほとんど残っていませんが、往時の雰囲気をとどめる旧家が残っていて、旧街道の雰囲気がよく伝わってくる宿場町です。西の外れでは、こんもりと繁った大木の下、石薬師一里塚跡がのどかな風景の中に佇んでいます。

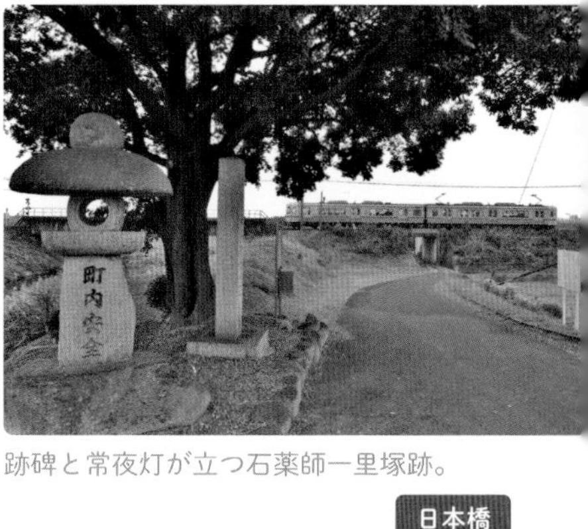

跡碑と常夜灯が立つ石薬師一里塚跡。

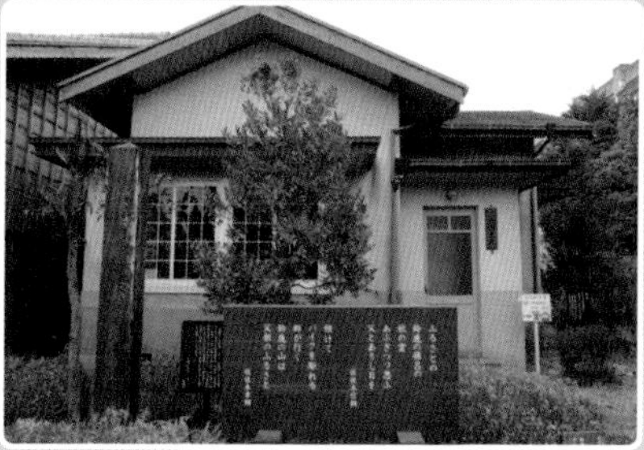

佐佐木信綱記念館

連子格子の二階屋は国文学者で歌人の佐佐木信綱生家で、記念館を併設。唱歌「夏は来ぬ」は信綱25歳の時の作詞。宿内には信綱の歌カルタが掛けられています。

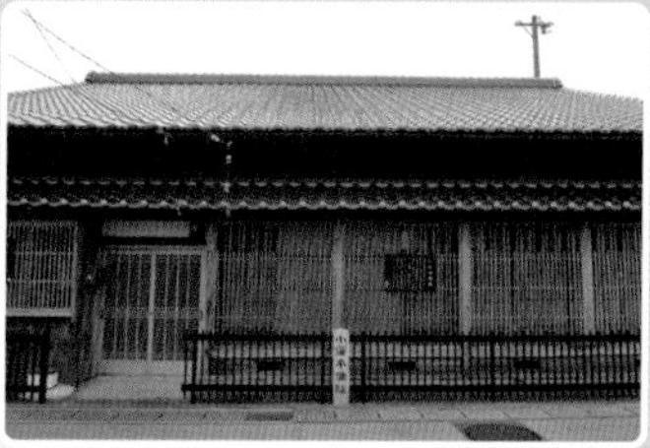

小澤本陣跡

明治に建て替えられた建物ですが、浅野内匠頭など有名人が記帳した宿帳や、参勤交代の大名の貴重な資料を保存。

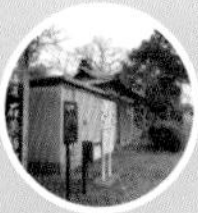

北町の地蔵堂

石薬師宿

到達日

月　日

400km 達成！

石薬師一里塚跡

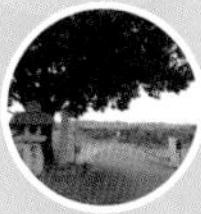

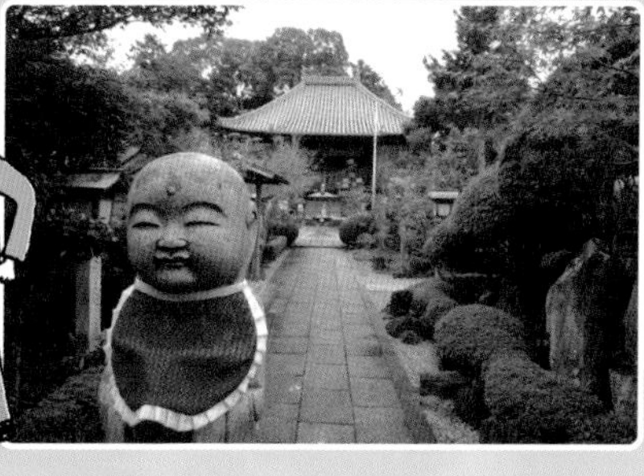

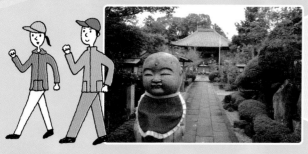

石薬師寺

広重も描いた石薬師寺。境内は手入れされた庭が素晴らしく、時の経つのを忘れるほど。のどかな空気が流れます。

庄野宿～亀山

趣ある町並が続く城下町へ

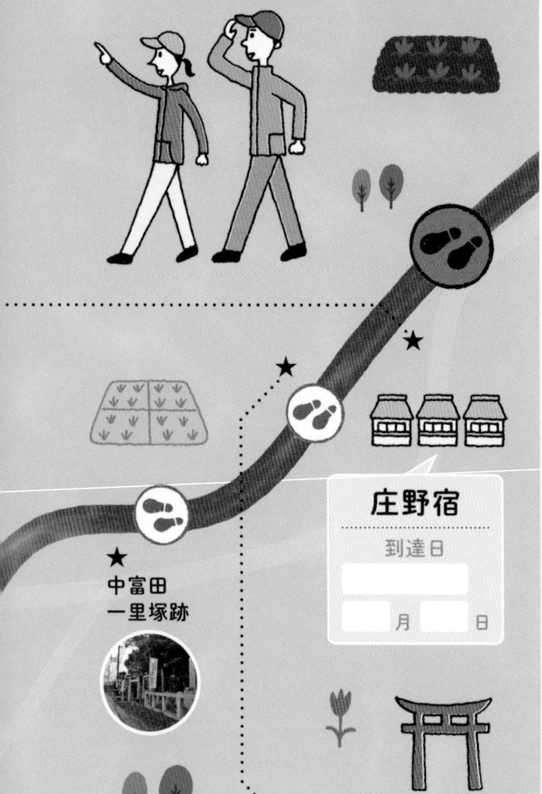

川俣神社

宿の西側には川俣神社があり、境内に樹齢300年の樹高12mという県指定天然記念物のスダジイの巨木がそびえ立っています。

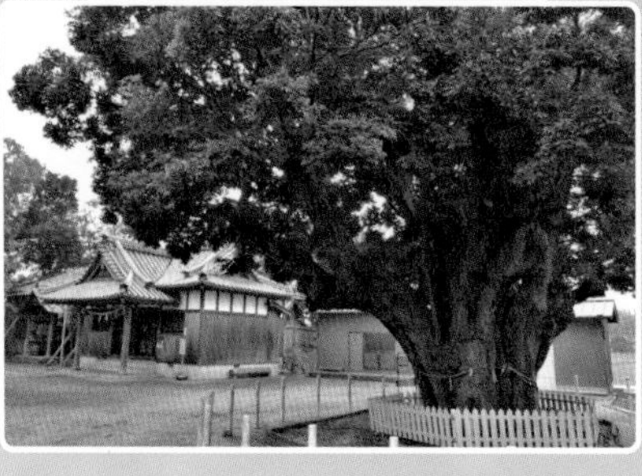

㊺ 庄野宿（しょうの）

庄野宿が宿駅に選定されたのは東海道でもっとも遅い寛永元年(1624)。石薬師宿からわずか2.7㎞、ここも小さな宿場でした。街道沿いには連子格子の古民家も見られ、道幅が往時とさほど変わらないため宿場風情が感じられます。広重の傑作として名高い「庄野 白雨」の舞台は、JR加佐登（かさど)駅辺りかといわれています。

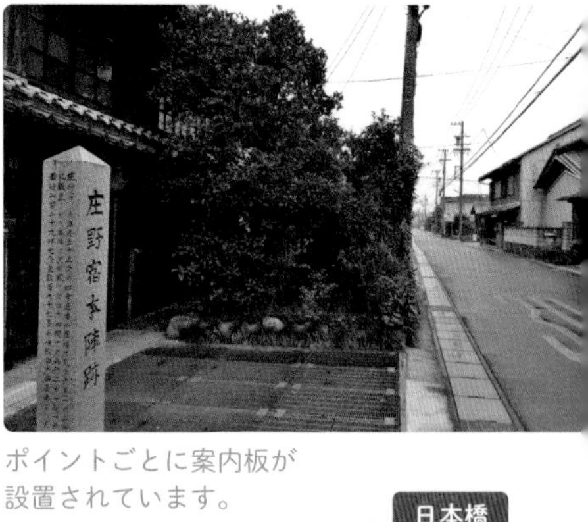

ポイントごとに案内板が設置されています。

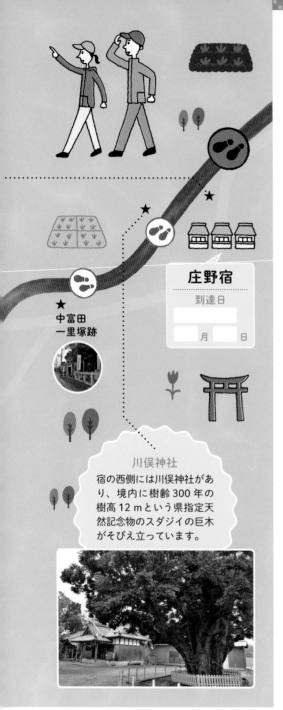

からだナビ

かかとのカサカサ基本は保湿

足の皮膚は加齢によって硬くなり、脂肪が失われていきます。かかとがカサカサになってしまうのもそのためです。こうした足裏のケアの基本は、手や指と同様に保湿することです。

よく洗って清潔にしたら、尿素やサリチル酸など角質を柔らかくする成分を含むクリームをかかとに塗り込みます。さらに30分程度ラップで覆い、成分を浸透させます。

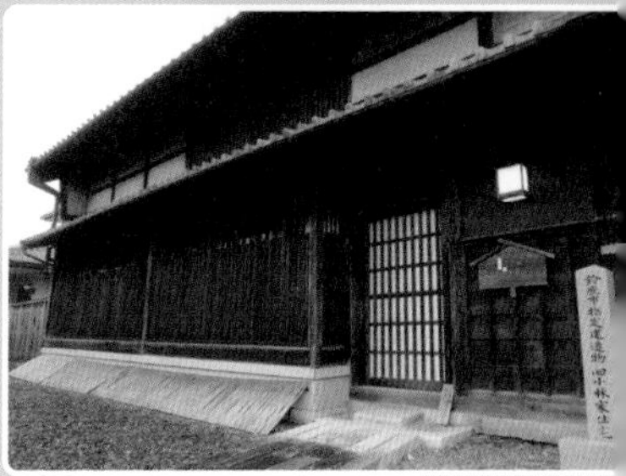

庄野宿資料館

油屋問屋だった旧小林家の建物を資料館として公開。珍しいのは320年前の高札で、風雪に耐えてきた文字は迫力があり見応え充分。

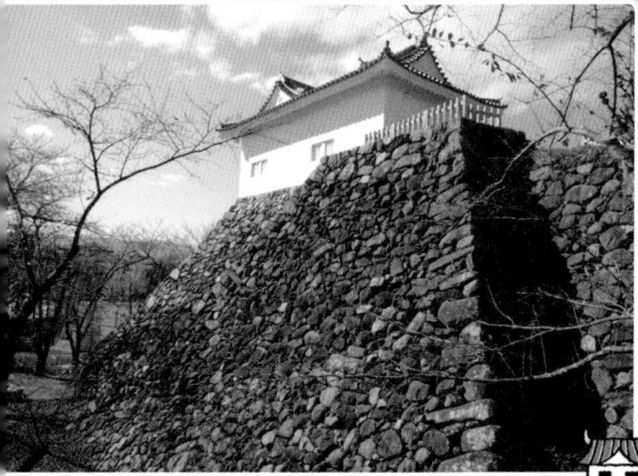

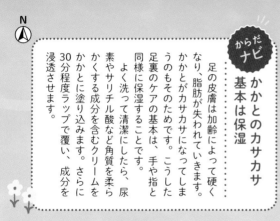

亀山城跡

亀山城は「粉蝶城」とも呼ばれ、姿の優美さで知られる城でした。現在は堀や土居、石垣の上に多門櫓が往時のまま残っています。

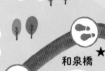

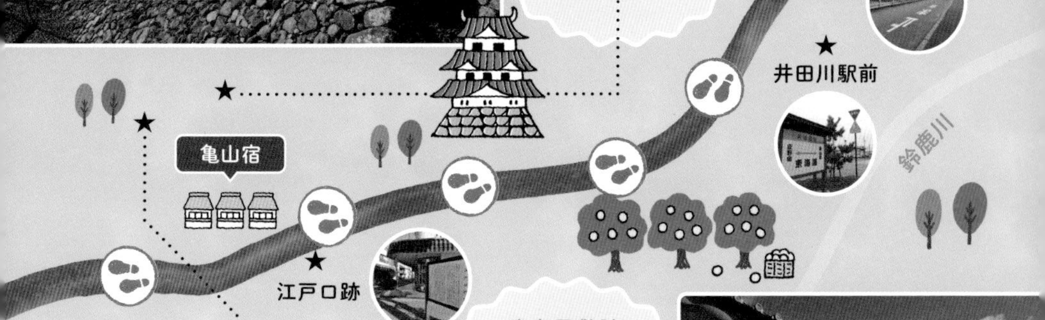

武家屋敷跡

西町から少し北へ行くと亀山藩家老の加藤家屋敷跡と長屋門、土蔵など江戸時代の侍屋敷が残っています。凛とした空気が漂います。

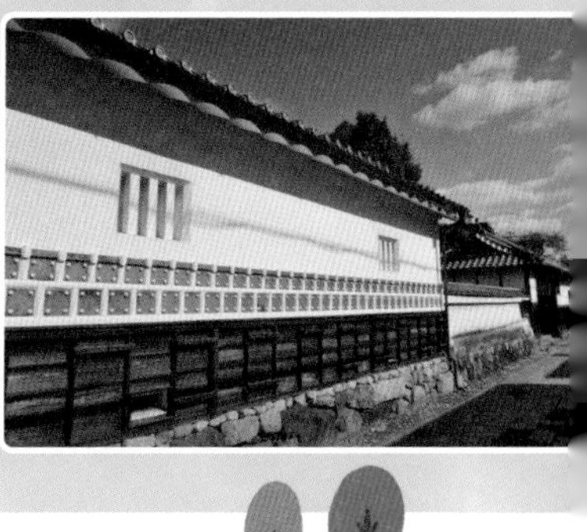

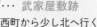

鈴鹿の山を眺めつつ快適ウォーク

亀山宿〜関

46 亀山宿（かめやま）

江戸中期以降、石川氏６万石の城下町として発展した亀山ですが、そのわりには町の規模が小さく、宿場町としてはそれほど発展しませんでした。亀山宿が幕府直轄だったため、これを嫌う大名たちが泊まりを避けたためともいわれています。しかし、亀山には城下町らしい曲がりくねった細道や古い家並みが残っていて、今も大変雰囲気のある町です。

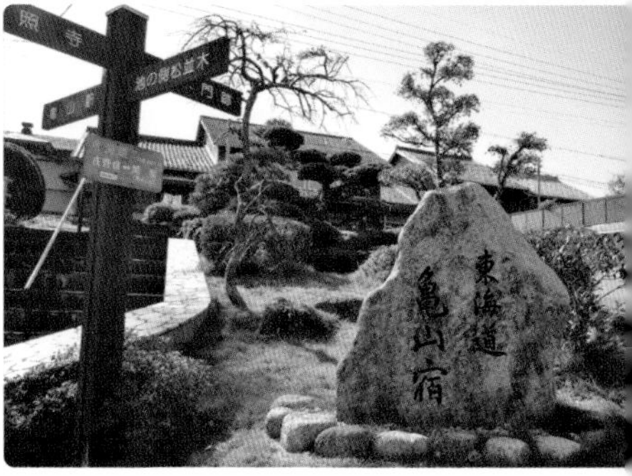

お城見庭園には亀山宿碑が立っています。

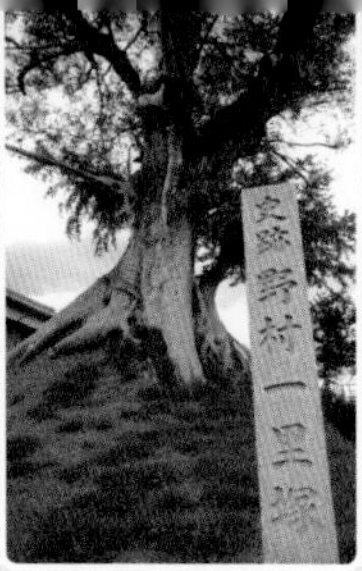

野村一里塚

亀山宿の京口坂橋を渡ると、野村集落に入ります。その外れにある野村一里塚は樹齢400年、高さ20mの椋の巨木が堂々たる風情。

亀山宿
到達日
年
月 日

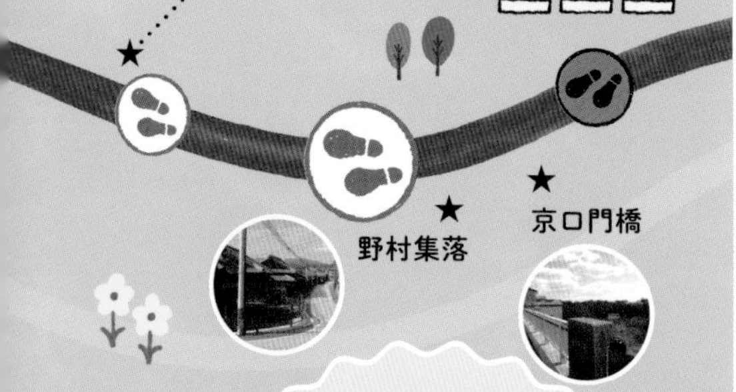

太岡寺畷

大岡寺畷は鈴鹿川に沿って約２㎞続くまっすぐな長い道（縄手）。東海道の畷道では随一の長さといわれます。辺りは鈴鹿の山々を仰ぎ、左に鈴鹿川、右にのどかな茶畑が広がります。

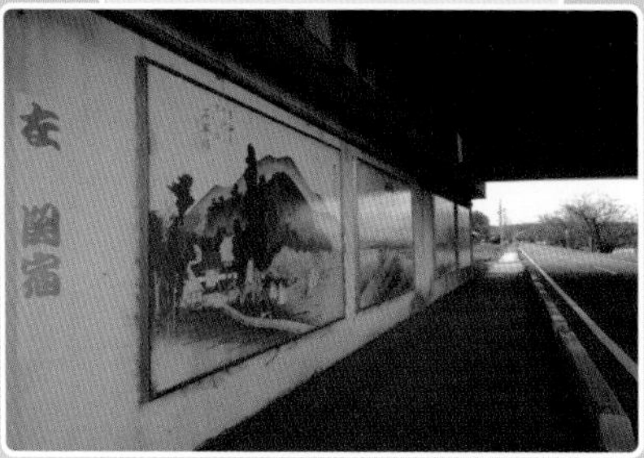

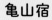

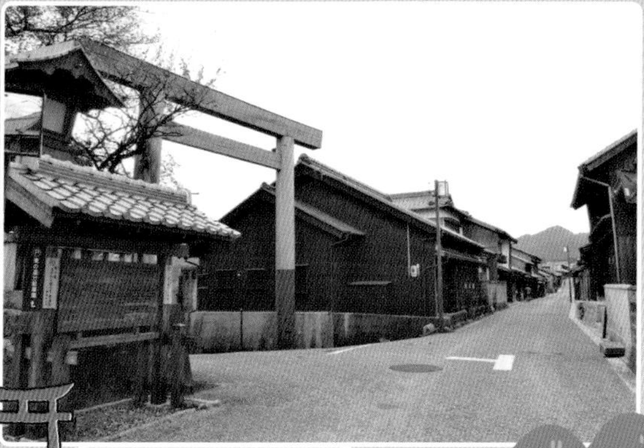

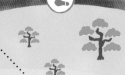

亀乃尾（瑞宝軒）

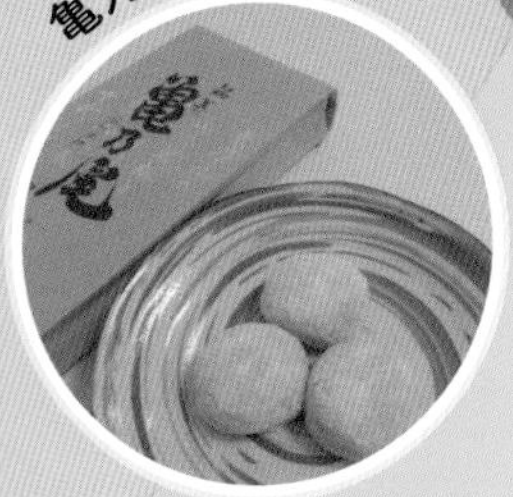

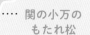

江戸末期より伝わる亀山の銘菓。大福に似た柔らかな食感の亀甲型の餅菓子です。

東の追分

関宿の東の入口にあたり、東海道と伊勢別街道の分岐です。大鳥居は伊勢神宮を遙拝するためのもの。鳥居の近くには「外宮まで15里（60km）」の道標が。

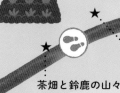

茶畑と鈴鹿の山々

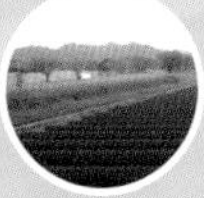

関宿

鈴鹿川

関の小万のもたれ松

関宿へ入る手前、JRの線路を越え、国道1号を渡って少し行くと、分かれ道に仇討ちで知られる「関の小万のもたれ松」があります。

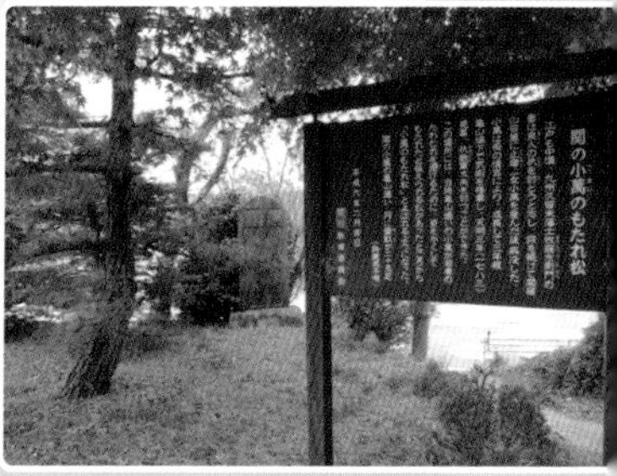

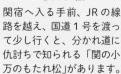

からだナビ

爪のトラブル 巻き爪予防法

歩行時に足指に力を入れられるのは、爪があるお陰です。しかし足指に均一に力がかからないと、爪が内側に丸まっていく巻き爪になってしまうことも。多くは親指に起こり、強い痛みを伴います。皮膚に食い込んで炎症を起こした場合は病院で処置してもらいますが、軽度であれば自分で対処してもOK。皮膚と爪の間に糸を差し込んで持ち上げる専用グッズもあります。

関宿〜坂下

関を後にし鈴鹿峠に取り付く

47 関宿（せき）

東西約 2㎞にわたって江戸時代さながらの町家が並ぶ関宿は、国の重要伝統的建造物群保存地区に指定されています。街道に面した電線も取り除かれており、関宿にたどり着いた旅人が目にしたものとほぼ同じ光景が再現されています。道の両側に連子格子の家並みが延々と続き、じっくり見ると宿場町の様々な発見があって楽しめます。

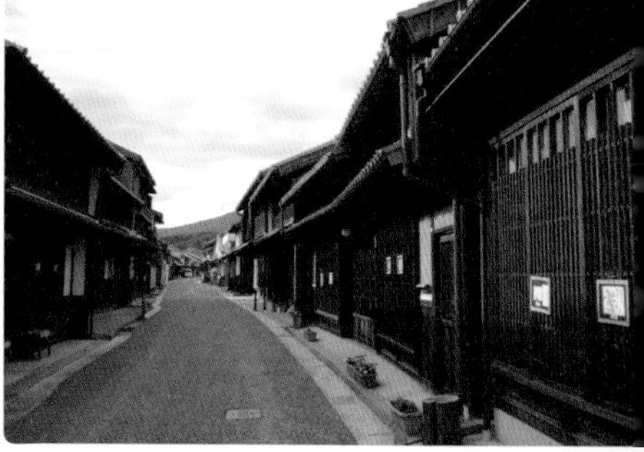

ノスタルジックな家並みが続きます。

関の戸（深川屋）

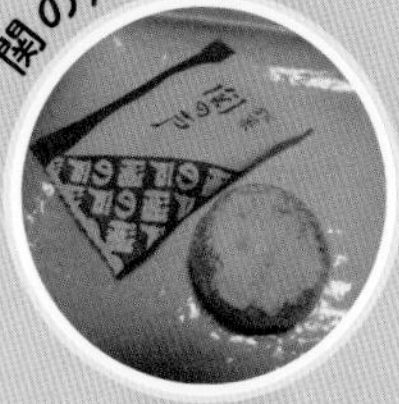

漉し餡を求肥で包み和三盆をまぶした銘菓。

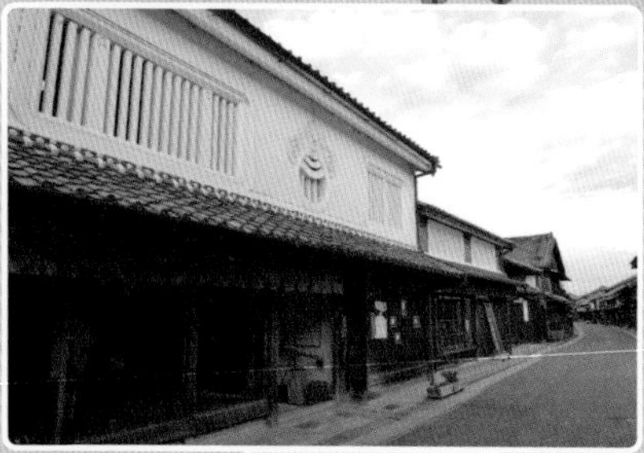

関宿旅籠玉屋歴史資料館

関宿を代表する旅籠の１つだった旅籠玉屋を、白壁と虫籠窓（むしこまど）が美しい旅籠建築として修復。内部では当時の旅籠の姿を再現して見せてくれます。

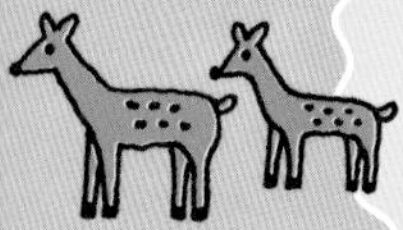

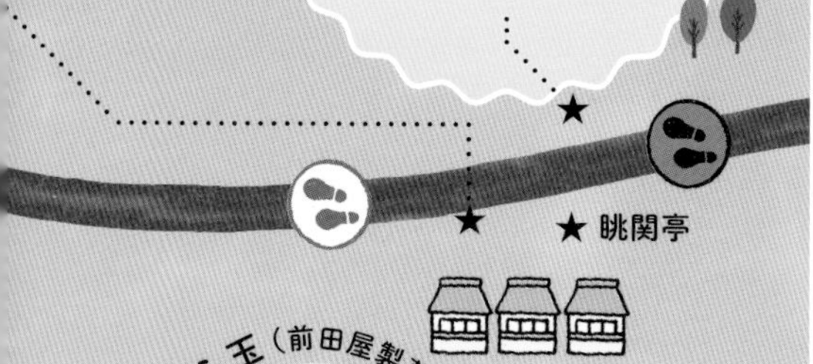

志ら玉（前田屋製菓）

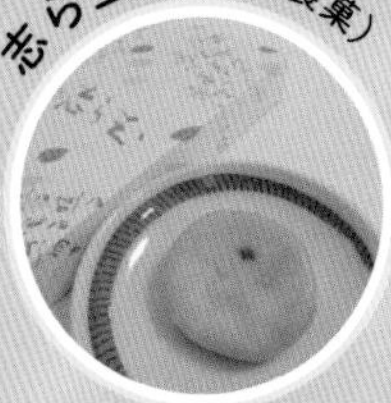

江戸時代より旅人に愛されてきた、あっさりした甘みの生菓子。

関宿
到達日
月　日

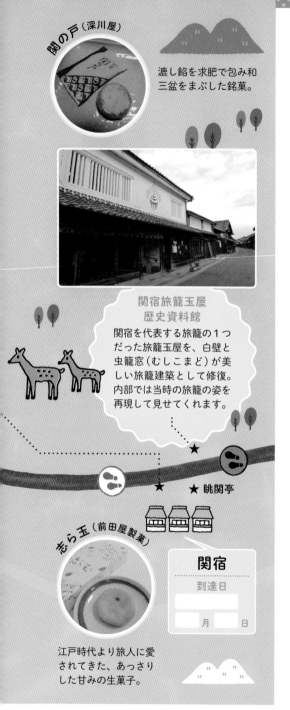

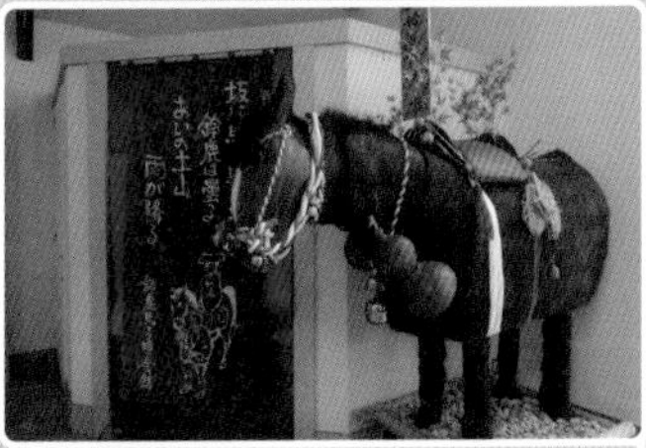

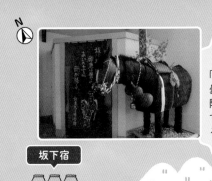

坂下宿

鈴鹿馬子唄会館

「坂は照る照る 鈴鹿は曇る あいの土山雨が降る」。鈴鹿峠を象徴するこの馬子唄が流れる資料館。

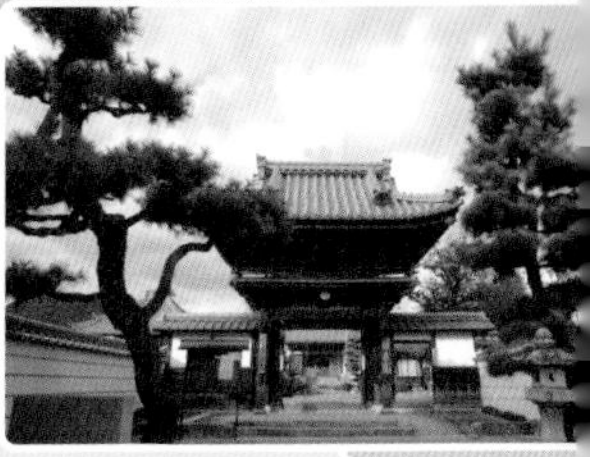

関地蔵院

東海道を旅する人の信仰を集めた「関のお地蔵さん」。眺関(ちょうかん)亭から地蔵院を眺めれば、鈴鹿の山々を背景に、町並みとともに美しい光景が望めます。

鈴鹿川

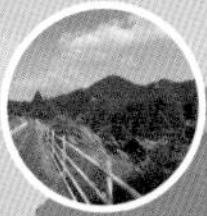

筆捨山

一里塚跡

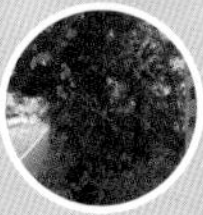

法安寺

坂下宿で唯一の遺構といえるのは法安寺の唐破風造りの山門。これは旧松屋本陣の門を移築したもので、その豪華さから往時を想像することができます。

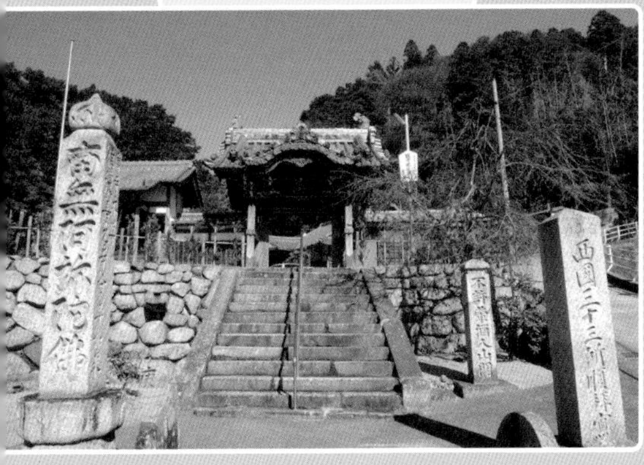

西の追分

関宿の西の出入り口で、大和街道の加太(かぶと)越えの道との分岐点。休憩所で一服したらいよいよ鈴鹿峠方面へと向かいます。

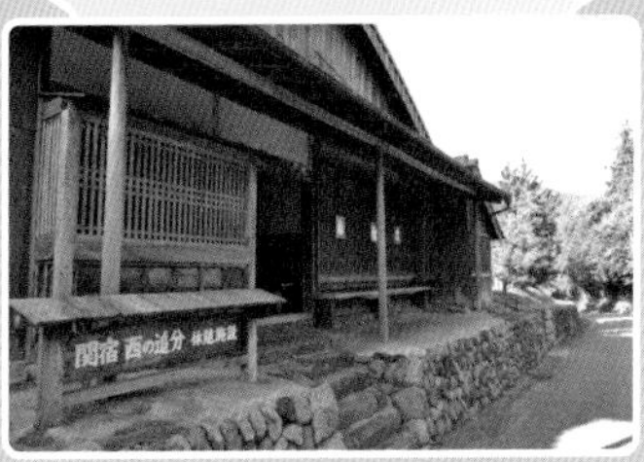

鈴鹿峠を越えて近江国へ

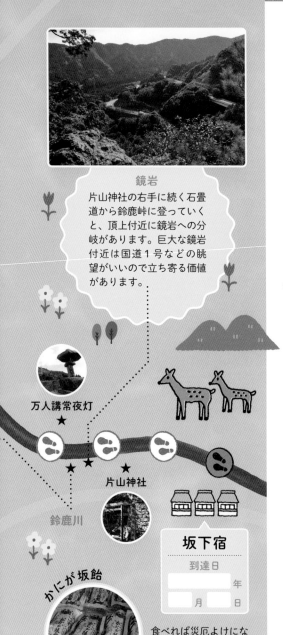

坂下宿〜土山

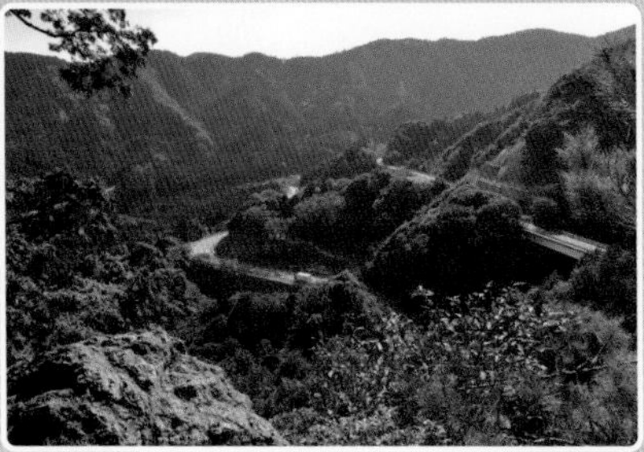

鏡岩

片山神社の右手に続く石畳道から鈴鹿峠に登っていくと、頂上付近に鏡岩への分岐があります。巨大な鏡岩付近は国道１号などの眺望がいいので立ち寄る価値があります。

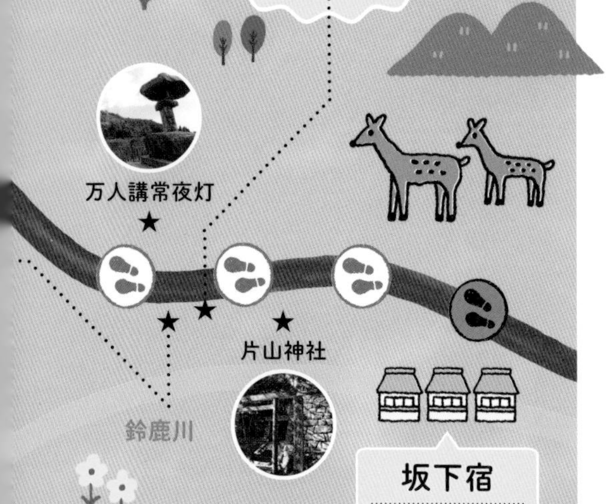

坂下宿

到達日

年　月　日

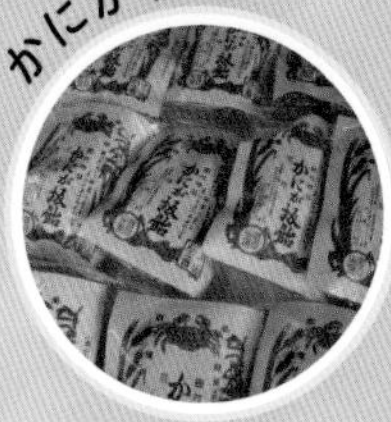

かにが坂飴

食べれば災厄よけになると伝わる土山名物。１枚１枚手作りの懐かしい素朴な味です。

㊽ 坂下宿（さかした）

鈴鹿峠の坂の下ということで名付けられ、当初は峠の直下にありましたが、大洪水で被災し現在地に移転。鈴鹿峠は難所だっただけに、峠越えの旅人で大いに賑わいました。かなり大きな宿場だったことは宿内の道の広さを見てもうかがえます。その宿場も明治23年（1890）の鉄道開通で役目を終え、今は茶畑の中に本陣跡の案内板が建っているだけです。

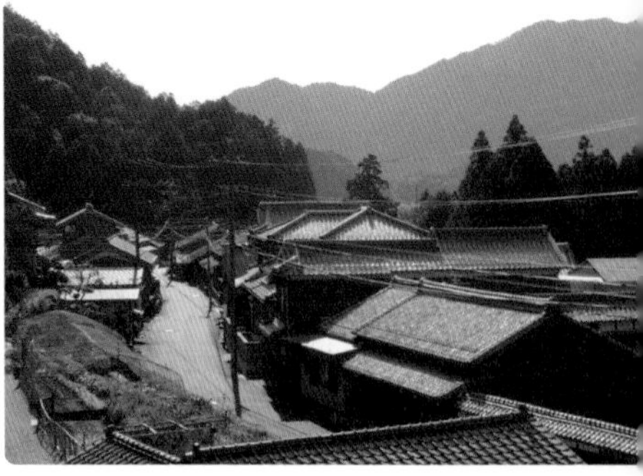

鈴鹿馬子唄会館から続く街道らしい家並み。

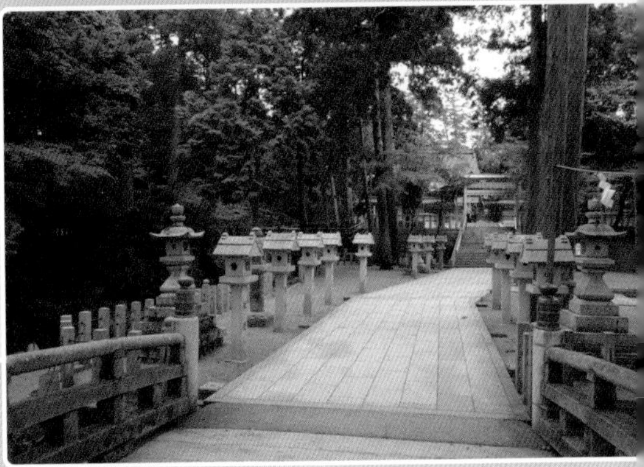

田村神社

広重の「春之雨」に描かれた木橋を再現した海道橋を渡ると田村神社。弘仁3年(812)の創建と伝わる古社で、数多くの伝説を秘める坂上田村麻呂が祀られています。

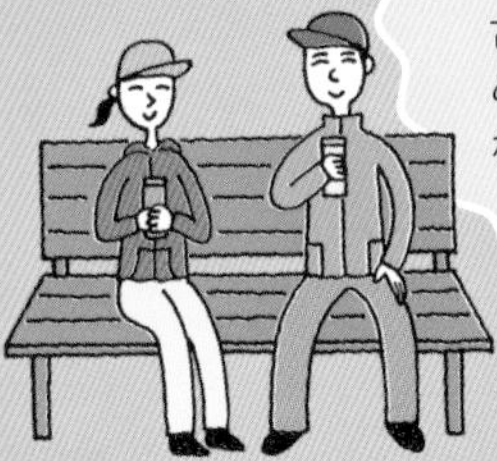

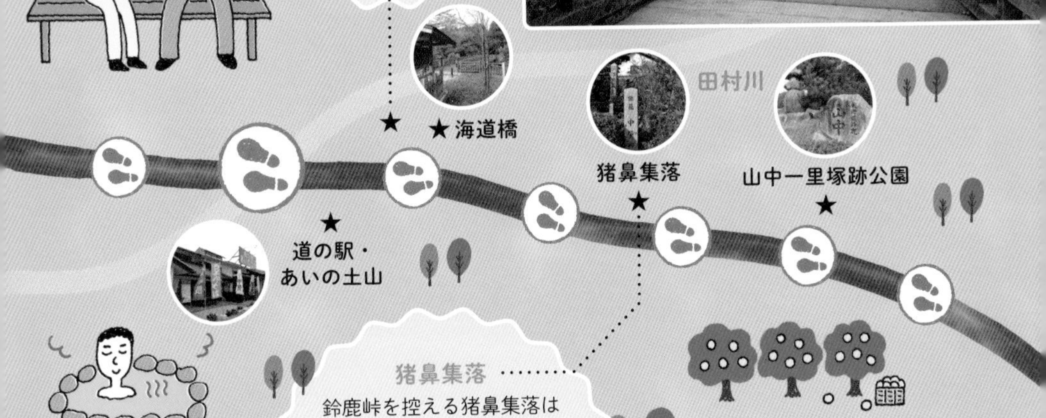

田村川
★海道橋
猪鼻集落
山中一里塚跡公園
道の駅・
あいの土山

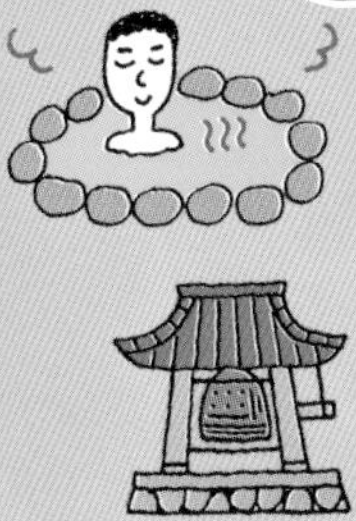

猪鼻集落

鈴鹿峠を控える猪鼻集落は東海道が東西に約600mにわたり、立場もあり草餅や強飯が名物だったといわれます。峠から下りてくると落着いた集落に出会ってほっとします。

鈴鹿峠

「八丁二十七曲」と呼ばれた鈴鹿峠はかつて「東の箱根峠、西の鈴鹿峠」といわれたほどの難所でした。茶畑が広がる頂上が三重・滋賀の県境です。

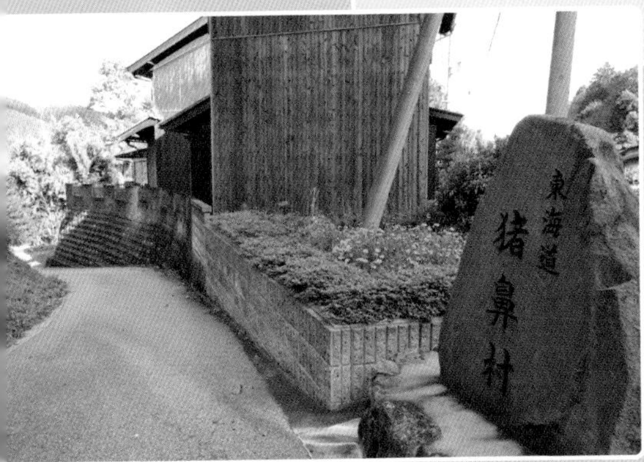

東海道
猪鼻村

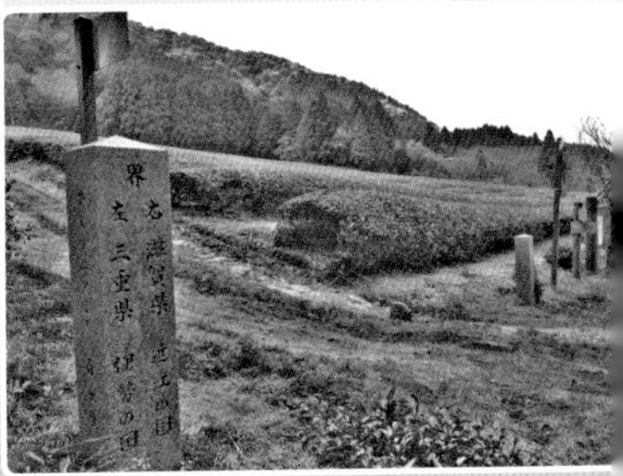

三条大橋

古風な佇まいを残す宿場町 土山宿～水口

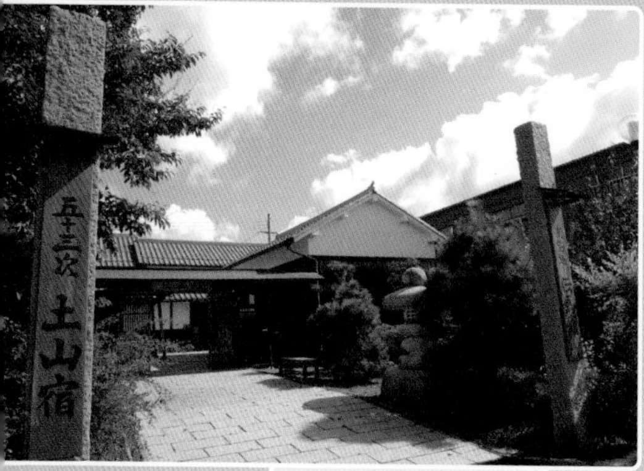
五十三次
土山宿

東海道伝馬館

伝馬制度をテーマにした展示を行っている東海道伝馬館は土山宿の情報発信の拠点。かつての問屋場を再現したもので、東海道名物を京人形で紹介するなどユニークな施設。

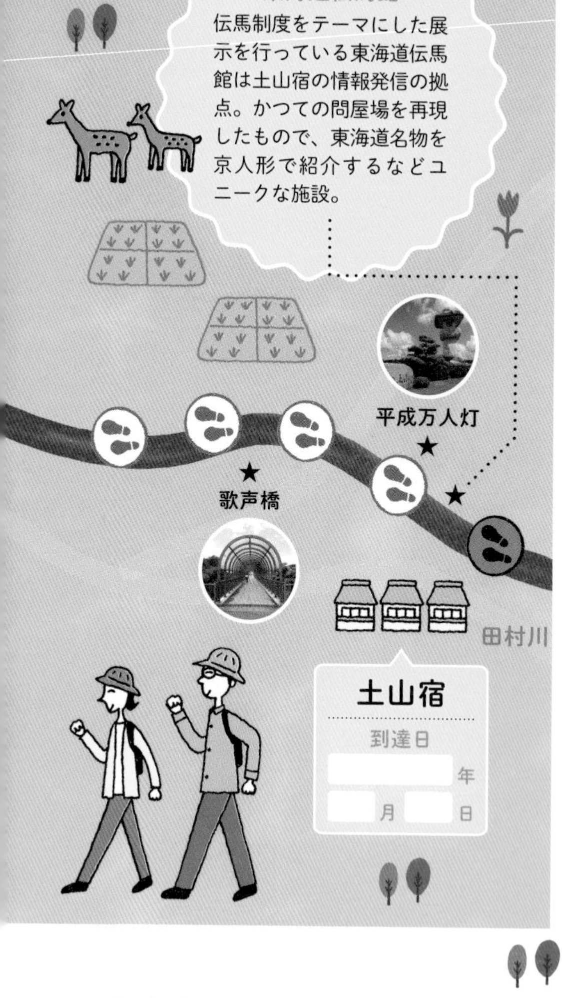
平成万人灯
歌声橋
田村川
土山宿
到達日
年
月
日
日本橋

㊾ 土山宿（つちやま）

土山宿は、鈴鹿馬子唄にも歌われるように天候が変わりやすい場所で、広重も土山では雨中の大名行列を描いています。土山は早くから「街道と文化の復元・維持・伝承」に熱心に取り組んできた甲斐あって、商業化の波に押されず宿場の面影をよく留めています。土山本陣は当時の庭と上段の間が現存。本陣遺構として大変貴重です。

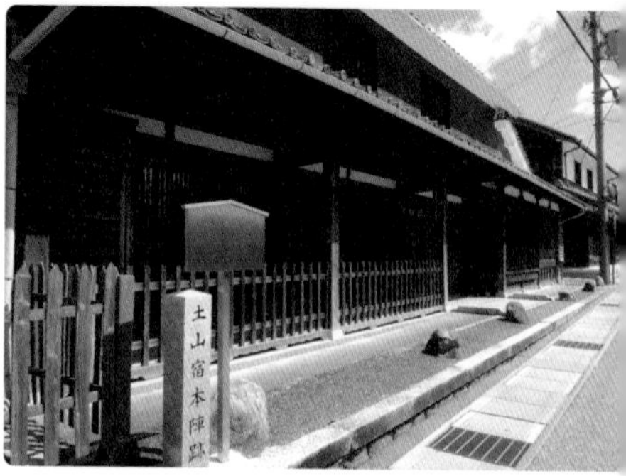
土山宿本陣跡

三代将軍家光上洛の際に設けられた土山本陣。

N

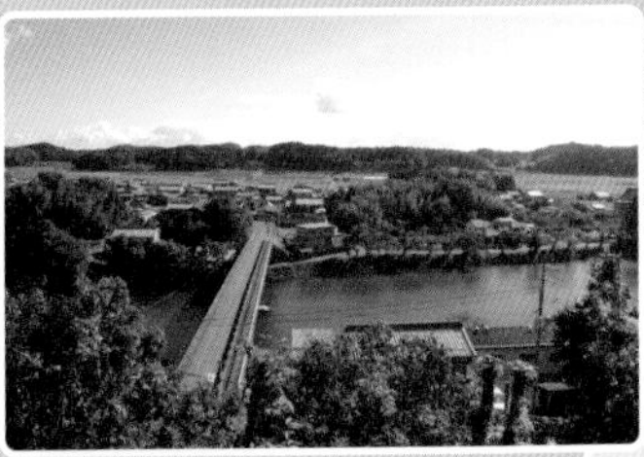

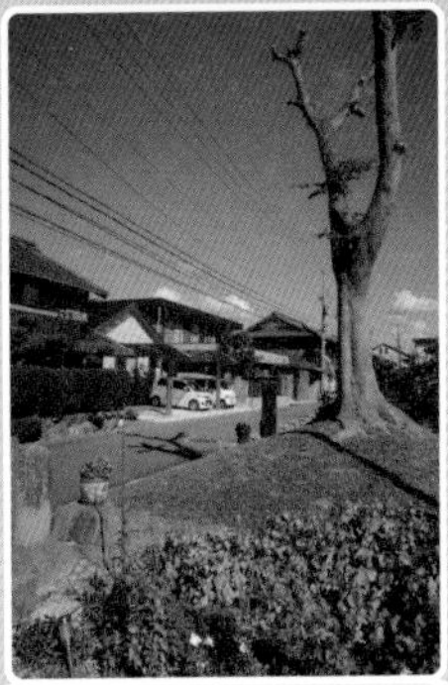

岩神社

街道名所の１つとして知られていた岩神社。その上にある岩上公園からは野洲川の眺めが素晴らしく、名所だったことがうなずけます。

今在家一里塚跡

水口に入ってすぐ、浄土寺の駐車場前に復元された一里塚。東屋もあって休憩所にもなっています。

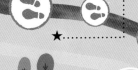

水口宿東見附跡

水口宿の東の端に設けられたもので「江戸口」とも呼ばれ、現在は冠木門が置かれています。土居と木戸で囲まれて番所が置かれていた防御施設でした。

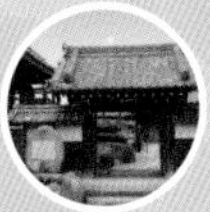

長泉寺

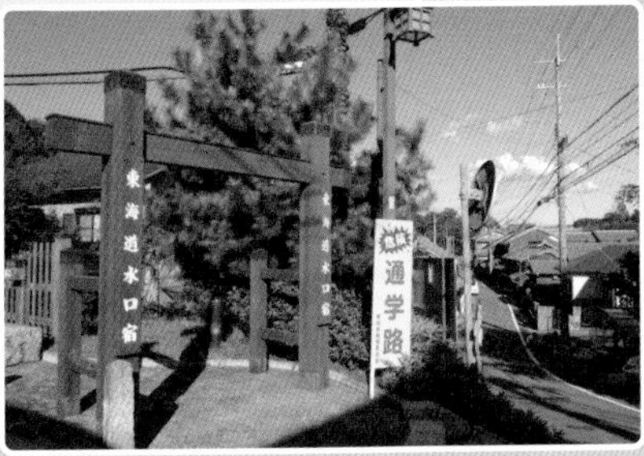

大日川堀割周辺の松並木

歌声橋を渡ると古社寺が点在し、大日川堀割を過ぎた先に松並木が続きます。立派な老松もあり、茶畑も広がり街道情緒満点の道です。

野洲(やす)川

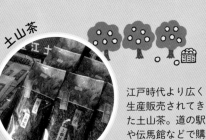

土山茶

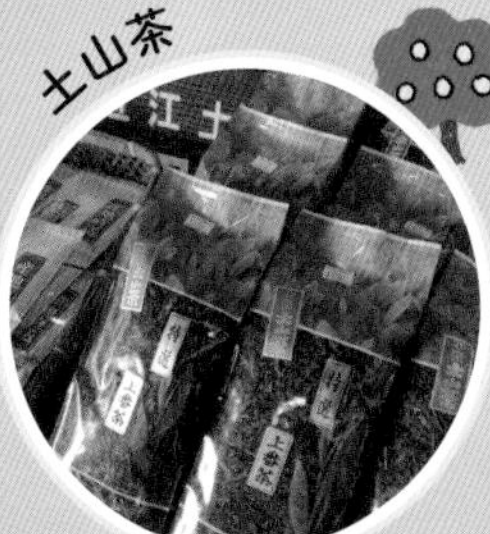

江戸時代より広く生産販売されてきた土山茶。道の駅や伝馬館などで購入できます。

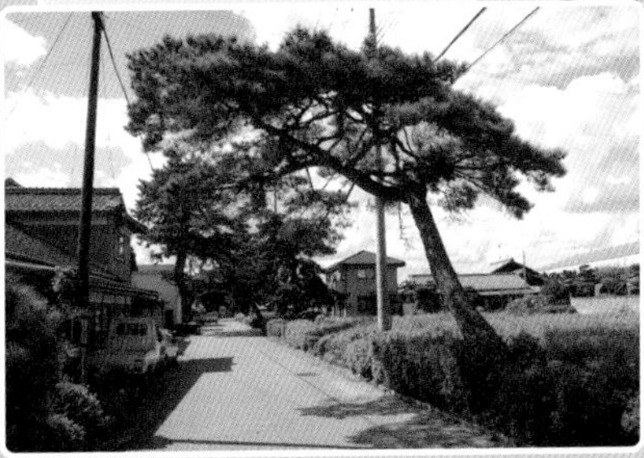

水口宿～石部

北脇縄手から横田渡大常夜燈へ

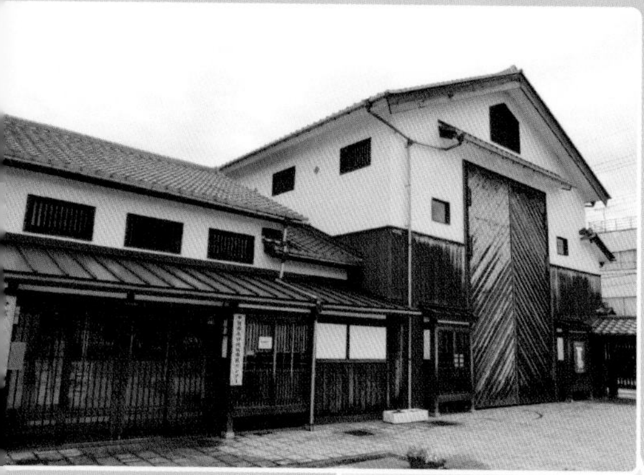

甲賀市ひと・まち街道交流館

甲賀市の歴史・文化や観光情報の発信拠点。近江鉄道を越えたところにあり格好の休憩場所。葛藤細工やかんぴょうなどの特産品コーナーもあります。

水口曳山祭の曳山

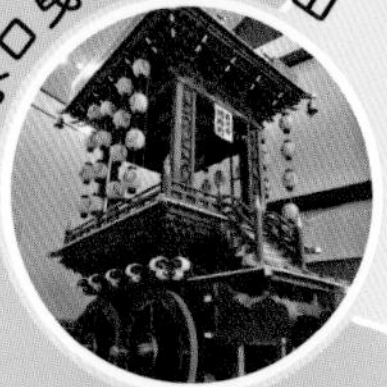

水口曳山祭で使われる大きな曳山が展示。

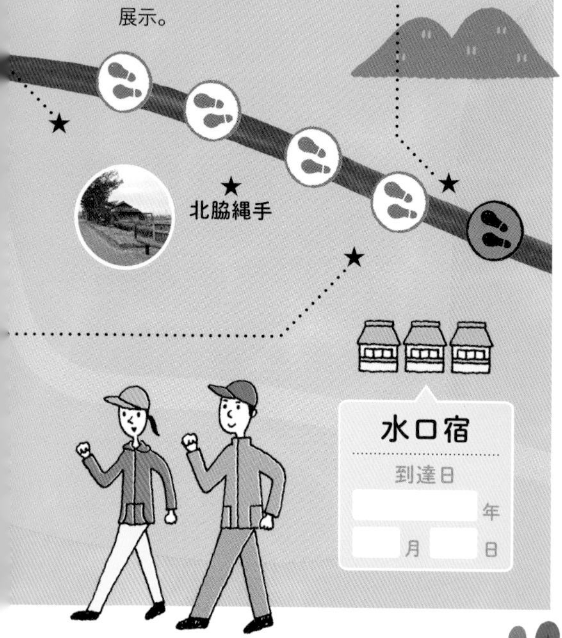

50 水口宿(みなくち)

甲賀(こうか)市の中心地である水口は、東海道の宿場町であると同時に水口城の城下町でもあり、江戸時代は幕府の直轄地になっていました。旅籠が本陣跡のある辺りから、近江鉄道の水口石橋駅辺りまで延びる三筋の道に沿って軒を連ねていたといわれます。今もこの界隈には古い町家があり、江戸時代の宿場の雰囲気が残っています。

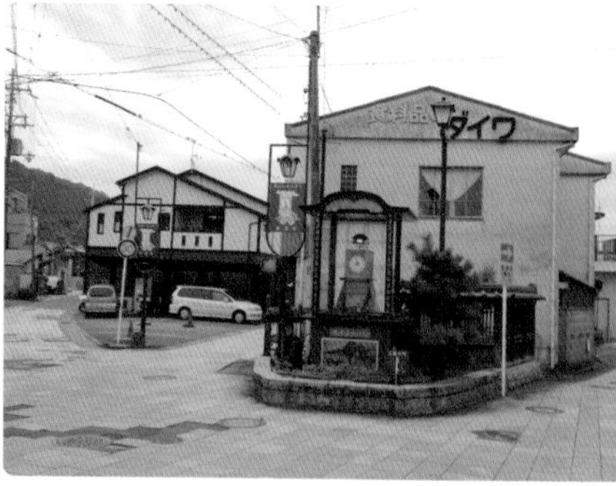

三筋の道の真ん中が東海道。

伊勢・近江路

N

御代栄（北島酒造）

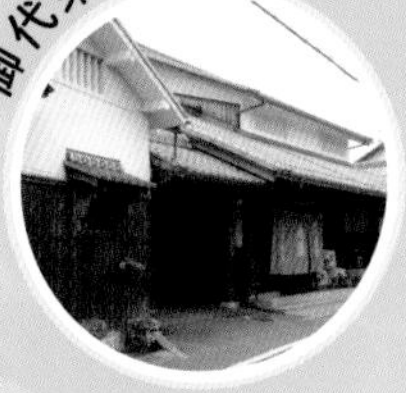

「御代栄」で知られる酒蔵が東海道に面してあり地酒を土産にできます。

石部宿

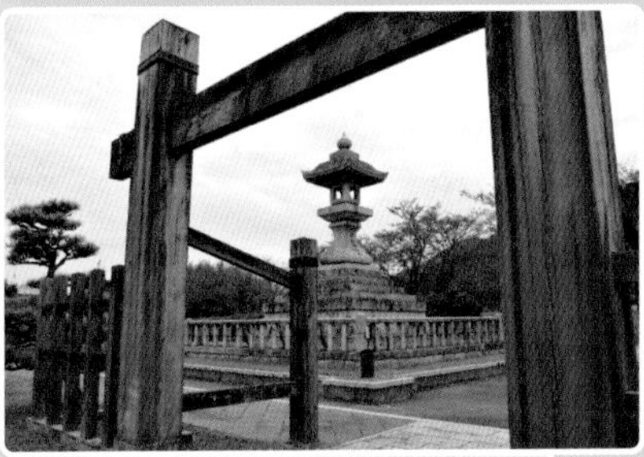

東海道横田渡常夜燈

北脇縄手と呼ばれる長い直線道路を抜け、その先の突き当りが横田川（野洲川）の渡し場だった所で、横田渡の公園には高さ10.5mの巨大な常夜燈が残っています。

野洲川

450km達成！

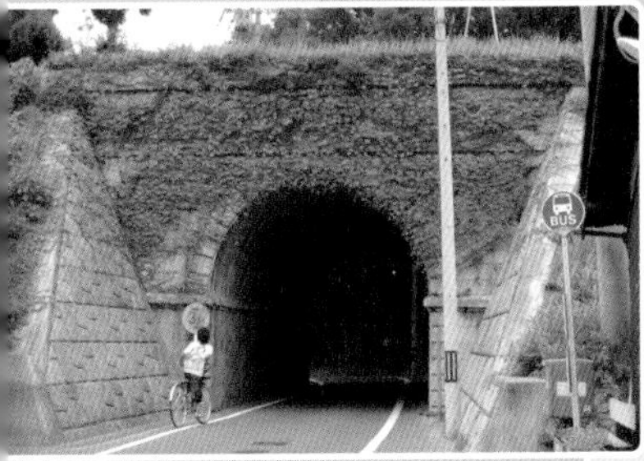

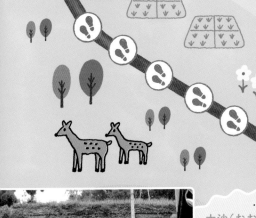

大沙（おおすな）川隧道（ずいどう）

三雲駅前を通り関西本線の踏切を越えると、天井川になっている大沙川隧道があります。隧道の上には樹齢約750年の弘法杉がそびえ立っています。

JR三雲駅先の道標

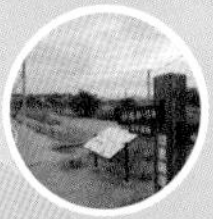

水口かんぴょう

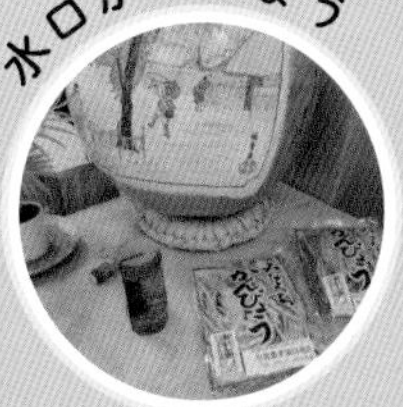

広重も描いた水口かんぴょうは、今も水口の特産品として販売。

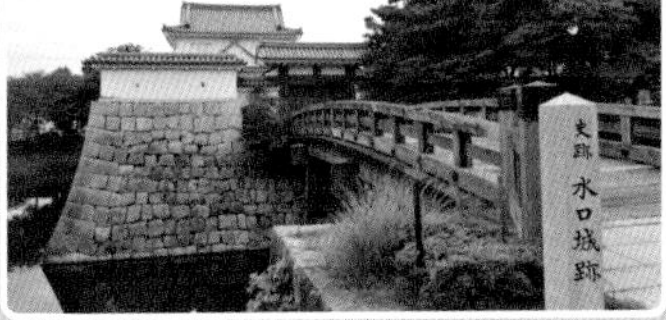

水口城跡

城が築かれたのは三代将軍家光が上洛する際の宿館としてでした。現在は周囲を水堀で囲まれ、角櫓（すみやぐら）が復元されて水口城資料館になっています。

近江富士を眺めながら草津へ

石部宿～草津

㊿ 石部宿（いしべ）

石部宿は「京立ち　石部泊まり」といわれたように、三条大橋から36㎞、京から江戸へ向かう旅人が最初に泊まる宿場でした。現在、宿場時代の雰囲気は残っているものの、遺構はほとんどありません。宿場の西には広重の絵に登場した立場の田楽茶屋がありました。現在、それを再現した建物が建ち、軽食も楽しめる休憩所として利用されています。

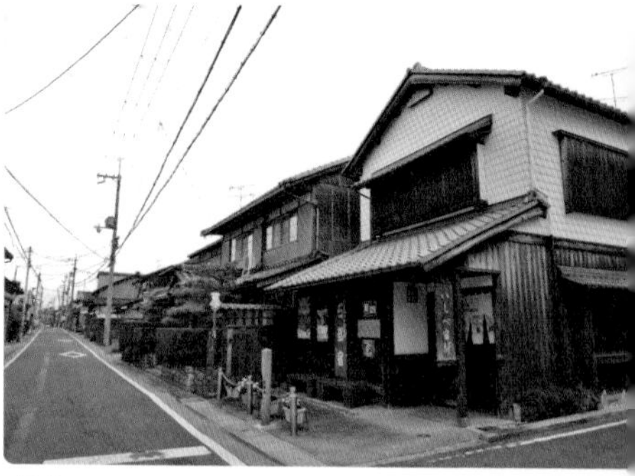

遺構はほとんどないが
街道の雰囲気はある。

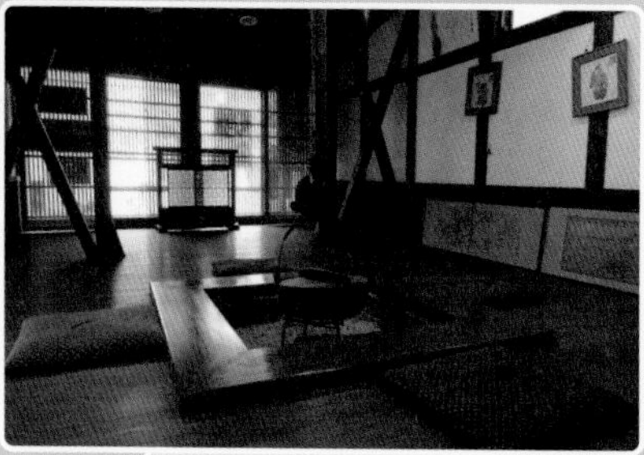

いしべ宿驛

石部本陣の跡地に建てられた無料休憩所で、大きな囲炉裏と土間が目を引きます。小島本陣跡の石碑によると、建坪775坪の巨大な本陣だったようです。

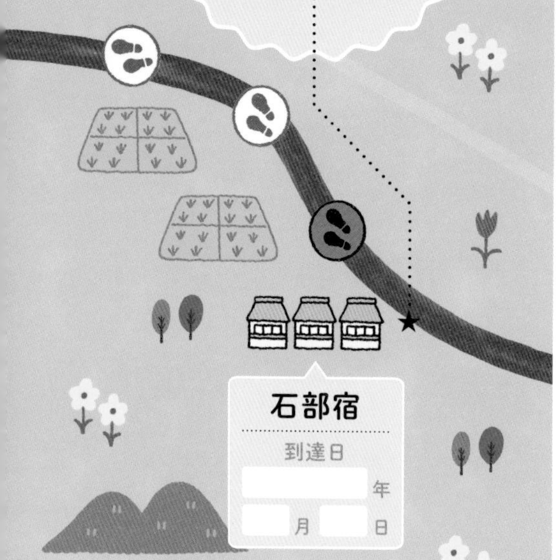

石部太鼓（谷口長栄堂）

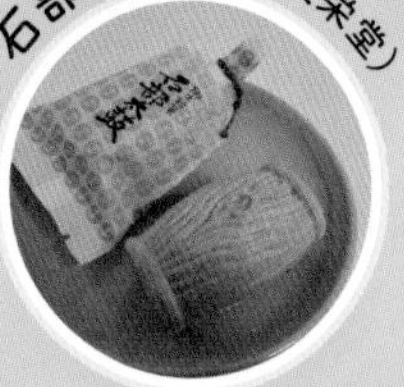

地元の祭り囃子にちなんだ最中で、甘さ控え目のつぶ餡が美味。

伊勢・近江路

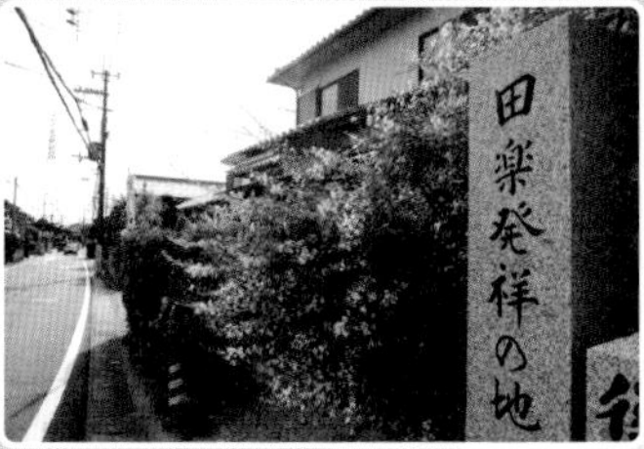

新善光寺

石部・大津間は近江富士と呼ばれる三上山の眺めが素晴らしい区間です。その右手の道標から右折し300m進むと山門があります。

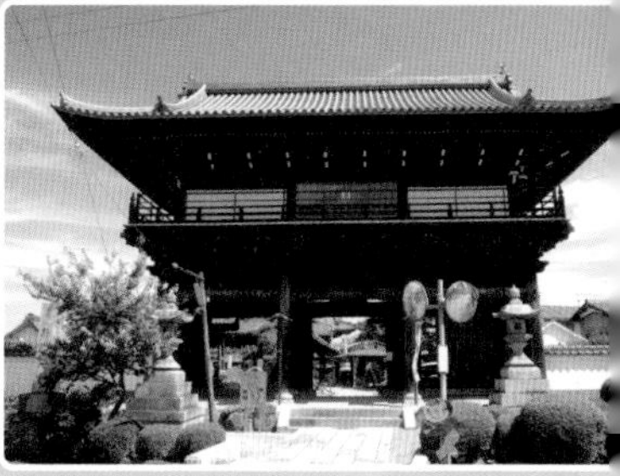

目川田楽発祥の地

名物の「目川田楽」は、硬めの豆腐を串にさして味噌をつけて焼いたもので、旅人に人気でした。最初に売り出した茶屋が元伊勢屋です。

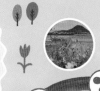

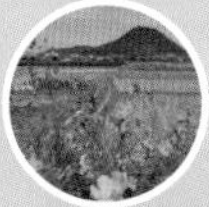

近江富士の眺め

JR 手原の町並

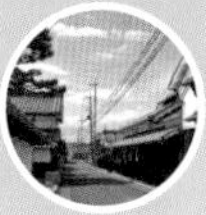

横町道標

草津宿の江戸方の入口、旧草津川の堤防上に立つ横町道標と常夜灯。文化 13 年(1816)の建造で、火袋を有し旅人の道先案内に大きな役割を果たしたといわれます。

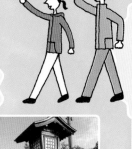

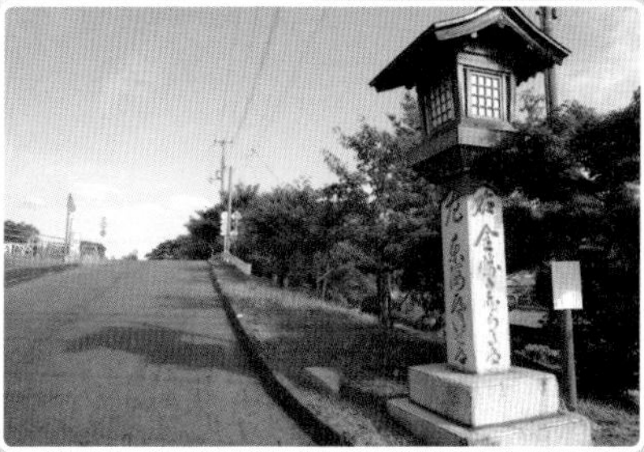

旧和中散本舗

六地蔵の豪商邸宅だった旧和中散本舗は、この薬で腹痛が治った徳川家康により「和中散」と名付けられたと伝わります。重厚な建物は間の宿の本陣としても使われました。

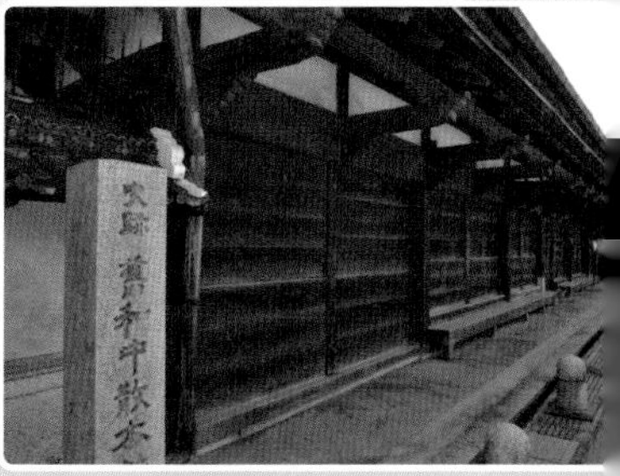

草津宿〜大津

草津本陣から瀬田の唐橋、義仲寺へ

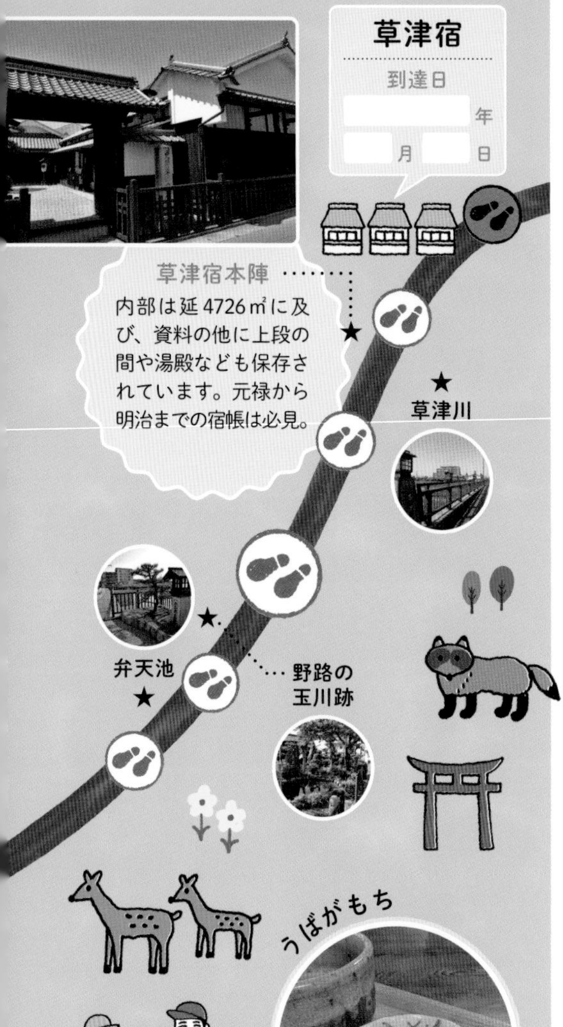

草津宿
到達日
年
月
日
草津宿本陣
内部は延4726㎡に及び、資料の他に上段の間や湯殿なども保存されています。元禄から明治までの宿帳は必見。
草津川
弁天池
野路の玉川跡
うばがもち
「うばがもち」とは一口サイズのあんころ餅。茶屋は広重の絵にも登場しています。

52 草津宿（くさつ）

中山道との追分に当たる交通の要衝で、街道でも最大規模の繁栄を誇りました。２つの大街道が合流する地点に大きな追分道標が立っています。宿の中心的存在は田中七左衛門本陣で、「草津宿本陣」として公開されています。現存する本陣としては最大級で、昔のままの遺構を残す大変貴重な建造物です。国の史跡に指定されています。

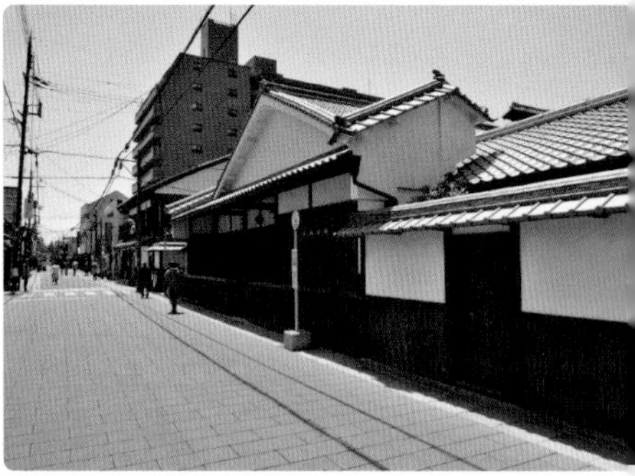
宿場風情が残る草津宿本陣前の通り。

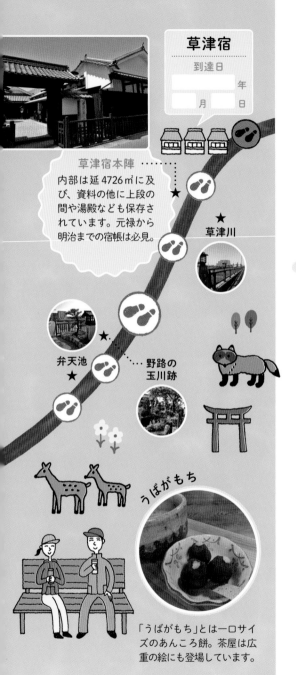

N

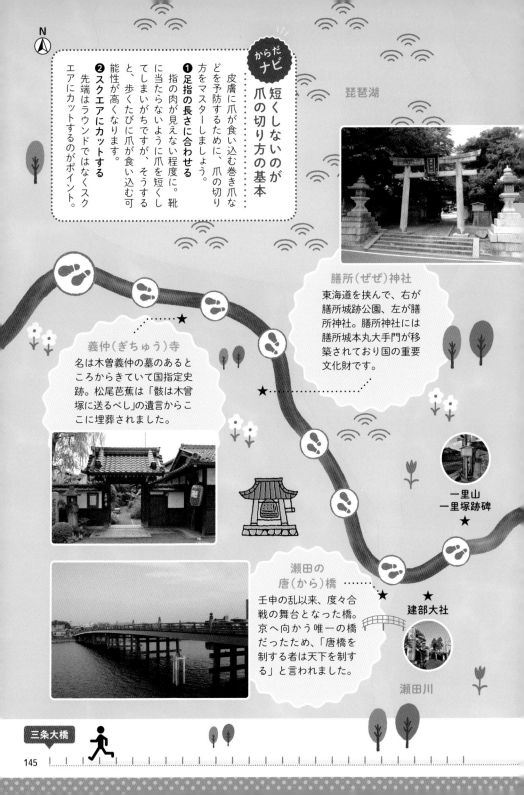

からだナビ

短くしないのが爪の切り方の基本

皮膚に爪が食い込む巻き爪などを予防するために、爪の切り方をマスターしましょう。

❶足指の長さに合わせる

指の肉が見えない程度に。靴に当たらないように爪を短くしてしまいがちですが、そうすると、歩くたびに爪が食い込む可能性が高くなります。

❷スクエアにカットする

先端はラウンドではなくスクエアにカットするのがポイント。

琵琶湖

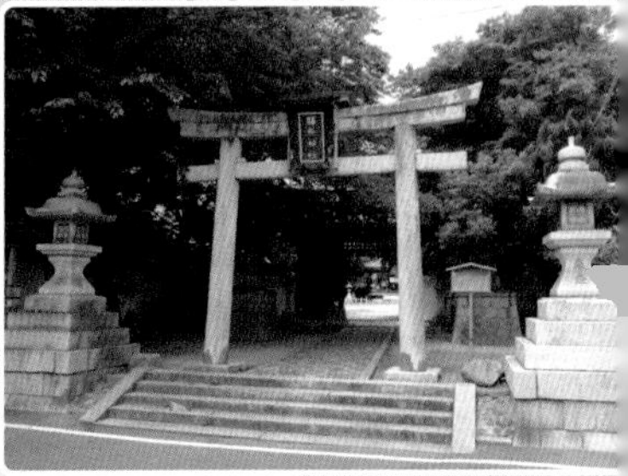

膳所(ぜぜ)神社

東海道を挟んで、右が膳所城跡公園、左が膳所神社。膳所神社には膳所城本丸大手門が移築されており国の重要文化財です。

義仲(ぎちゅう)寺

名は木曽義仲の墓のあるところからきていて国指定史跡。松尾芭蕉は「骸は木曾塚に送るべし」の遺言からここに埋葬されました。

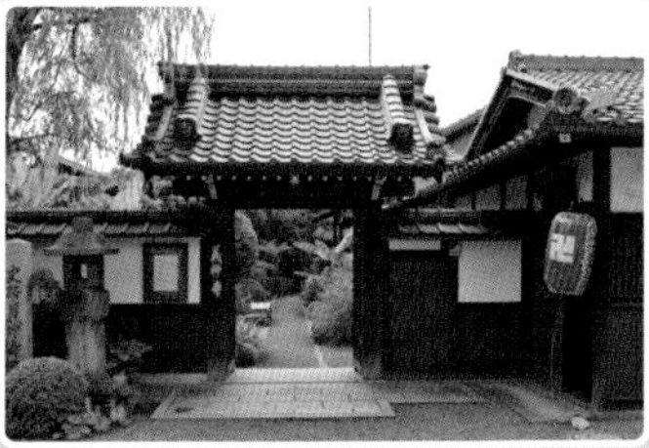

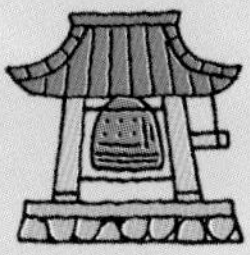

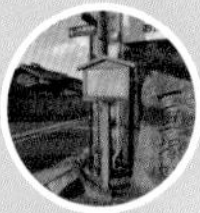

一里山
一里塚跡碑

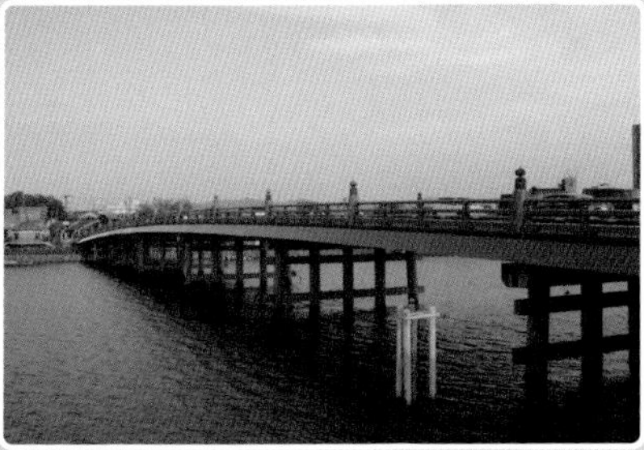

瀬田の唐(から)橋

壬申の乱以来、度々合戦の舞台となった橋。京へ向かう唯一の橋だったため、「唐橋を制する者は天下を制する」と言われました。

建部大社

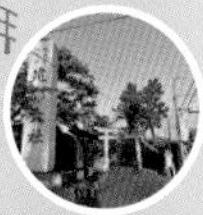

瀬田川

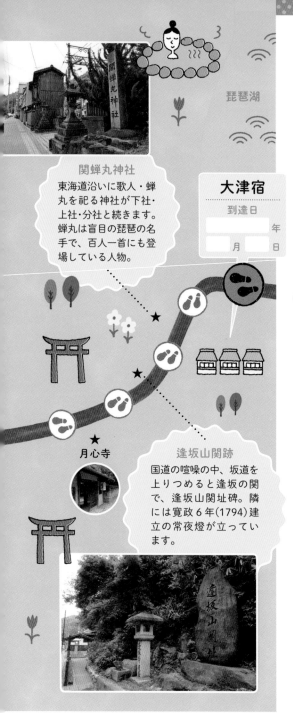

大津宿～三条大橋

逢坂山を越えると、そこは京の都

琵琶湖

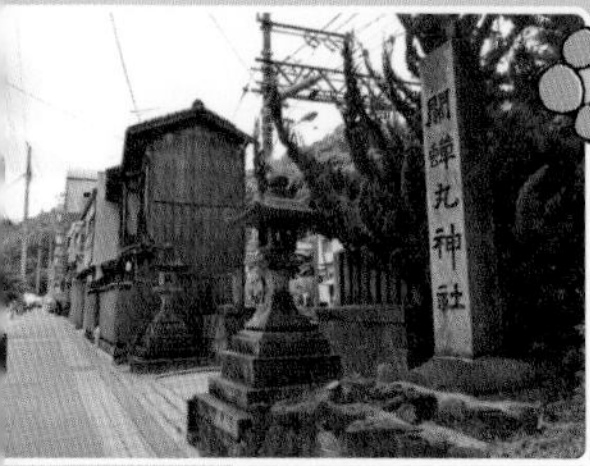

関蝉丸神社

東海道沿いに歌人・蝉丸を祀る神社が下社・上社・分社と続きます。蝉丸は盲目の琵琶の名手で、百人一首にも登場している人物。

大津宿

到達日

年

月　日

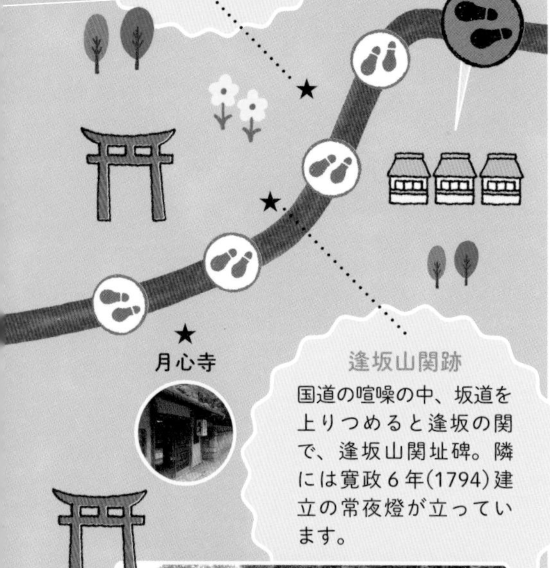

逢坂山関跡

国道の喧噪の中、坂道を上りつめると逢坂の関で、逢坂山関址碑。隣には寛政6年(1794)建立の常夜燈が立っています。

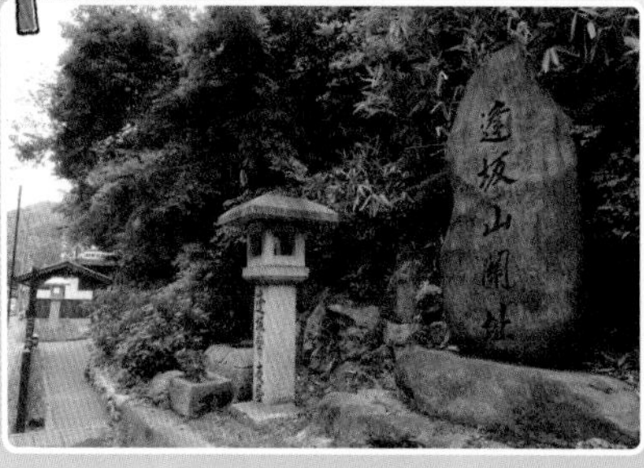

㊿ 大津宿（おおつ）

東海道五十三次の最後を飾る大津は東海道で53番目、中山道では69番目に当たる宿場です。大津は宿場町であると同時に、古くから琵琶湖の物資が集散する港町として栄えました。天保年間に総家数3650戸、宿内人口1万4892人で、東海道の宿場で最大級の人口を有していました。東海道と北国街道の分岐点の札の辻辺りが大津宿の中心でした。

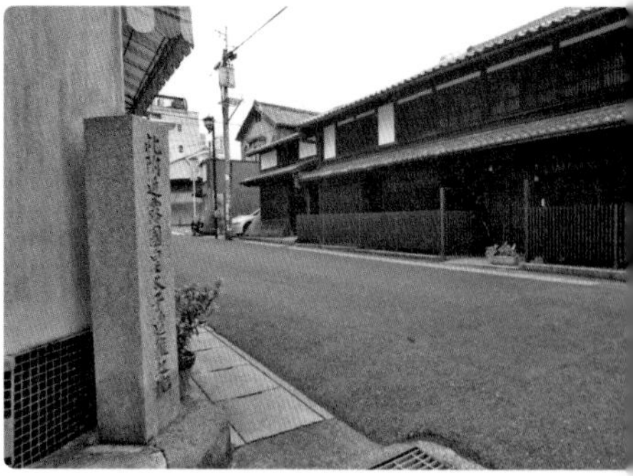

街道筋に大津事件発生現場の碑が。

からだナビ

ウォーキングでぐっすり眠る

夜に眠くなるのは、メラトニンというホルモンが分泌されるためです。分泌量のカギを握るのが、昼間活動しているときに分泌されるセロトニン。昼間のセロトニン量が多いほどメラトニン量が増えるという相互作用があります。セロトニンは、歩行などのリズム運動で活性化されますから、昼間ウォーキングすることで、夜ぐっすりと眠れる環境を作りやすくなります。

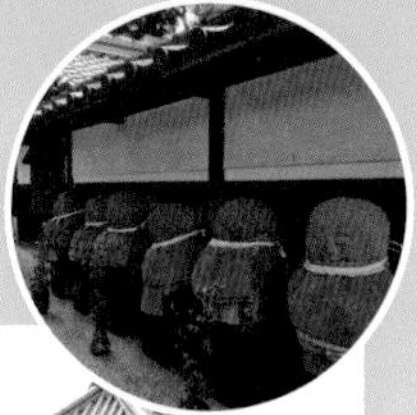

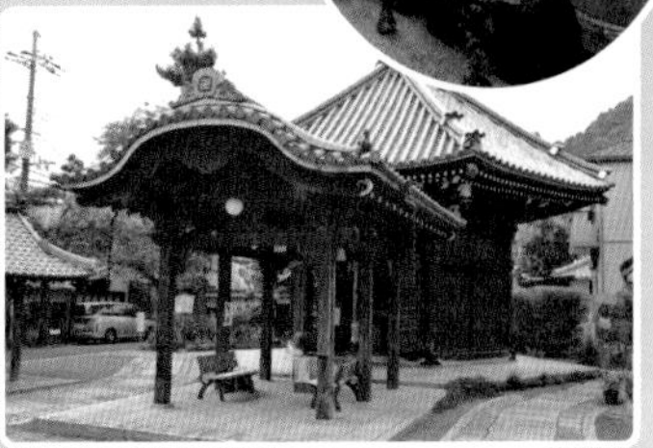

徳林庵

天文19年（1550）に創建された臨済宗南禅寺派の寺で、「山科地蔵」の名で親しまれています。東海道沿いにあることから京都に入る際の厄除け寺として知られていました。

Congratulations!

三条大橋

GOAL!

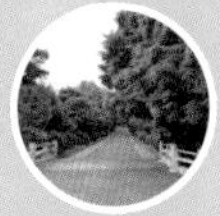

天智天皇陵

三条大橋

橋は天正18年(1590)、秀吉によって完成しました。欄干の擬宝珠(ぎぼし)が往時の面影を伝えています。西詰めには弥次喜多像が。

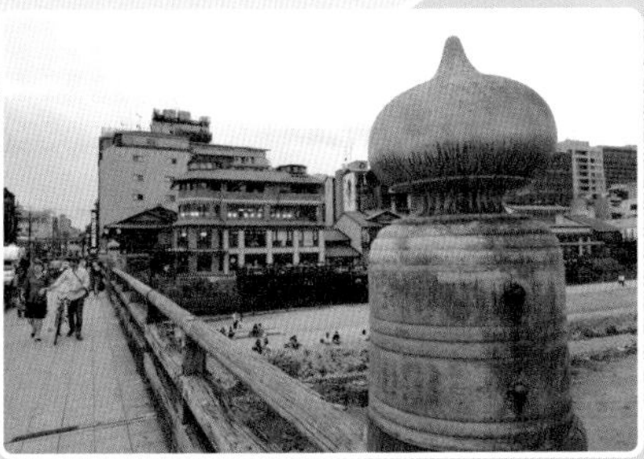

鴨川

髭茶屋追分

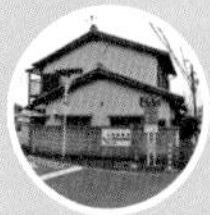

車石の広場

大津から京には牛車の通行を楽にするため両輪の幅に合わせて「車石」と呼ばれる花崗岩が敷かれていました。

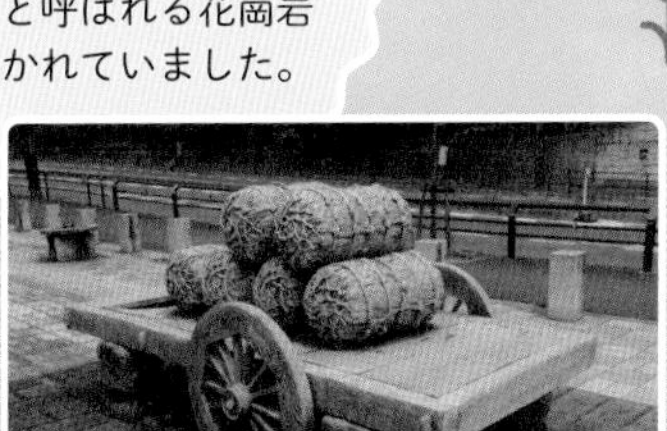

三井寺力餅（三井寺力餅本家）

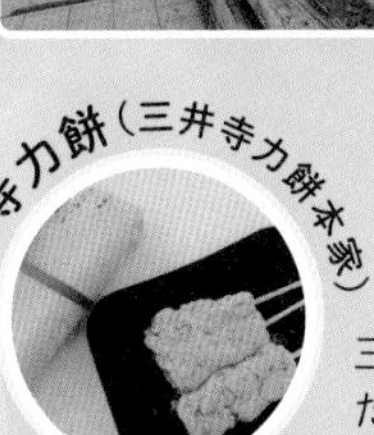

三井寺と弁慶の怪力に因んだ餅で、餅に蜜をぬり青大豆きなこがたっぷり。

三条大橋　到着日　年　月　日

Memo

ウォーキングであなたが気になったことをメモしておきましょう。
体の不調やウォーキングでの痛みなどを書き留めておくとよいでしょう。
食事のことなどをメモしておくのもよいかもしれません。

月　　日

月　　日

月　　日

月　　日

月　　日

月　　日

月　　日

月　　日

月　　日

月　　日

月　　日

月　　日

月　　日

月　　日

月　　日

月　　日

\\ column 4 //

ウォーキング後のクールダウン

翌日に疲れを残さない！ キビキビ歩いた日はしっかりマッサージ

歩行スピードをだんだんと緩め、普段の歩くペースに落としていくのがウォーキングのクールダウンになります。家に帰ったら脚をマッサージして疲労を軽減しましょう。ケアの基本は、足指のストレッチとふくらはぎのマッサージです。日頃あまり運動をしていないと、翌日に疲れが残ってしまうこともあるので、しっかりともみほぐしましょう。

足指は開いてストレッチ

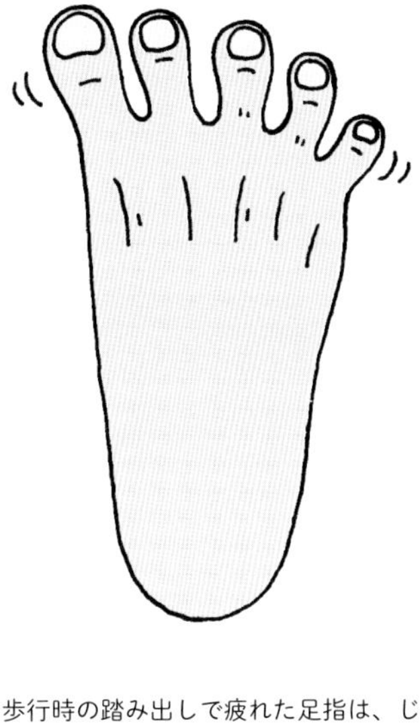

歩行時の踏み出しで疲れた足指は、じゃんけんの「パー」の形に大きく開き、もみほぐします。きちんとストレッチをしておくことで、足指の柔軟さを保つことができます。

ふくらはぎのマッサージ

1

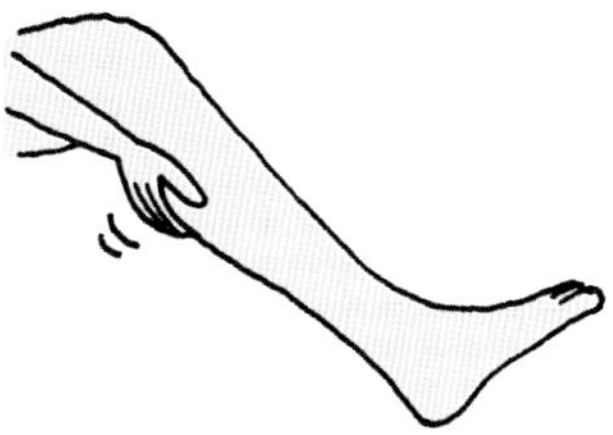

ふくらはぎのふくらんだ部分（腓腹筋）をつかんでもみほぐします。

2

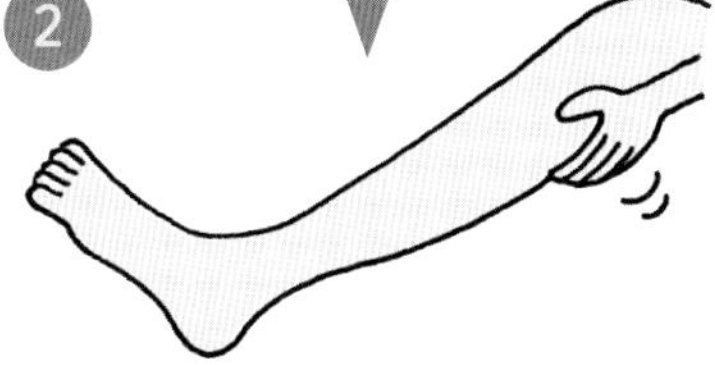

腓骨（ひざから足首までの外側の骨）に沿ってほぐし、脚全体をもみほぐします。

【宿場】
幕府の駅制の中心で、人馬の継立（つぎたて）と通信業務、宿泊施設の提供などを行った。各宿場には本陣・脇本陣、問屋などが置かれ、宿役の業務にあたった。

【間（あい）の宿】
幕府の駅制下では基本的に宿場以外での宿泊は禁止されていた。だが、宿場間の距離が長い場合や、峠越えなどの難路の場合、宿場間に休憩用の宿が置かれ「間の宿」と呼ばれた。

【本陣・脇本陣】
本陣は身分の高い人が泊まる宿場の中心的施設。大名のほか公家や門跡、旗本などが利用できた。客が多い時には脇本陣も用いられた。本陣の名は野戦時の本営に由来。現在、東海道には二川、土山、草津の3つの本陣と、舞坂の脇本陣が現存。

【問屋】
本陣・脇本陣と並ぶ、宿場の中核的施設の1つ。馬の手配や次の宿場までの荷物の受け継ぎなど人馬の継立を行う。いわば鉄道の駅のような存在だった。

【立場（たてば）】
正式には人足の休憩場所とされたところ。ただし、茶店（立場茶屋）などが置かれている場合が多く、一般の旅人も休憩に利用する場合が多かったという。

【高札場（こうさつば）】
通常、宿場の出入口に置かれ、幕府の禁制や法度などのお触れを掲示した。現在多くの宿場町でシンボルとして復元されている。

【旅籠・木賃宿】
一般の旅人が利用した宿泊施設。食事付きのものが旅籠、食事なしのものが木賃宿。旅籠には客の相手をする飯盛り女が置かれている場合が多かった。

【枡形（ますがた）】
宿場の出入り口、または宿内の街道を鍵の手に折り曲げた施設。場合によっては石垣を組んでカーブをつくり、敵の侵入に備えたもので、「曲尺手（かねんて）」とも呼ばれる。東海道には城下町が多いので、枡形の遺構は随所にある。

【見附】
宿場の出入口のこと。門が置かれ、番所が設置されている場合が多かった。木戸、あるいは棒鼻（ぼうばな）とも呼ばれる。

【追分（おいわけ）】
街道が左右に分岐するところで、今でも日本各地で地名として定着している。茶屋が置かれている場合が多く、休憩場所に利用された。

【関所】
「入り鉄砲に出女」といわれるように、江戸に鉄砲を持ち込むこと、江戸住まいの大名の奥方が許可なく国元に帰ることを厳重に取り締まった。江戸防衛のための施設で、通行するには所定の手形が必要とされた。東海道では箱根と新居に設けられ、新居には当時の建物が現存している。

【番所】
関所とは別に、通行人を監視し、徴税等を行う施設。関所は幕府直轄の機関で、番所は各藩の管轄下に置かれていた。

ぬりつぶし健康ウォーキング

歩数計でゆく東海道五十三次

発行日　2021年10月1日　第1刷

監修(ウォーキング)　久道勝也

本書プロジェクトチーム
編集統括　柿内尚文
編集担当　多湖元毅
編集協力　株式会社ウエスト・パブリッシング、塩飽晴海、上田里恵
装丁　山之口正和＋沢田幸平（OKIKATA）
本文デザイン・DTP　梶原七恵（cycledesign）
イラスト　サノマキコ
校正　清水祐子

営業統括　丸山敏生
営業推進　増尾友裕、綱脇愛、大原桂子、桐山敦子、矢部愛、寺内未来子
販売促進　池田孝一郎、石井耕平、熊切絵理、菊山清佳、吉村寿美子、矢橋寛子、遠藤真知子、森田真紀、高垣知子、氏家和佳子
プロモーション　山田美恵、藤野茉友、林屋成一郎
講演・マネジメント事業　斎藤和佳、志水公美

編集　小林英史、舘瑞恵、栗田亘、村上芳子、大住兼正、菊地貴広
メディア開発　池田剛、中山景、中村悟志、長野太介
管理部　八木宏之、早坂裕子、生越こずえ、名児耶美咲、金井昭彦
マネジメント　坂下毅
発行人　高橋克佳

発行所　株式会社アスコム

〒105-0003
東京都港区西新橋2-23-1　3東洋海事ビル
編集部　TEL：03-5425-6627
営業局　TEL：03-5425-6626　FAX：03-5425-6770

印刷・製本　株式会社光邦

Printed in Japan ISBN 978-4-7762-1142-6